Rei Ogawa

瘢痕综合管理
从激光到手术治疗瘢痕、瘢痕疙瘩和瘢痕挛缩

Total Scar Management
From Lasers to Surgery for Scars,
Keloids, and Scar Contractures

主　编　〔日〕小川赖希
主　审　肖　嵘　陆前进
主　译　付思祺
副主译　吴海竞　靳　慧　曾　瑜

天 津 出 版 传 媒 集 团
天津科技翻译出版有限公司

著作权合同登记号：图字：02-2021-158

图书在版编目(CIP)数据

瘢痕综合管理：从激光到手术治疗瘢痕、瘢痕疙瘩
和瘢痕挛缩/(日)小川赖希(Rei Ogawa)主编；付思
祺主译. — 天津：天津科技翻译出版有限公司,2023.9
　书名原文：Total Scar Management：From Lasers
to Surgery for Scars, Keloids, and Scar
Contractures
　ISBN 978-7-5433-4369-6

　Ⅰ.①瘢…　Ⅱ.①小…　②付…　Ⅲ.①瘢痕疙瘩—治
疗　Ⅳ.①R619

中国国家版本馆CIP数据核字(2023)第113491号

First published in English under the title
Total Scar Management: From Lasers to Surgery for Scars, Keloids, and Scar Contractures
edited by Rei Ogawa
Copyright © Springer Nature Singapore Pte Ltd., 2020
This edition has been translated and published under licence from
Springer Nature Singapore Pte Ltd.

授权单位：Springer Nature Singapore Pte Ltd.
出　　版：天津科技翻译出版有限公司
出 版 人：刘子媛
地　　址：天津市南开区白堤路244号
邮政编码：300192
电　　话：(022)87894896
传　　真：(022)87893237
网　　址：www.tsttpc.com
印　　刷：天津海顺印业包装有限公司
发　　行：全国新华书店
版本记录：889mm×1194mm　16开本　10.5印张　220千字
　　　　　2023年9月第1版　2023年9月第1次印刷
　　　　　定价：128.00元

（如发现印装问题,可与出版社调换）

译校者名单

主　审

　　肖　嵘　中南大学湘雅二医院
　　陆前进　中国医学科学院皮肤病医院

主　译

　　付思祺　中南大学湘雅二医院

副主译

　　吴海竞　中南大学湘雅二医院
　　靳　慧　中国医学科学院皮肤病医院
　　曾　瑜　中南大学湘雅医院

译校者（按姓氏汉语拼音排序）

　　布文博　中国医学科学院皮肤病医院
　　陈　琨　北京儿童医院
　　陈晓栋　南通大学附属医院
　　戴海英　海军军医大学第一附属医院
　　邓　丹　上海交通大学医学院附属上海儿童医学中心
　　付思祺　中南大学湘雅二医院
　　傅铮铮　南方医科大学皮肤病医院
　　甘　承　中国医学科学院整形外科医院
　　韩　兵　中国医学科学院整形外科医院
　　何仁亮　南方医科大学皮肤病医院
　　纪世召　海军军医大学第一附属医院
　　靳　慧　中国医学科学院皮肤病医院
　　刘立宏　中南大学湘雅二医院
　　汤　谔　昆明医科大学第一附属医院
　　佟希睿　海军军医大学第一附属医院
　　万苗坚　中山大学附属第三医院
　　王　珏　首都医科大学附属北京积水潭医院
　　吴海竞　中南大学湘雅二医院
　　武晓莉　上海交通大学医学院附属第九人民医院
　　姚春丽　吉林大学第二医院
　　杨镓宁　四川省医学科学院·四川省人民医院

俞楠泽　中国医学科学院北京协和医院

曾　瑜　中南大学湘雅医院

张　舒　四川大学华西医院

张慧明　中南大学湘雅二医院

张明子　中国医学科学院北京协和医院

赵　爽　中南大学湘雅医院

秘　书

杨艳辉　中南大学湘雅二医院

编者名单

Adriana C. Panayi
The Wound Care Center, Brigham and Women's Hospital
Boston, MA, USA

Chanan Reitblat
Harvard Medical School, Harvard Business School
Boston, MA, USA

Dennis P. Orgill
The Wound Care Center, Brigham and Women's Hospital
Boston, MA, USA
Harvard Medical School, Harvard Business School
Boston, MA, USA

Haig A. Yenikomshian
Division of Plastic Surgery, University of Southern California Keck School of Medicine
Los Angeles, CA, USA

Nicole S. Gibran
University of Washington Regional Burn Center, Harborview Medical Center
Seattle, WA, USA

Antoinette T. Nguyen
Wound Healing Research Group, Department of Surgery
University of Alberta
Edmonton, AB, Canada

Jie Ding
Wound Healing Research Group, Department of Surgery
University of Alberta
Edmonton, AB, Canada

Edward E. Tredget
Wound Healing Research Group, Department of Surgery
University of Alberta
Edmonton, AB, Canada

Chao-Kai Hsu
Department of Dermatology, National Cheng Kung University Hospital, College of Medicine, National Cheng Kung University
Tainan, Taiwan, China
International Center for Wound Repair and Regeneration (iWRR), National Cheng Kung University
Tainan, Taiwan, China

Hsing-San Yang
Department of Dermatology, National Cheng Kung University Hospital, College of Medicine, National Cheng Kung University
Tainan, Taiwan, China

John A. McGrath
St John's Institute of Dermatology, School of Basic and Medical Biosciences, King's College London, Guy's Hospital
London, UK

Rei Ogawa
Department of Plastic, Reconstructive and Aesthetic Surgery, Nippon Medical School
Tokyo, Japan

Satoko Yamawaki
Department of Plastic and Reconstructive Surgery, Japanese Red Cross Fukui Hospital
Fukui-City, Fukui, Japan

Chenyu Huang
Department of Dermatology, Beijing Tsinghua Changgung Hospital, School of Clinical Medicine, Tsinghua University
Beijing, China

Longwei Liu
Department of Biomedical Engineering, School of Medicine, Tsinghua University
Beijing, China

Zhifeng You
Department of Biomedical Engineering, School of Medicine, Tsinghua University
Beijing, China

Zhaozhao Wu
Department of Biomedical Engineering, School of Medicine, Tsinghua University
Beijing, China

Yanan Du
Department of Biomedical Engineering, School of Medicine, Tsinghua University
Beijing, China

Mi Ryung Roh
Department of Dermatology and Cutaneous Biology Research Institute, Yonsei University College of Medicine
Seoul, Korea

Kee Yang Chung
Department of Dermatology and Cutaneous Biology Research Institute, Yonsei University College of Medicine
Seoul, Korea

Mark Fisher
The University of Iowa Hospitals and Clinics, Iowa City
IA, USA

J. Genevieve Park
Department of Plastic and Reconstructive Surgery, Wake Forest
School of Medicine, Winston-Salem
NC, USA

Joseph A. Molnar
Department of Plastic and Reconstructive Surgery, Wake Forest
School of Medicine, Winston-Salem
NC, USA

Ioannis Goutos
Royal London Hospital, Barts Health NHS Trust, Whitechapel, UK
Centre for Cutaneous Research, Blizard Institute, Queen Mary
University of London
London, UK

Yaron Har−Shai
The Unit of Plastic Surgery, Carmel Medical Center, The Bruce
Rappaport Faculty of Medicine, Technion Israel of Technology
Haifa, Israel
The Department of Plastic and Reconstructive Surgery, Rabin Medical Center
Petach Tikva, Israel

Lior Har−Shai
The Unit of Plastic Surgery, Carmel Medical Center, The Bruce
Rappaport Faculty of Medicine, Technion Israel of Technology
Haifa, Israel
The Department of Plastic and Reconstructive Surgery, Rabin Medical Center
Petach Tikva, Israel

Timothy A. Durso
Laser Surgery and Scar Center, San Antonio Military Health System
San Antonio, TX, USA
Uniformed Services University of the Health Sciences
Bethesda, MD, USA

Nathanial R. Miletta
Laser Surgery and Scar Center, San Antonio Military Health System
San Antonio, TX, USA
Uniformed Services University of the Health Sciences
Bethesda, MD, USA

Bart O. Iddins
Laser Surgery and Scar Center, San Antonio Military Health System
San Antonio, TX, USA
Uniformed Services University of the Health Sciences
Bethesda, MD, USA
Oak Ridge National Laboratory
Oak Ridge, TN, USA

Matthias B. Donelan
Shriners Hospital for Children—Boston
Boston, MA, USA
Massachusetts General Hospital
Boston, MA, USA
Harvard Medical School
Boston, MA, USA

中文版序言一

　　增生性瘢痕和瘢痕疙瘩等病理性瘢痕是临床上治疗起来非常棘手的疾病,虽然不会危及生命,但是其不断增长,伴发的疼痛、瘙痒、感染等严重影响患者身心健康及社交活动。目前,对此类疾病的认识尚不全面,治疗方法相对单一,需要进一步研究其发病机制,找到适合不同患者的治疗方法,解除患者的病痛。

　　《瘢痕综合管理:从激光到手术治疗瘢痕、瘢痕疙瘩和瘢痕挛缩》的作者是日本的 Rei Ogawa 教授,他是研究病理性瘢痕的专家。付思祺医生是中南大学湘雅二医院皮肤科的青年才俊,一直从事瘢痕相关的科研和临床工作。她联合国内从事瘢痕相关临床和科研工作的中青年医生和专家们翻译了此书。书中不但介绍了关于瘢痕的遗传因素、发病机制等基础研究,还详细论述了瘢痕评估和诊断、痤疮瘢痕、儿童瘢痕,以及瘢痕的注射治疗、冷冻治疗、手术治疗、放射治疗等最新的进展。

　　本书适合各级医院皮肤科、整形外科及其他外科的临床医生、研究生、进修医师、医学生,以及从事瘢痕与创面愈合相关基础研究的科研工作者阅读,相信本书的出版将对瘢痕的基础研究与临床工作起到推动和促进作用,故欣然为之作序并极力推荐此书。

主任医师,教授,博士生导师

中国医学科学院皮肤病医院执行院长

中国医学科学院皮肤病研究所执行所长

中国医学科学院免疫性皮肤病基础与转化研究重点实验室主任

中华医学会皮肤性病学分会主任委员

湖南省表观遗传学重点实验室主任

2023 年 7 月

中文版序言二

    皮肤创面愈合与瘢痕形成不但是皮肤科的重要研究方向之一,还与临床上如整形外科、烧伤外科、普外科、骨科等多个学科息息相关。本人的研究方向之一为硬皮病,它虽然是一种自身免疫性疾病,但其临床表现和基础研究均表明其与增生性瘢痕和瘢痕疙瘩等病理性瘢痕也十分相关。大多数人会在追求健康和美丽的道路上不断努力,也希望所有伤口能无瘢痕愈合,因此,作为临床医生,需要在临床上和基础研究上不断奋斗,进一步研究病理性瘢痕的发病机制,找到瘢痕治疗的新方向,解除患者的病痛。

    早年间本人也曾到日本访问学习,本书的主编是来自日本的 Rei Ogawa 教授,其是研究病理性瘢痕的专家,而本书的主译,来自中南大学湘雅二医院皮肤科的付思祺医生,虽然之前从事整形外科工作,但是毕业后一直从事瘢痕相关的科研和临床工作。她在美国哈佛大学医学院访问学习期间读到本书的原著,受益良多,为使国内同道也能受益于此书,她回国后立即联合国内的青年医生们开展对此书的翻译工作。

    本书详细介绍了关于瘢痕的发病机制等基础研究和最新的诊疗进展,内容翔实,颇具启发性;临床治疗方面贴近实际,简单实用。本书适合各级医院的临床医生、研究生、进修医师、医学生,以及从事瘢痕与创面愈合相关基础研究的科研工作者阅读,相信读者阅读此书后定会有所收获,故作序。

一级主任医师,教授,博士生导师

中南大学湘雅二医院皮肤科主任兼医学美容中心主任

中南大学皮肤性病研究所所长

湖南省皮肤性病质控中心主任

湖南省医学会医学美学与美容分会主任委员

湖南省医师协会皮肤科分会会长

国务院特殊津贴专家

中国医师协会皮肤科分会常委

2023 年 7 月

中文版前言

　　整形外科博士毕业后，本人一直从事皮肤外科工作，临床工作中遇到很多瘢痕患者，特别是增生性瘢痕和瘢痕疙瘩患者，这些瘢痕不但严重影响其外观和身体健康，还对其社会交往、心理健康有一定影响。然而临床上却没有相对较好的治疗方法。2015年初，我在韩国的某次会议上结识了日本的 Rei Ogawa 教授，2018年我到美国哈佛大学医学院访问学习，师从 Dennis P Orgill 教授，有机会再次和 Rei Ogawa 教授合作交流。得知 Rei Ogawa 教授主编了 *Total Scar Management：From Lasers to Surgery for Scars, Keloids, and Scar Contractures* 一书，我读了此书后，受益匪浅，于是想翻译此书，供国内关注瘢痕和瘢痕疙瘩的读者参阅。此书不但适用于皮肤科、整形外科及从事瘢痕临床工作的医师们阅读，也适合对瘢痕治疗感兴趣的其他学科医生及基层医师参考。我邀请了皮肤科、整形外科、烧伤外科、骨科等在临床、科研方面具有扎实基础的专家参与本书的翻译工作，并得到同仁们的一致支持。

　　借此机会，感谢各位专家译者的无私奉献，是他们在繁忙的临床科研工作之余利用自己宝贵的休息时间完成了本书的翻译工作，他们字斟句酌，尽量尊重原著的表达，又使译著符合中国人的阅读习惯。感谢中国医学科学院南京皮肤病医院(研究所)院长、中华医学会皮肤病学分会前任主席陆前进教授和中南大学湘雅二医院皮肤科主任肖嵘教授为本书欣然作序，给予我们鞭策和激励。衷心感谢杨艳辉作为秘书为本书校订工作所做出的辛苦劳动，衷心感谢天津科技翻译出版有限公司为该书出版所做的专业工作。

　　最后，由于时间仓促和水平有限，本书难免会存在疏漏和缺陷，敬请各位同道和读者批评指正。

付思祺

2023年8月

目 录

共同交流探讨 提升专业能力

智能阅读向导 为您严选以下专属服务

推荐书单

点击后可获取更多皮肤病学图书推荐。

读者社群

读者入群可与书友分享阅读本书的心得体会和皮肤科相关知识，提升业务水平，马上扫码加入！

扫码添加
智能阅读向导

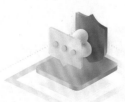

第1部分　瘢痕基础科学

第1章
创面愈合和瘢痕形成

Adriana C. Panayi, Chanan Reitblat, Dennis P. Orgill

1.1 引言

从人类诞生到今天,创伤性损伤一直与发病率和死亡率升高息息相关。在距今不远的美国内战中,高达24%的上肢截肢和88%的髋部以下截肢患者最终死亡[1]。然而在过去150年里,人们对于创伤的理解和治疗手段都取得了巨大的进步,这使得创伤患者的截肢率减少,死亡率也随之降低[2,3]。尽管取得了这些进步,但创伤后留下的慢性溃疡和瘢痕仍旧在身体和精神上困扰着世界各地的数百万人[4,5]。对伤口愈合的细胞和分子机制的深入研究有望改善这类人群的生活质量,并推动临床新疗法的发展。因此,本章将重点阐述哺乳动物对损伤的应答、愈合的基本机制、影响愈合的局部和全身因素,以及慢性伤口和瘢痕治疗的最新进展。

1.2 哺乳动物对损伤的应答

"治疗不是一门科学,而是追求自然的直观艺术。"——W.H.Auden[6]

1.2.1 稳态、适应和损伤的基本概念

生物的生存取决于它维持内环境稳定的能力,也就是所谓的稳态。当稳态受到环境变化(也称为"应激源")的干扰时,生物体内复杂的生物系统会协同工作,通过"牛长适应"的过程来重新建立平衡[7]。

作为一种稳态的调节反应,适应取决于应激源的类型、大小以及受影响的细胞、组织或器官的类型。以骨骼肌对机械应力的反应为例,随着机械应力的增加,肌肉细胞通过增加收缩蛋白、肌原纤维和能量储存的数量来做出相应的反应,从而导致细胞大小的整体增长,称为肥大[8]。细胞肥大的总体效应可以在组织水

平上被看作是一个扩大的肌腹,更适合处理更严重的机械负荷。这与增生相反,增生是通过诱导干细胞来应对增加的应力而增加细胞数量的过程。典型的例子是肝坏死或切除后的肝脏增生以补偿细胞损失[9]。然而,对压力增加的反应不一定是二元的,就像妊娠子宫一样,为了更好地适应生长中的胎儿,子宫在对激素和机械制激的反应中同时经历肥大和增生。

与上述过程相反,组织由于失用或缺乏营养因子(如氧气、营养素和激素刺激)而导致体积缩小或萎缩。萎缩的机制包括细胞大小或数量的减少。前者是通过自噬("autophagy"源自古希腊语)和泛素-蛋白酶体途径发生的。在自噬过程中,细胞质内容物在溶酶体中被酶降解和再循环,泛素-蛋白酶体途径以短暂的(通常是受损的)蛋白质为目标进行破坏[10]。另一方面,细胞数量的减少可以通过一种被称为"凋亡"的细胞死亡程序来实现,或者通过对大量细胞群的混乱破坏来应对损伤,如坏死。

外部机械应力的变化可以导致细胞大小或数量的变化,而某些环境暴露可以诱导化生,即一种分化的细胞类型可逆地转变为另一种更适应该环境的细胞类型。最常见的化生形式涉及上皮组织的改变。一个典型的例子是持续性反流性食管炎(称为Barrett食管)患者食管下段内膜的改变。食管内膜是鳞状上皮,它可以脱落而不损害下层,因此,是克服食物块的机械摩擦的理想选择。然而,当持续的胃酸反流引起食管慢性炎症时,上皮干细胞被重新编程分化为分泌黏液的柱状细胞,就像在小肠中看到的那样,这种柱状细胞更能耐受酸性环境。虽然这在短期内可能是有益的,但如果持续的炎症刺激得不到改善,这种化生的过程也会无法适应当前的环境变化。随着时间的推移,细胞的生长和增殖变得无序,称为异型增生,形成癌前病变,发生恶性肿瘤的概率增高。在反流性食管炎患者中,0.5%~1%的Barrett食管患者发展为食管腺癌,这是一

2

种高致死率的癌症[11]。

总而言之,这些适应只代表了对抗损伤和维持稳态而进化的一小部分。然而,尽管生物体具有出色的恢复力,但适应性措施也可能不堪重负。细胞可能以多种方式受损,仅举几例,包括缺氧、炎症、营养失衡、身体创伤、基因紊乱和感染性因素,所有这些都可能导致不可逆的损伤和最终的细胞死亡(图 1.1)。

1.2.2　伤口愈合的机制

伤口愈合是指损伤后组织的正常解剖关系和生理完整性的恢复。这种对损伤的基本反应是通过再生和修复相结合的方式进行的,分别被定义为完全再生和不完全再生。这两个过程通常同时发生,两者之间的动态平衡取决于组织的增殖能力,以及损伤的性质和程度。

根据组织再生能力,组织可分为三类:不稳定组织、稳定组织和永久性组织。不稳定组织,如骨髓和皮肤的表皮细胞,不断地复制,并且应对损伤具有强大的再生能力。稳定组织的再生能力较不稳定组织稍差,这些组织由大部分生命周期处于静止状态的干细胞组成,但可被诱导增殖。例如,肝细胞切除后再生,肾小管上皮细胞在急性肾损伤后迅速分裂。像心肌细胞这样的永久性组织是终末分化的,几乎没有再生能力。相反,这些组织通过修复来愈合,这解释了为什么心肌梗死后几乎没有心肌可以再生。

当修复是伤口的主要愈合方式时,如永久性组织的损伤,但也包括导致干细胞严重丢失的损伤,如重度烧伤,受伤组织则会被纤维瘢痕取代。在伤口深处,修复通过肉芽组织的形成进行,肉芽组织填补组织缺损,保护创面免受进一步的创伤和感染,并为瘢痕的形成奠定基础。肉芽组织外观鲜红,呈颗粒状,由新生血管、成纤维细胞和肌成纤维细胞组成,分别负责提供营养物质、储存重建所需的结构蛋白和收缩伤口。在伤口表面,伤口边缘的上皮细胞迅速增殖并向内迁移,以保护新生的愈合级联(图 1.2)。

1.2.3　伤口愈合的基本过程

伤口愈合是一个复杂的过程,在组织损伤后立即开始,分为一系列高度调控又互相重叠的阶段,包括止血期、炎症期、增殖期和重塑期(图 1.3)。

1.2.3.1　止血期(即刻)

在组织损伤和毛细血管损伤后,血小板立即与暴

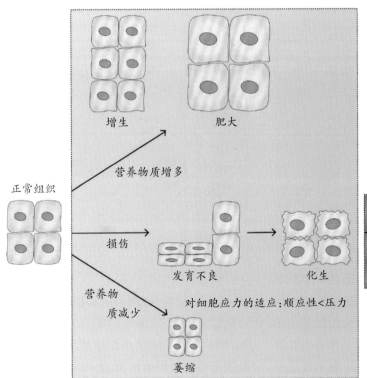
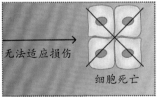

图 1.1　当暴露在不同的因素或者损伤条件下时,细胞会发生适应。当细胞不再能够适应时,它们会通过细胞坏死或者细胞凋亡的方式死亡。

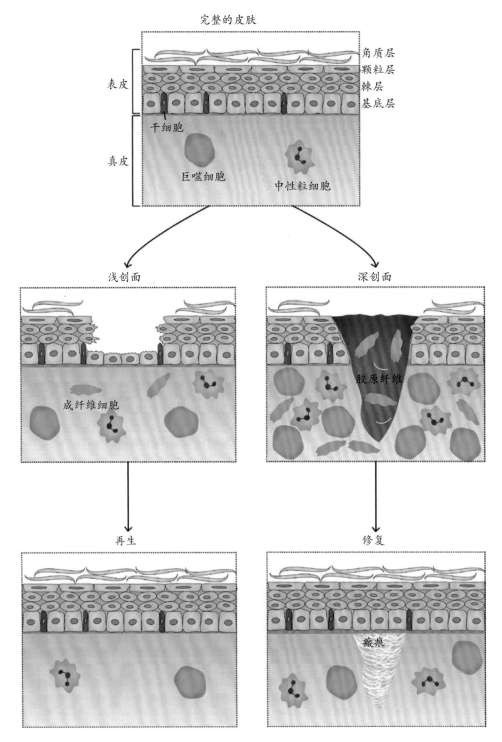

图1.2　伤口的再生和修复。

露的血管壁上的内皮下胶原蛋白黏附,形成一个松散的止血栓子,达到初步止血的目的。随后,循环中的凝血因子通过酶的级联反应稳定血栓,从而推动血小板聚集和新生纤维蛋白支架的形成。除了作为止血的主要效应细胞外,纤维蛋白支架内激活的血小板还分泌伤口愈合所需的生长因子。研究最多的是血小板衍生生长因子(PDGF)和转化生长因子-β(TGF-β),它们是强有力的有丝分裂原,负责招募和增殖炎症细胞,并且协调愈合过程的后续阶段。血小板还通过释放血管内皮生长因子(VEGF)来帮助伤口的血运重建,VEGF是一种促血管生成因子,通过恢复受损血管的完整性来促进血液流动。上述因素共同作用,为伤口愈合的第二阶段,即炎症期的启动奠定了必要的基础。

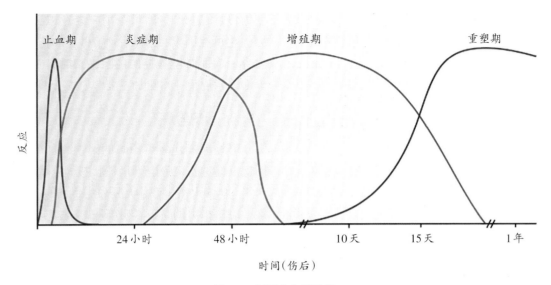

图1.3　创面愈合的阶段。

1.2.3.2　炎症期（第0~5天）

随着止血期的完成,初步形成的止血栓子被转化为由细胞外蛋白和碳水化合物组成的复杂的细胞外基质(ECM),为愈合的伤口提供物理支架和生化支持。在炎性反应的过程中,有来自血小板的趋化因子、花生四烯酸代谢产物、补体系统和细菌降解产物等,它们吸引血液循环中的白细胞进入伤口。中性粒细胞最先到达伤口,吞噬入侵的细菌及坏死的和外来的碎片。中性粒细胞水平在24小时内达到高峰,此时巨噬细胞迁移到ECM,并在第2~5天成为主要的炎症介质。虽然巨噬细胞也可以通过吞噬清除碎片抵抗感染,但它们的主要功能是将修复的效应细胞招募到创面上。这是通过与ECM中的整合素受体(如肿瘤坏死因子-α和白细胞介素-1)结合来实现的,两者相结合能够分泌细胞因子来吸引成纤维细胞,而成纤维细胞在增殖期是促进伤口愈合的主要细胞。

1.2.3.3　增殖期（第5~10天）

第5天随着成纤维细胞到达伤口,伤口愈合过程过渡到增殖期,通常持续到损伤后第10天。这一阶段的标志是肉芽组织的形成,肉芽组织由新生毛细血管、增生的成纤维细胞、肌成纤维细胞和疏松结缔组织构成。早期,缺氧的创伤环境诱导缺氧诱导因子-1(HIF-1α)的分泌,HIF-1α是一种强有力的血管生成刺激物,为代谢旺盛的愈合过程提供营养和氧气。正是这些新生血管形成了肉芽组织鲜红色、颗粒状外观。

为了给这些新生毛细血管提供结构上的支持,并

且迅速填充组织缺损,成纤维细胞分泌大量的Ⅲ型胶原,这些胶原编织成相互连接的原纤维。深埋在这些原纤维中的是具有肌肉样收缩能力的分化的成纤维细胞,称为肌成纤维细胞。这些细胞内的肌动蛋白-肌球蛋白复合体可以施加一种牵引力,将伤口的边缘拉拢在一起,这一过程被称为伤口收缩。在伤口的表面边缘,角质形成细胞向中央增殖和迁移,作为一层薄薄的保护性细胞覆盖在肉芽组织上。

伤口愈合的前3个阶段过后会形成一个未成熟的瘢痕,这是一种进化适应,对人类在严重损伤后的生存至关重要。因此,从损伤发生的那一刻起,就能够阻止失血,迅速恢复裂开伤口的结构完整性,避免感染,防止不显性的热量和水分流失。然而,不成熟的瘢痕通常不美观、不牢固,并且抗张力强度只具有健康组织的一小部分。为了克服这些挑战,伤口在急性损伤后经历了一个长期的重塑过程,形成了更接近于健康组织形态和功能的成熟瘢痕。

1.2.3.4　重塑期（第10天至2年）

伤口愈合的最后阶段标志着伤口重塑为成熟的瘢痕,这个过程大约在受伤后2周开始,可持续数年。考虑到这一漫长的时间线,瘢痕修复必须推迟到瘢痕已经成熟以后。

重塑描述的是在细胞外基质中,基质金属蛋白酶(MMP)将脆弱无序的Ⅲ型胶原降解和替换为更坚韧、排列更有序的Ⅰ型胶原这一过程。这种转化在创伤后60天左右达到高峰,此时瘢痕的抗张强度接近未受伤皮肤的80%。随着时间的推移,新合成的Ⅰ型胶原编

织成稳定的原纤维,使瘢痕变平。MMP还可以减少伤口的细胞密度和血管,使瘢痕的外观更接近正常组织。

1.3　影响伤口愈合的因素

1.3.1　简介

完整的伤口愈合过程,必须具备止血、炎症、增殖和重塑4个阶段,且没有顺序和时间的偏差。干扰伤口愈合动力学的因素都会导致组织修复不充分或不正确。干扰因素可分为不可控因素和可控因素,又可细分为局部因素和系统因素。

1.3.1.1　不可控因素

一些导致伤口愈合不良的干扰因素不在医生的控制范围内。这些因素包括遗传因素,如唐氏综合征[12],以及免疫,如白细胞黏附缺陷[13]。除了遗传和免疫因素外,最显著的不可控因素是年龄。与普通人群相比,老年患者的伤口愈合速度较慢,伤口迁延不愈的发生率较高,但实际愈合质量并未受到影响。老年患者伤口恢复的炎症期与年轻患者的不同之处在于,所涉及的生长因子随着年龄的增长而减少,而促炎细胞因子,如肿瘤坏死因子α,则维持在较高的水平[14]。随着年龄的增长,皮肤中血管紧张素Ⅱ的表达增加,进而导致转化生长因子β(TGF-β)水平升高。所有这些因素结合在一起参与了抑制再上皮化,最终导致急性伤口转变为慢性伤口[15]。外科医生应该意识到这一点,并努力优化可控因素,以确保老年患者的伤口得到适当的愈合。当面对不可控的危险因素时,在外科医生控制下的因素优化变得更加重要[16]。

1.3.1.2　可控因素

可控因素代表可预防的因素,可以通过控制这些因素以促进伤口愈合到最佳状态。这些因素包括营养水平、血糖水平、吸烟状况和类固醇使用等系统性因素。应该指出的是,适当处理缺血和感染尤为重要。

1.3.2　局部因素(图1.4)

1.3.2.1　伤口愈合的类型

伤口愈合的时间和轨迹在很大程度上取决于伤口愈合的类型,可以简单地分成三类。

伤口一期愈合是指通过直接拉拢或使用皮瓣或皮肤移植立即闭合伤口。这通常适用于健康且伤口干净无污染的患者。目前,这是最理想的愈合方式,因为它可以最大限度地将感染风险和瘢痕生成的风险降至最低。

当一期愈合失败,伤口裂开,或创面无法进行一期愈合时,创面通过二期愈合。在这种情况下,伤口可以保持敞开以期通过收缩和再上皮化来愈合。为了填补创面的缺损,身体必须产生肉芽组织,最终转化为瘢痕组织。上皮化发生在伤口边缘或皮肤附属器官周围的细胞。收缩是由于肌成纤维细胞在伤口内施加牵引

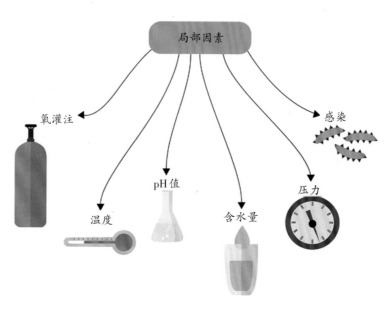

图1.4　影响创面愈合的局部因素包括氧灌注量、含水量、温度、压力、pH值和是否有感染。

力，并形成随时间收缩的细胞外基质。虽然收缩是二期愈合过程的正常部分，但仍旧应该小心避免挛缩。过度收缩而发生的挛缩，可能会影响关节的运动，导致关节运动功能障碍和身体畸形。由于二期愈合的伤口需要比一期愈合的伤口需要更多的时间和精力来愈合，它们可能需要长时间保持开放状态，这些创面更容易受到污染和感染。

最后，三期愈合包括故意推迟的伤口愈合。这对已经污染的伤口非常有用，假如一期闭合，创面的感染风险很高，但如果先包扎，创面可以在受伤后 5 天安全愈合。在此期间，可以通过清创和换药来促进伤口的愈合。一旦创缘变得清洁、无坏死组织、充分灌注后就可以将创面闭合。

1.3.2.2　氧气灌注

伤口护理的一个关键点是促进血液流动，最大限度地向受伤组织输送氧气。氧气是伤口达到最佳愈合效果所必需的，因为氧气可以促进胶原合成、成纤维细胞的生成、角质形成细胞的成熟、上皮组织和新血管的形成，同时也可以抑制感染[17]。充足的氧气是胶原合成和交联时许多酶正常运作所必需的。例如，水解赖氨酸和脯氨酸的羟化酶的活性直接取决于伤口中存在的氧气量[18,19]。伤口的强度与胶原蛋白的合成量成正比，因此，与氧气含量成正比[20]。在灌注良好、湿润的创面中，上皮组织的形成是最佳的，研究表明，当氧气浓度为 10%~50% 时，表皮细胞生长最好[21]。通过观察缺氧环境对新血管形成的影响，可以认识到充足的氧气灌注在血管生成过程中的重要作用。当细胞缺氧时，多种生化途径会触发各种血管生成转录因子的产生，如缺氧诱导因子-1（HIF-1）[22,23]。值得注意的是，乳酸是另一种（可能）与氧气协同作用以诱导血管生成的因子[17]。充足的氧合和灌注是抵抗感染的关键。多形核白细胞的抗菌机制直接依赖于氧自由基的可用性，如杀菌超氧化物[17]。此外，氧气灌注不足与抗生素不敏感有关，缺氧伤口对抗生素不太敏感[24]。应该注意的是，受伤后早期，缺氧会刺激伤口愈合，只有长期暴露在缺氧环境中，伤口愈合过程才会延迟，从而变成慢性伤口[25]。换句话说，低氧对于伤口愈合的启动是必要的，之后应该通过输送创面愈合所需的氧气来维持这一过程[26]。

1.3.2.3　含水量

充足的含水量对创面达到最佳愈合非常重要。损

伤后，皮肤屏障被破坏，导致体表液体流失增加。伤口干燥会使细胞脱水和死亡，最终导致创面结痂和愈合障碍。溃疡和烧伤创面更加容易干燥，因为它们从伤口表面流失液体的速度是正常皮肤的 10 倍[27]。创面水化可以让伤口愈合得更快且降低疼痛感[28]。湿润环境似乎更能促进血管生成和胶原纤维合成[28]。此外，与干燥创面相比，湿润创面有更高的再上皮化率和角质细胞生成率[29]。

同时，充足的水分会抑制生长因子和蛋白酶的降解[30]，并降低创面瘢痕的形成概率[31]。其他被认为与潮湿环境下伤口愈合改善有关的因素是表皮细胞的迁移[32]和成纤维细胞的生成[33]。值得注意的是，与之前的看法相反，不同于脱水的伤口，潮湿的创面环境不会增加感染的风险[34]。

1.3.2.4　温度

保持最适宜的温度也会利于伤口愈合。有两个因素决定了伤口的温度：环境的温度和创面的血液供应。血液供应又取决于血管扩张或收缩的程度。在急性损伤环境下，血管活性介质的增加会导致局部血管扩张，从而能够更有效地输送氧气和营养物质。血管扩张会导致局部温度升高[35]。慢性伤口，如糖尿病足部溃疡，通常血供不佳，导致创面局部温度比核心温度低 5℃[36]。理想情况下，伤口应保持在接近 37℃的温度，以最大限度地愈合创面。伤口局部温度升高可能是感染的征兆[37]。

1.3.2.5　微生物负荷/感染

伤口中细菌的过度生长会对愈合过程产生有害影响。根据细菌生长的程度和阶段，细菌的存在可分为污染、定植、临界定植和侵袭性感染。污染表明细菌存在，但没有增殖，而定植则表明细菌已经开始繁殖，但尚未发生组织损伤。当宿主的免疫反应被细菌增殖压垮时，就达到了临界点。通常情况下，这与伤口暂停愈合的时间点相同。当细菌在宿主反应发生时继续增殖，细菌数量达到每克组织 10^5 个细菌时，就被认为是感染，宿主损伤也随之而来[38]。当伤口中的细菌与成纤维细胞和巨噬细胞争夺营养，干扰正常愈合过程时，会带来代谢负担（例如，微生物负荷）。因此，必须减少细菌的存在。污染的伤口可能需要简单的冲洗，而感染的伤口可能需要清创和全身抗生素治疗[16]。全身抗生素在有充分血流灌注的伤口效果最好。然而，如果清创换药不充分，炎症阶段就会变得

更长，以清除微生物负荷。如果细菌水平过高，伤口可能会变成慢性的，创面无法正常愈合。持续的炎症阶段有两个后遗症，一个是它促进了MMP的产生，如上所述，MMP是降解ECM的蛋白酶；另一个就是会抑制自然产生的蛋白酶抑制剂的生成。这两者结合在一起，会导致创面中的蛋白酶功能不受控制从而使得生长因子退化[39]。

1.3.2.6   pH值

伤口所处的酸碱度水平可以决定愈合的阶段。事实上，在整个愈合过程中，酸碱度水平会有所不同[36]。在完整的皮肤中，表皮中的角质形成细胞分泌酸，以保护皮肤免受细菌和真菌的侵袭。当这一屏障在创伤后被破坏时，局部血管系统也会受到损伤，导致伤口表面的pH值从大约5增加到7.4[40]。伤口pH值通常具有梯度，伤口最深处的pH值最高[41]。研究表明，酸性环境更能促进伤口愈合，而碱性环境抑制伤口的愈合过程，促进慢性创面的形成。酸性环境通过促进成纤维细胞和角质形成细胞的增殖和肉芽组织的形成来帮助创面愈合[42]。此外，酸性环境可以抑制细菌生长，降低感染风险。

碱性环境抑制愈合主要通过以下几种机制。第一，低pH值可以抑制细菌生长，细菌可以在碱性条件下占优势，导致感染，同时也会形成细菌生物膜[43]。第二，这些细菌可以分泌在碱性条件下发挥最佳作用的蛋白酶，进一步促进蛋白水解，导致有毒物质的释放，最终会阻碍创面愈合[44]。

1.3.2.7   压力

压力是一种基本的力，在本章后面的1.4节中有更详细的讨论。将受伤部位的压力维持在一个适宜的水平是很重要的。如果压力太低，例如，在没有提供外力按压疗法的情况下，损伤部位和周围组织将会高度水肿，这可能会增加创面的疼痛感[45]。相反，过高的压力或持续时间过长的压力会阻碍局部血管，限制该区域的血液供应，减少营养和氧气的输送，并抑制创面的愈合过程。

1.3.3   系统性因素（图1.5）

患者伤口愈合的速度和质量会受到几个系统性因素的影响，包括营养、酒精摄入、吸烟状况和类固醇类药物的使用。

1.3.3.1   营养

创面修复是一个对新陈代谢要求很高的过程。充分的伤口愈合需要充足的营养，因为宏量营养素、微量营养素和维生素缺乏会延长愈合过程。营养在创面愈合过程中的关键作用体现在创面愈合过程的各个阶段，不同的营养缺乏影响不同的愈合过程。

伤口愈合所需的最重要的常量营养素是蛋白质和碳水化合物。

蛋白质对伤口愈合至关重要，因其不仅是成纤维细胞、胶原蛋白和毛细血管形成所必需的，而且也是维持

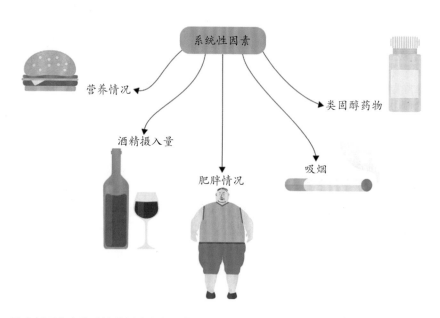

图1.5   影响创面愈合的系统性因素包括酒精、烟草和类固醇药物的使用，以及营养状态和肥胖情况。

正常的免疫系统功能以防治感染所必需的。蛋白质缺乏患者的伤口愈合具有较长的炎症期,这是由于愈合所需的胶原和其他蛋白质的产生减少,以及伤口开裂率的增高[46]。延迟的炎症期导致增殖期和重建期延迟。应该指出的是,伤口愈合活跃的患者每天对蛋白质的需求更高,一项研究发现,为了让有伤口的患者维持足够的营养补给,他们每天需要的蛋白质比没有伤口的患者高0.38g[47]。此外,在渗出多的多发性未愈合的伤口中,这种蛋白质需求甚至会更进一步增加。

伤口愈合是一个对代谢要求很高的过程,类似于身体的其他代谢过程,它利用碳水化合物作为主要的能量来源。单糖碳水化合物,如葡萄糖,被用来提供细胞增殖和血管生成等过程所需的三磷酸腺苷。在葡萄糖缺乏的情况下,身体被迫进行糖异生,利用包括氨基酸在内的不同能量来源,并可能导致构建有效伤口愈合所需的蛋白质所需成分耗尽。相反的,高血糖也会在伤口愈合过程中引起重大并发症。全身性高血糖会导致微血管的糖基化,进而减少血流量,降低红细胞的通透性。这会导致缺氧和营养耗竭,最终影响伤口的愈合[48]。

某些微量营养素,例如,锌,与伤口的愈合密切相关。这被认为是由于锌是形成基质金属蛋白酶所必需的,而基质金属蛋白酶又是伤口充分愈合所必需的[49]。此外,铁和镁是胶原形成所必需的[50]。

维生素A、C和E在伤口愈合中的作用最为明确,缺乏这三种维生素中的任何一种都会导致伤口愈合受损。具体地说,维生素A和维生素C缺乏与血管生成、胶原沉积和成纤维细胞增殖减少有关。维生素A还与细胞外基质的降解减少有关,而维生素C与毛细血管的脆弱性降低及免疫系统的整体改善有关,从而降低了感染的可能性。维生素E以其作为抗氧化剂的作用而闻名,在伤口愈合的过程中,它保护ECM不受氧化的破坏。动物研究表明,补充维生素E与改善伤口愈合有关,特别是在减少瘢痕形成方面[51]。

1.3.3.2　肥胖

肥胖是影响伤口愈合的一个重要因素,鉴于目前的肥胖流行,这是本章必须讨论的一个话题。肥胖会导致各种伤口并发症的风险增加,例如、感染、坏死、裂开、血肿的发生和溃疡,这一点已经得到了广泛的共识[52]。这些并发症的潜在机制是皮下脂肪组织中的营养和氧气灌注不足。理论依据是肥胖导致脂肪细胞肥大和增生。这会导致代谢功能障碍,并引发轻

度慢性炎症。同时,具有保护功能的M2巨噬细胞被具有促炎作用的M1巨噬细胞取代。此外,脂肪细胞肥大的速度与血管生成的速度不匹配,血管生成的速度无法适应不断增加的灌注需求。进一步加剧这种不利局面的是,肥胖者的脂肪组织会释放诱导纤维化和抑制血管生成的因子[53]。总体而言,这减少了该区域的灌注。在感染方面,低灌注被认为不仅创造了一个容易受到微生物污染的环境,而且还阻碍了抗生素的输送。除了低灌注外,肥胖者的伤口被认为处于更高的张力下,这不仅增加了裂开的风险,而且通过不利的组织压力上升增加了低灌注[53]。肥胖对免疫系统也有普遍的负面影响。脂肪组织中的脂肪细胞和巨噬细胞释放脂肪因子,这是一种可以抑制免疫系统的生物活性分子。这些分子包括但不限于细胞因子和激素样因子,如瘦素和脂联素,被认为对伤口愈合有负面影响[54]。

1.3.3.3　吸烟

吸烟对伤口愈合的负面影响是众所周知的。尤其值得一提的是,吸烟会延迟伤口愈合,增加并发症的风险。例如,Wahie和Lawrence的一项研究发现,吸烟者皮肤活检后的感染率为64%,而不吸烟者为12%[55]。另一项研究发现,与不吸烟者相比,吸烟者创面坏死风险比不吸烟者高出3倍,吸烟量越大,这种风险就越高[56]。这些风险增加的确切机制尚不完全清楚,但人们认为与血管收缩和组织缺血有一定关系。吸入烟雾后,外周血流量显著减少(30%~40%)[57]。在伤口愈合的情况下,这意味着受伤组织获得的氧气较少,从而削弱了其修复能力。尼古丁,烟草中存在的一种血管收缩剂,也有促血栓形成的作用。尼古丁通过增加血小板黏附性而导致组织缺血[58]。组织缺血通过诱导组织缺氧对创面愈合产生有害影响。鉴于吸烟对伤口愈合的负面影响,建议患者在手术前4周戒烟。

1.3.3.4　饮酒量

急性和慢性的酒精(乙醇)暴露都会对伤口愈合产生负面影响。这种损伤既是由于感染率的增加,抑制了促炎细胞因子、中性粒细胞和吞噬细胞,也是由于伤口愈合的增殖期受到抑制[59]。具体来说,急性酒精暴露可以使血管生成水平降低一半以上,这一现象被认为是由于促血管生成细胞因子碱性成纤维细胞生长因子(FGF-2)和血管内皮生长因子(VEGF)的表达下降[60]。此外,动物研究表明,急性中毒抑制胶原的产

生，影响伤口愈合和瘢痕形成，同时促进基质降解酶和转化生长因子β（TGF-β）的表达。TGF-β是一种损害单核细胞功能的免疫抑制分子[61]。

1.3.3.5 类固醇类药物的使用

全身使用类固醇会通过减少血管生成、成纤维细胞增殖和胶原沉积而降低伤口愈合率。虽然这背后的机制尚不清楚，但已有研究表明，全身性类固醇可降低转化生长因子-β、胰岛素样生长因子-1（IGF-1）和缺氧诱导因子-1（HIF-1）的水平，进而导致上述效应[62,63]。除了1.3.3.1节提到的好处外，维生素A可能是一种可以逆转全身使用类固醇对伤口愈合的有害影响有效的辅助药物[16]。除了影响伤口愈合的实际过程外，全身使用类固醇药物还会增加伤口感染的风险。值得注意的是，与全身使用类固醇相比，局部使用类固醇已被证明可以促进伤口愈合，特别是通过减少肉芽组织的过度形成[64]。

1.4 高级创面愈合策略

1.4.1 引言

调节第1.2节中描述的局部和系统因素可以优化伤口愈合。多年来，一系列可以改变伤口环境的伤口愈合技术已经发展起来。本节将讨论不同的创面修复技术，并重点讨论它们的优缺点。

1.4.2 清创术

清创术是切除伤口边缘组织的过程，最终目的是促进伤口愈合。清创术可以去除感染组织，减少伤口边缘的生物膜负载。去除坏死组织也是清创术的一个适应证，因为坏死组织对废物的清除和氧气与养分的输送构成了物理障碍，同时也是细菌生长的底物。清创术也有助于去除广泛的角化过度[65]。此外，在为进一步治疗（例如，皮瓣转移、皮片移植或外源性覆盖物覆盖）准备创基时，通常会对该部位进行清创。

清除创缘附近的残留组织，对于创面的愈合更加有利[66]。研究表明，伤口边缘的细胞对伤口愈合刺激的反应效能低于邻近非溃疡区的细胞。这被认为是由于这两个区域生长因子受体的表达不同[67]。

清创术可以通过外科手术、机械清创、酶清创或使用蛆来完成。外科清创，也称为锐性清创，需要外科医生使用手术刀、剪刀和其他工具选择性地切除不能存活的组织。机械清创则可以使用水疗、干湿敷料和伤口冲洗来物理移除不能存活的组织。相比之下，酶清创和蛆的使用更多地是由生物驱动的过程。酶清创需要在伤口上局部应用能够分解坏死组织的酶制剂。虽然不常用，但蛆的功能类似于酶制剂；蛆选择性地以坏死组织为食。无论采用以上哪种方法，清创术均需要多次进行，因为创面附着的微生物再繁殖很常见，通常归因于生物膜的形成[68]。

1.4.3 敷料

现在市面上已经有大量的敷料可被用于促进伤口愈合。创面敷料可细分为被动敷料、交互式敷料和生物活性敷料。被动敷料，如纱布，是非完全封闭的敷料，主要起覆盖伤口的作用。尽管纱布很简单，但它仍然是使用最广泛的敷料。纱布本身可以浸透各种物质，如碘或锌，为伤口覆盖提供了一种廉价且易于使用的选择[69]。在清洁、干燥的伤口上，被动敷料往往更受青睐。交互式敷料要么是封闭的，要么是半封闭的，可以起到防止细菌污染、保护创面的屏障作用。可供选择的产品包括薄膜、泡沫敷料、水凝胶和亲水胶体。聚氨酯薄膜敷料能够依附皮肤并且贴合皮肤的形状，它是透明的，并且是半封闭的，可以允许气体和水蒸气的传输。这些特性使它们最适用于渗出物较少的浅表伤口。与之相同地，泡沫敷料也是半封闭的。泡沫敷料通常是由疏水和亲水泡沫两层制成，这使得泡沫敷料能够更好地吸收伤口渗出物；因此，它们是渗出物量较大的伤口的首选，如糖尿病足部溃疡。水凝胶敷料由聚乙烯吡咯烷酮等合成聚合物组成。它们的含水量很高，能够创造一个亲水的湿润的伤口环境。通常用于干燥的慢性或坏死性创面，如烧伤创面和压力性溃疡。亲水胶体敷料具有选择渗透性，他可以允许水蒸气和气体交换，形成抵抗细菌的屏障。此外，它们具有内部胶体层，能够吸收渗出物[70]。通常适用于渗出量适中的伤口，例如，压疮和轻度烧伤创面。生物活性敷料结合了几种已知的参与伤口愈合的生物材料，如胶原蛋白、壳聚糖和透明质酸，以达到促进伤口愈合的效果[71-73]。这些药物通常可以与生长因子和抗菌剂结合使用。总体而言，生物活性敷料被认为是远远优于其他类型的敷料，特别是由于它们具有的生物相容性和可生物降解性[70]。

1.4.4　生物制品

细胞因子是一类参与调节炎症的小分子分泌蛋白,包括趋化因子、白细胞介素和干扰素。生长因子是一种内源性蛋白质,通过促进细胞增殖、分化和存活来促进伤口愈合。许多人认为,将这些分子针对伤口进行局部治疗将会彻底改变伤口的愈合过程。不幸的是,目前市场上只有一种生长因子,那就是 PDGF。Becaplermin 凝胶(REGRANEX)是第一个在美国上市的重组 PDGF,并被批准用于治疗糖尿病足部溃疡[74]。早期的机制研究表明,这种外用制剂能够吸引中性粒细胞和巨噬细胞,增加创面中的成纤维细胞水平,刺激关键的 ECM 元素的产生,并促进重塑,所有这些都是促进伤口愈合过程所必需的[75]。在实践中,7 项临床试验(总计 685 项)显示,与安慰剂治疗相比,重组 PDGF 可以促进溃疡愈合,该结果有统计学意义[76]。REPIFERMIN[一种含有重组成纤维细胞生长因子(FGF)异构体的局部疗法]的随机试验也显示了令人惊喜的结果,结果显示,REPIFERMIN 显著改善了慢性静脉溃疡的愈合。REPIFERMIN 目前正处于用于癌症治疗引起的黏膜炎的二期临床试验。尽管取得了较为积极的结果,但其广泛使用受到生物利用度差和伤口蛋白酶失活的限制,这也使得生长因子的治疗效率低下[77]。

1.4.4.1　高压氧治疗

高压氧治疗(HBOT)已成为治疗慢性下肢溃疡的有效方法。从理论上讲,HBOT 可以通过增加血氧浓度,促进创面的氧气扩散,从而减少局部缺血。然而,临床上关于使用 HBOT 的证据并不确凿。一些研究报告指出,HBOT 可以降低截肢率,并在 1 年内改善愈合,但是证据等级很低[78]。另一项研究发现,HBOT 可能会产生负面结果,因其增加了小截肢和大截肢的风险[79]。还有其他研究表明,HBOT 既不会带来益处,也不会带来危害[80]。总体而言,缺乏 HBOT 的前瞻性随机临床试验为高压氧在临床上的应用带来了争议。

1.4.4.2　皮肤替代物

皮肤替代物可分为含活细胞或脱细胞产品。细胞产品由含有活细胞的基质组成,如成纤维细胞或角质形成细胞,无论是自体的、异体的或异种的。另一方面,脱细胞产品的基质中没有任何活细胞组织。在首批商业化的皮肤替代物中,Epicel®(Genzyme BiosSurery,马萨诸塞州,剑桥)是一种由患者自身的角质形成细胞培养成大片的活体上皮的自体移植物,该种产品的优势是不会发生供皮区的坏死,并且不需要补片。Apligraf®(Organogenesis,马萨诸塞州,坎顿州)是一种同种异体"皮肤替代物",由种有新生成纤维细胞和角质形成细胞的牛真皮胶原基质组成,已被证明可以加速慢性伤口的愈合[81]。Integra®真皮支架(Integra LifeSciences,Plainsboro,新泽西州)是一种双层的基质,由真皮牛胶原蛋白和6-硫酸软骨素的基质和覆盖在其上方的表皮有机硅基质构成,具有商业价值。在治疗危及生命的烧伤、烧伤后挛缩,以及肌腱和关节外露方面取得了相当大的成功[82,83]。

1.4.5　生物物理学

1.4.5.1　负压创伤疗法

负压创伤疗法(NPWT)于 20 年前首次被提出,是一个较为宽泛的术语,用于定义任何旨在使伤口周围形成紧密的空气密封从而能够达到真空效果的技术[84]。"负压"是一个错误的名称,因为所有的压力值都是正的,也被称为真空辅助闭合技术(VAC)、负压治疗或创面微形变治疗。NPWT 有许多适应证,包括急性和慢性创面,如烧伤、糖尿病和压疮[85]。该技术由多孔材料、引流口和胶膜敷料构成。多孔材料可以但不限于泡沫或纱布,用于填充伤口,并能够均匀传递压力。引流口连接该材料和真空泵,真空泵被设置以保持 $-50 \sim -150 \text{mmHg}$ $(1 \text{mmHg} \approx 0.133 \text{kPa})$[86]的压力(敷料被负压吸附在伤口周围)。

NPWT 被认为是通过四种主要机制发挥作用的。首先,在宏观上,创缘通过压力变形可以更好地适应伤口边缘,负压施加的吸力使泡沫收缩,将伤口边缘拉得更近。除了这种宏观变化之外,对泡沫施加的吸力还会引起微小的变形,能够引起伤口表面的起伏。除了促进伤口边缘更好地贴合外,微变形还能刺激血管生成和促进肉芽组织的再生[86,87]。第三,NPWT 可以将渗出液从伤口引流,减少其在创基上产生的压缩力,能够更好地促进血管形成和组织灌注[84]。最后,NPWT 可以引起伤口环境的整体改变。这并不令人惊讶,因为有液体从伤口渗出,从而改变了局部电解质和营养物质的浓度。此外,填充材料和敷料起到隔热的作用,使伤口保持湿润和温暖[86]。

最近的一篇文献综述基于现有的随机对照试验结果，比较了NPWT与传统疗法的疗效[88]。总体结论是，该项技术安全有效地减少了糖尿病患者的手术干预需求[89-91]，并且无论是在中厚皮片移植的术前准备还是术后使用，都可以有效减少炎症和水肿[92-94]。此外，还可以降低创伤性伤口的感染率[95]。

1.4.5.2　牵引辅助皮肤扩张技术

牵引辅助皮肤扩张技术是一种非侵入性的组织扩张技术，由Daya和Nair在10年前开发。在这项技术中，一系列的微孔（3M，明尼苏达州，圣保罗）条带被长期固定在皮肤上。通过间歇性皮肤拉伸，使皮肤扩张产生新的组织。与预缝合、组织扩张器和皮肤拉伸设备不同，牵引辅助皮肤生成是非侵入性的，因此，具有操作简单和价格便宜的优点[96]。

（纪世召　佟希睿译　　姚春丽　审校）

参考文献

1. Manring MM, Hawk A, Calhoun JH, Andersen RC. Treatment of war wounds: a historical review. Clin Orthop Relat Res. 2009;467(8):2168–91.
2. Feinglass J, Pearce WH, Martin GJ, Gibbs J, Cowper D, Sorensen M, et al. Postoperative and late survival outcomes after major amputation: findings from the Department of Veterans Affairs National Surgical Quality Improvement Program. Surgery. 2001;130(1):21–9.
3. Aulivola B, Hile CN, Hamdan AD, Sheahan MG, Veraldi JR, Skillman JJ, et al. Major lower extremity amputation: outcome of a modern series. Arch Surg. 2004;139(4):395–9. discussion 9.
4. Bayat A, McGrouther DA, Ferguson MW. Skin scarring. BMJ. 2003;326(7380):88–92.
5. Lawrence JW, Mason ST, Schomer K, Klein MB. Epidemiology and impact of scarring after burn injury: a systematic review of the literature. J Burn Care Res. 2012;33(1):136–46.
6. Auden WH, Mendelson E. Collected poems. London: Faber and Faber; 1976. p. 696.
7. Kumar V, Abbas AK, Aster JC. Robbins and Cotran pathologic basis of disease. 9th ed. Philadelphia, PA: Elsevier/Saunders; 2015. xvi, p. 1391.
8. Goldberg AL, Etlinger JD, Goldspink DF, Jablecki C. Mechanism of work-induced hypertrophy of skeletal muscle. Med Sci Sports. 1975;7(3):185–98.
9. Michalopoulos GK. Liver regeneration. J Cell Physiol. 2007;213(2):286–300.
10. Ohsumi Y. Historical landmarks of autophagy research. Cell Res. 2014;24(1):9–23.
11. Wheeler JB, Reed CE. Epidemiology of esophageal cancer. Surg Clin North Am. 2012;92(5):1077–87.
12. Mik G, Gholve PA, Scher DM, Widmann RF, Green DW. Down syndrome: orthopedic issues. Curr Opin Pediatr. 2008;20(1):30–6.
13. Wada T, Tone Y, Shibata F, Toma T, Yachie A. Delayed wound healing in leukocyte adhesion deficiency type 1. J Pediatr. 2011;158(2):342.
14. Gould L, Abadir P, Brem H, Carter M, Conner-Kerr T, Davidson J, et al. Chronic wound repair and healing in older adults: current

15. Kurosaka M, Suzuki T, Hosono K, Kamata Y, Fukamizu A, Kitasato H, et al. Reduced angiogenesis and delay in wound healing in angiotensin II type 1a receptor-deficient mice. Biomed Pharmacother. 2009;63(9):627–34.
16. Thorne C, Chung KC, Gosain A, Guntner GC, Mehrara BJ, Rubin JP, Spear SL, editors. Grabb and Smith's plastic surgery. 7th ed. Philadelphia: Wolters Kluwer/Lippincott Williams & Wilkins Health; 2014. xbiii, p. 1030.
17. Gottrup F. Oxygen in wound healing and infection. World J Surg. 2004;28(3):312–5.
18. Prockop DJ, Kivirikko KI, Tuderman L, Guzman NA. The biosynthesis of collagen and its disorders (first of two parts). N Engl J Med. 1979;301(1):13–23.
19. Prockop DJ, Kivirikko KI, Tuderman L, Guzman NA. The biosynthesis of collagen and its disorders (second of two parts). N Engl J Med. 1979;301(2):77–85.
20. Vihersaari T, Kivisaari J, Ninikoski J. Effect of changes in inspired oxygen tension on wound metabolism. Ann Surg. 1974;179(6):889–95.
21. Jonsson K, Hunt TK, Mathes SJ. Oxygen as an isolated variable influences resistance to infection. Ann Surg. 1988;208(6):783–7.
22. Shweiki D, Itin A, Soffer D, Keshet E. Vascular endothelial growth factor induced by hypoxia may mediate hypoxia-initiated angiogenesis. Nature. 1992;359(6398):843–5.
23. Semenza GL. HIF-1 and human disease: one highly involved factor. Genes Dev. 2000;14(16):1983–91.
24. Mader JT, Brown GL, Guckian JC, Wells CH, Reinarz JA. A mechanism for the amelioration by hyperbaric oxygen of experimental staphylococcal osteomyelitis in rabbits. J Infect Dis. 1980;142(6):915–22.
25. Rodriguez PG, Felix FN, Woodley DT, Shim EK. The role of oxygen in wound healing: a review of the literature. Dermatol Surg. 2008;34(9):1159–69.
26. Bishop A. Role of oxygen in wound healing. J Wound Care. 2008;17(9):399–402.
27. Wu P, Nelson EA, Reid WH, Ruckley CV, Gaylor JD. Water vapour transmission rates in burns and chronic leg ulcers: influence of wound dressings and comparison with in vitro evaluation. Biomaterials. 1996;17(14):1373–7.
28. Junker JP, Kamel RA, Caterson EJ, Eriksson E. Clinical impact upon wound healing and inflammation in moist, wet, and dry environments. Adv Wound Care (New Rochelle). 2013;2(7):348–56.
29. Madden MR, Nolan E, Finkelstein JL, Yurt RW, Smeland J, Goodwin CW, et al. Comparison of an occlusive and a semiocclusive dressing and the effect of the wound exudate upon keratinocyte proliferation. J Trauma. 1989;29(7):924–30. discussion 30-1.
30. Svensjo T, Pomahac B, Yao F, Slama J, Eriksson E. Accelerated healing of full-thickness skin wounds in a wet environment. Plast Reconstr Surg. 2000;106(3):602–12. discussion 13-4.
31. Winter GD. Formation of the scab and the rate of epithelization of superficial wounds in the skin of the young domestic pig. Nature. 1962;193:293–4.
32. Eaglstein WH. Moist wound healing with occlusive dressings: a clinical focus. Dermatol Surg. 2001;27(2):175–81.
33. Katz MH, Alvarez AF, Kirsner RS, Eaglstein WH, Falanga V. Human wound fluid from acute wounds stimulates fibroblast and endothelial cell growth. J Am Acad Dermatol. 1991;25(6 Pt 1):1054–8.
34. Field FK, Kerstein MD. Overview of wound healing in a moist environment. Am J Surg. 1994;167(1A):2S–6S.
35. Wilmore DW, Aulick LH, Mason AD, Pruitt BA Jr. Influence of the burn wound on local and systemic responses to injury. Ann Surg. 1977;186(4):444–58.
36. Kruse CR, Nuutila K, Lee CC, Kiwanuka E, Singh M, Caterson EJ, et al. The external microenvironment of healing skin wounds. Wound Repair Regen. 2015;23(4):456–64.
37. Fierheller M, Sibbald RG. A clinical investigation into the rela-

status and future research. J Am Geriatr Soc. 2015;63(3):427–38.

tionship between increased periwound skin temperature and local wound infection in patients with chronic leg ulcers. Adv Skin Wound Care. 2010;23(8):369–79. quiz 80-1.

38. Robson MC, Krizek TJ, Heggers JP. Biology of surgical infection. Curr Probl Surg. 1973;10:1–62.

39. Edwards R, Harding KG. Bacteria and wound healing. Curr Opin Infect Dis. 2004;17(2):91–6.

40. Lambers H, Piessens S, Bloem A, Pronk H, Finkel P. Natural skin surface pH is on average below 5, which is beneficial for its resident flora. Int J Cosmet Sci. 2006;28(5):359–70.

41. Schreml S, Szeimies RM, Karrer S, Heinlin J, Landthaler M, Babilas P. The impact of the pH value on skin integrity and cutaneous wound healing. J Eur Acad Dermatol Venereol. 2010;24(4):373–8.

42. Lengheden A, Jansson L. pH effects on experimental wound healing of human fibroblasts in vitro. Eur J Oral Sci. 1995;103(3):148–55.

43. Stewart CM, Cole MB, Legan JD, Slade L, Vandeven MH, Schaffner DW. Staphylococcus aureus growth boundaries: moving towards mechanistic predictive models based on solute-specific effects. Appl Environ Microbiol. 2002;68(4):1864–71.

44. Menke NB, Ward KR, Witten TM, Bonchev DG, Diegelmann RF. Impaired wound healing. Clin Dermatol. 2007;25(1):19–25.

45. Hettrick H. The science of compression therapy for chronic venous insufficiency edema. J Am Col Certif Wound Spec. 2009;1(1):20–4.

46. Pinchcofsky-Devin G. Nutrition and wound healing. J Wound Care. 1994;3(5):231–4.

47. Pompeo M. Misconceptions about protein requirements for wound healing: results of a prospective study. Ostomy Wound Manage. 2007;53(8):30–2. 4, 6–8 passim.

48. Loots MA, Lamme EN, Zeegelaar J, Mekkes JR, Bos JD, Middelkoop E. Differences in cellular infiltrate and extracellular matrix of chronic diabetic and venous ulcers versus acute wounds. J Invest Dermatol. 1998;111(5):850–7.

49. Mirastschijski U, Haaksma CJ, Tomasek JJ, Agren MS. Matrix metalloproteinase inhibitor GM 6001 attenuates keratinocyte migration, contraction and myofibroblast formation in skin wounds. Exp Cell Res. 2004;299(2):465–75.

50. Guo S, Dipietro LA. Factors affecting wound healing. J Dent Res. 2010;89(3):219–29.

51. Burgess C. Topical vitamins. J Drugs Dermatol. 2008;7(7 Suppl):s2–6.

52. Wilson JA, Clark JJ. Obesity: impediment to postsurgical wound healing. Adv Skin Wound Care. 2004;17(8):426–35.

53. Pierpont YN, Dinh TP, Salas RE, Johnson EL, Wright TG, Robson MC, et al. Obesity and surgical wound healing: a current review. ISRN Obes. 2014;2014:638936.

54. Juge-Aubry CE, Henrichot E, Meier CA. Adipose tissue: a regulator of inflammation. Best Pract Res Clin Endocrinol Metab. 2005;19(4):547–66.

55. Wahie S, Lawrence CM. Wound complications following diagnostic skin biopsies in dermatology inpatients. Arch Dermatol. 2007;143(10):1267–71.

56. Goldminz D, Bennett RG. Cigarette smoking and flap and full-thickness graft necrosis. Arch Dermatol. 1991;127(7):1012–5.

57. Jensen JA, Goodson WH, Hopf HW, Hunt TK. Cigarette smoking decreases tissue oxygen. Arch Surg. 1991;126(9):1131–4.

58. Wennmalm A, Alster P. Nicotine inhibits vascular prostacyclin but not platelet thromboxane formation. Gen Pharmacol. 1983;14(1):189–91.

59. Greiffenstein P, Molina PE. Alcohol-induced alterations on host defense after traumatic injury. J Trauma. 2008;64(1):230–40.

60. Radek KA, Matthies AM, Burns AL, Heinrich SA, Kovacs EJ, Dipietro LA. Acute ethanol exposure impairs angiogenesis and the proliferative phase of wound healing. Am J Physiol Heart Circ Physiol. 2005;289(3):H1084–90.

61. Radek KA, Ranzer MJ, DiPietro LA. Brewing complications: the effect of acute ethanol exposure on wound healing. J Leukoc Biol. 2009;86(5):1125–34.

62. Wicke C, Halliday B, Allen D, Roche NS, Scheuenstuhl H, Spencer MM, et al. Effects of steroids and retinoids on wound healing. Arch Surg. 2000;135(11):1265–70.

63. Wagner AE, Huck G, Stiehl DP, Jelkmann W, Hellwig-Burgel T. Dexamethasone impairs hypoxia-inducible factor-1 function. Biochem Biophys Res Commun. 2008;372(2):336–40.

64. McShane DB, Bellet JS. Treatment of hypergranulation tissue with high potency topical corticosteroids in children. Pediatr Dermatol. 2012;29(5):675–8.

65. Steed DL, Donohoe D, Webster MW, Lindsley L. Effect of extensive debridement and treatment on the healing of diabetic foot ulcers. Diabetic Ulcer Study Group. J Am Coll Surg. 1996;183(1):61–4.

66. Schiffman J, Golinko MS, Yan A, Flattau A, Tomic-Canic M, Brem H. Operative debridement of pressure ulcers. World J Surg. 2009;33(7):1396–402.

67. Brem H, Stojadinovic O, Diegelmann RF, Entero H, Lee B, Pastar I, et al. Molecular markers in patients with chronic wounds to guide surgical debridement. Mol Med. 2007;13(1–2):30–9.

68. Baranoski S, Ayello EA. Wound care essentials: practice principles. 4th ed. Philadelphia: Wolters Kluwer; 2016. xiv, p. 593.

69. Murphy PS, Evans GR. Advances in wound healing: a review of current wound healing products. Plast Surg Int. 2012;2012:190436.

70. Dhivya S, Padma VV, Santhini E. Wound dressings: a review. Biomedicine (Taipei). 2015;5(4):22.

71. Ramshaw JA, Werkmeister JA, Glattauer V. Collagen-based biomaterials. Biotechnol Genet Eng Rev. 1996;13:335–82.

72. Ishihara M, Nakanishi K, Ono K, Sato M, Kikuchi M, Saito Y, et al. Photocrosslinkable chitosan as a dressing for wound occlusion and accelerator in healing process. Biomaterials. 2002;23(3):833–40.

73. Doillon CJ, Silver FH. Collagen-based wound dressing: effects of hyaluronic acid and fibronectin on wound healing. Biomaterials. 1986;7(1):3–8.

74. Wieman TJ. Clinical efficacy of becaplermin (rhPDGF-BB) gel. Becaplermin Gel Studies Group. Am J Surg. 1998;176(2A Suppl):74S–9S.

75. Heldin CH, Westermark B. Mechanism of action and in vivo role of platelet-derived growth factor. Physiol Rev. 1999;79(4):1283–316.

76. Greer N, Foman N, Dorrian J, Fitzgerald P, MacDonald R, Rutks I, et al. Advanced wound care therapies for non-healing diabetic, venous, and arterial ulcers: a systematic review. VA evidence-based synthesis program reports. Washington, DC; 2012.

77. Robson MC, Phillips TJ, Falanga V, Odenheimer DJ, Parish LC, Jensen JL, et al. Randomized trial of topically applied repifermin (recombinant human keratinocyte growth factor-2) to accelerate wound healing in venous ulcers. Wound Repair Regen. 2001;9(5):347–52.

78. Duzgun AP, Satir HZ, Ozozan O, Saylam B, Kulah B, Coskun F. Effect of hyperbaric oxygen therapy on healing of diabetic foot ulcers. J Foot Ankle Surg. 2008;47(6):515–9.

79. Londahl M, Katzman P, Nilsson A, Hammarlund C. Hyperbaric oxygen therapy facilitates healing of chronic foot ulcers in patients with diabetes. Diabetes Care. 2010;33(5):998–1003.

80. Kalani M, Jorneskog G, Naderi N, Lind F, Brismar K. Hyperbaric oxygen (HBO) therapy in treatment of diabetic foot ulcers. Long-term follow-up. J Diabetes Complications. 2002;16(2):153–8.

81. Falanga V, Sabolinski M. A bilayered living skin construct (APLIGRAF) accelerates complete closure of hard-to-heal venous ulcers. Wound Repair Regen. 1999;7(4):201–7.

82. Jones I, Currie L, Martin R. A guide to biological skin substitutes. Br J Plast Surg. 2002;55(3):185–93.

83. Fitton AR, Drew P, Dickson WA. The use of a bilaminate artificial skin substitute (Integra) in acute resurfacing of burns: an early experience. Br J Plast Surg. 2001;54(3):208–12.

84. Argenta LC, Morykwas MJ. Vacuum-assisted closure: a new method for wound control and treatment: clinical experience. Ann Plast Surg. 1997;38(6):563–76. discussion 77.

85. Panayi AC, Leavitt T, Orgill DP. Evidence based review of negative pressure wound therapy. World J Dermatol. 2017;6(1):1–16.

86. Huang C, Leavitt T, Bayer LR, Orgill DP. Effect of negative pressure wound therapy on wound healing. Curr Probl Surg.

2014;51(7):301–31.

87. Urschel JD, Scott PG, Williams HT. The effect of mechanical stress on soft and hard tissue repair; a review. Br J Plast Surg. 1988;41(2):182–6.

88. Anghel EL, Kim PJ. Negative-pressure wound therapy: a comprehensive review of the evidence. Plast Reconstr Surg. 2016;138(3 Suppl):129S–37S.

89. Stannard JP, Volgas DA, McGwin G 3rd, Stewart RL, Obremskey W, Moore T, et al. Incisional negative pressure wound therapy after high-risk lower extremity fractures. J Orthop Trauma. 2012;26(1):37–42.

90. Masden D, Goldstein J, Endara M, Xu K, Steinberg J, Attinger C. Negative pressure wound therapy for at-risk surgical closures in patients with multiple comorbidities: a prospective randomized controlled study. Ann Surg. 2012;255(6):1043–7.

91. Gillespie BM, Rickard CM, Thalib L, Kang E, Finigan T, Homer A, et al. Use of negative-pressure wound dressings to prevent surgical site complications after primary hip arthroplasty: a pilot RCT. Surg Innov. 2015;22(5):488–95.

92. Saaiq M, Hameed Ud D, Khan MI, Chaudhery SM. Vacuum-assisted closure therapy as a pretreatment for split thickness skin grafts. J Coll Physicians Surg Pak. 2010;20(10):675–9.

93. Petkar KS, Dhanraj P, Kingsly PM, Sreekar H, Lakshmanarao A, Lamba S, et al. A prospective randomized controlled trial comparing negative pressure dressing and conventional dressing methods on split-thickness skin grafts in burned patients. Burns. 2011;37(6):925–9.

94. Bloemen MC, van der Wal MB, Verhaegen PD, Nieuwenhuis MK, van Baar ME, van Zuijlen PP, et al. Clinical effectiveness of dermal substitution in burns by topical negative pressure: a multicenter randomized controlled trial. Wound Repair Regen. 2012;20(6):797–805.

95. Eisenhardt SU, Schmidt Y, Thiele JR, Iblher N, Penna V, Torio-Padron N, et al. Negative pressure wound therapy reduces the ischaemia/reperfusion-associated inflammatory response in free muscle flaps. J Plast Reconstr Aesthet Surg. 2012;65(5):640–9.

96. Daya M, Nair V. Traction-assisted dermatogenesis by serial intermittent skin tape application. Plast Reconstr Surg. 2008;122(4):1047–54.

第 2 章

烧伤创面的愈合和瘢痕形成的病理生理学

Haig A. Yenikomshian, Nicole S. Gibran

2.1 烧伤深度的评估

烧伤是由多种热源性和非热源性因素(例如,火、液体、冷冻、电击、辐射等)所导致的组织损伤。医务人员对患者进行施救、计算营养需求以及制订治疗方案时,有必要评估患者烧伤深度和烧伤面积。1832年,Baron Guillaume Dupuytren 将烧伤深度定义为6个分度[1]:一度烧伤表现为不伴有水疱的皮肤局部红斑样改变;二度烧伤表现为表皮的缺失并伴有皮肤小水疱的出现;三度烧伤波及整个真皮层;四度烧伤达皮下组织层;五度烧伤为肌肉层的损伤;六度烧伤为骨组织的损伤。在之后的《国际疾病分类》(简称"ICD")中,将上述分度简化为3个[2]。在ICD的分度标准中,一级烧伤同Dupuytren的一度烧伤标准,为皮肤红斑;二级烧伤同Dupuytren的二度烧伤标准,为涉及真皮层的部分损伤;三级烧伤为真皮全层伴有或不伴有皮下组织的烧伤,即Dupuytren的三度至六度烧伤标准的整合。

Jackson 按部位距离损伤中心点的远近不同,将损伤部位分为3个区域[3]。距离最远的区域损伤最小,表现为局部血管的扩张、充血和炎性反应,该区域的表现相当于一度烧伤,也是最易愈合的区域[4]。中间的区域是缺血区,组织存在部分血流灌注,具有一定的活性和愈合能力,但仍取决于患者的全身情况,例如,是否能够获得及时充分的治疗、是否合并感染或其他并发症等。中间区域的皮肤颜色可以由于压力的作用而发白,也可伴有红斑[4],表现等同于二度烧伤,可转归为愈合,亦可因细胞凋亡、氧化应激等作用导致皮肤全层坏死[5]。中心区域是直接暴露于热损伤的区域,损伤程度可达三度至六度烧伤不等,该区域组织蛋白变性、组织坏死,一般情况下无愈合再生

能力,需要手术干预治疗。

2.2 创面愈合的时期

烧伤愈合的研究较手术创伤或外伤愈合相比仍十分有限,但上述损伤在愈合过程方面也存在一定的相似性[6]。烧伤愈合的每个时期都涉及细胞的迁移,其中细胞因子、生长因子、整合素,以及金属蛋白酶的复杂效应和相互间的平衡起到了重要作用[7]。凝血级联反应的激活是愈合初期阶段的重要表现[8]。该反应由组织因子激活,诱导纤维蛋白原裂解成纤维蛋白并形成血栓。与此同时,由儿茶酚胺介导的血管收缩可以进一步促进血小板聚集,帮助创面止血。其后,血管的舒张作用有利于炎性细胞渗入创面[9]。细胞的迁移正是通过生长因子、整合素、金属蛋白酶这3个主要角色的复杂作用而实现的[10]。

炎性反应期中,炎性细胞(包括中性粒细胞、巨噬细胞和成纤维细胞)迁移至创面并分泌细胞因子,正反馈作用进一步促进炎性细胞的聚集。早期以中性粒细胞聚集为主,伤后的第3天,巨噬细胞数量开始占据主导[11]。巨噬细胞可以释放多种细胞因子,包括血小板源性生长因子(PDGF)、胰岛素样生长因子(IGF-1)和转化生长因子β(TGF-β)[12]。目前,巨噬细胞分为两个亚型,即M1型巨噬细胞和M2型巨噬细胞。M1型巨噬细胞主要参与初级防御,而M2型巨噬细胞主要参与创面愈合[13]。中性粒细胞也可释放多种细胞因子(例如,VEGF等)来促进创面的血管生成[14]。

表皮的再生出现在创面愈合的增殖阶段。来源于基底层,以及皮肤附属物(包括毛囊和汗管)的角质形成细胞是表皮的主要组成成分。真皮部分损伤的创面中,角质形成细胞从创面边缘,以及残余毛囊、汗腺、皮

脂腺等部位增殖并向创面中心迁移；真皮全层损伤仅依赖于创面边缘角质形成细胞的增殖和迁移[15]。从机械应力角度上来说，角质形成细胞的迁移是通过桥粒和半桥粒的解体，以及胞内微丝的收缩和重塑来实现的[16]。位于创面基底的角质形成细胞逐渐向创面浅层迁移，并最终分化为没有细胞核和细胞器的细胞体，成为机体的角质保护屏障[17]。纵观创面愈合的整个过程，角质形成细胞和成纤维细胞的联合作用始终贯穿其中[18]。表皮基底膜区和成纤维细胞的缺陷性重组可能是导致完全上皮化创面（例如，供区和愈合后的移植皮肤）容易出现水疱的主要原因[19]。

在增殖期中，成纤维细胞是创面间充质成分的主要细胞。成纤维细胞可以合成胶原蛋白和其他糖胺聚糖分子并诱导急性创面组织结构向瘢痕外基质结构进行转化[20]。在这一过程中，成纤维细胞、炎性细胞和血管内皮细胞组成血管丰富的肉芽组织并促进细胞外基质的形成。炎性细胞分泌的 VEGF、TGF-β，以及血管生成素等因子可以促进血管的生成和植入[21]。新鲜的肉芽组织中，往往炎性细胞、细菌数量及金属蛋白酶含量较高，因此，在进行创面修复前应当考虑刮除这些肉芽组织。有研究表明，代谢旺盛的肉芽创面也可能是增生性瘢痕形成的条件[22,23]。

创面的重塑期往往需要数年的时间，这取决于局部组织的损伤程度[24]。成纤维细胞在这一过程中获得平滑肌样细胞的表型，成为肌成纤维细胞[25,26]，并将 I 型胶原逐渐替换为 III 型胶原[9]。在这种重塑作用下，创面的肉芽组织逐渐被瘢痕所取代，细胞外基质的调节作用进而导致了创面的挛缩[27]。但是，这一过程中组织的抗张强度也仅为伤前的 70% 左右[28]。

骨髓间充质干细胞和脂肪间充质干细胞在创面愈合中具有广泛前景[29]。骨髓间充质干细胞是一种多能干细胞，可以转化为不同的组织类型，例如，皮肤、脂肪和骨组织[30]。在小鼠模型中注射骨髓间充质干细胞可以促进血管生成因子的表达[31]。脂肪间充质干细胞也可激活角质形成细胞和成纤维细胞[32]。上述细胞有望应用于创面愈合，但仍需研究以进一步证实。

2.3　增生性瘢痕的病理生理学

烧伤的并发症往往比烧伤本身更加棘手。增生性瘢痕是烧伤最为常见的并发症。图 2.1 示左侧上肢和躯干的增生性瘢痕。在过去的 40 年中，人们对增生性瘢痕的病理生理学了解甚少，因此，这也是一个备受关

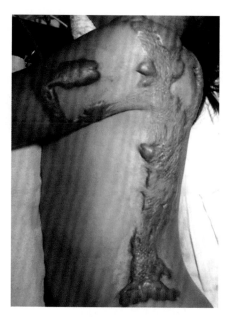

图2.1　左侧上肢和躯干的增生性瘢痕。

注的领域。增生性瘢痕和瘢痕疙瘩都是创面愈合过程中纤维组织过度增生的异常反应，在临床较难鉴别。增生性瘢痕并不跨越创面边缘生长，而瘢痕疙瘩具有浸润性生长的特性[33]。在组织学中，瘢痕疙瘩组织具有肥厚的嗜酸性胶原束，而增生性瘢痕没有，然而，临床上很多瘢痕具有混合型的组织学表现[34]。烧伤或供区创面愈合后所形成的瘢痕大多为增生性瘢痕。

客观地评价增生性瘢痕的严重程度十分必要[35]。目前常用的量表包括"温哥华瘢痕评价量表（VSS）"及"患者和观察者瘢痕观察量表（POSAS）"，它们都能够结合主观和客观来评价瘢痕的状态[36]。虽然上述量表在临床中广泛使用，但是如何通过量表定义增生性瘢痕仍然较为困难[37,38]。

2.4　瘢痕的病理生理学

成纤维细胞是参与胶原沉积和瘢痕重塑的主要细胞，但是在个体的不同部位之间也存在一定的差异[39]。在面对损伤的过程中，真皮深层的成纤维细胞较真皮浅层的成纤维细胞能够释放更多的 IL-6 和 IFN-γ[40]。在创面愈合早期的肉芽组织中就可以见到这些深层成纤维细胞的踪影[41]。角质形成细胞可以调节真皮成纤维细胞的作用，但是在创面愈合的过程中，随着表皮的缺失及炎性因子的高表达，这种调节作用也就消失了[18]。炎性反应越严重，成纤维细胞的反应就会越强烈，增生性瘢痕的出现风险也就越高[42]。

成纤维细胞的激活因子 TGF-β 也是增生性瘢痕

的重要细胞因子[43]。增生性瘢痕中 TGF-β mRNA 的表达量显著升高，而婴儿的无瘢痕愈合过程中表达量却极低[44]。TGF-β 可以调节细胞外基质中蛋白多糖的含量，增生性瘢痕中核心蛋白聚糖的含量很少，而多能聚糖和二聚糖的含量很高[45]。其他抑制性信号通路功能的改变可能导致 TGF-β 过量表达。IFN-α 和 IFN-β 可以通过降低 mRNA 的表达来降低 TGF-β 的含量，而该途径的异常也是增生性瘢痕形成的原因之一[44]。

　　神经的调节作用也是一个有待研究的领域。神经肽对创面愈合过程中炎性细胞和角质形成细胞的迁移、血管生成，以及肥大细胞脱颗粒等细胞过程也有重要的影响。在急性创面中，P 物质的释放可以诱导炎性反应和介导血管生成[46]。P 物质含量过低可以导致慢性创面及伤口不愈合，而 P 物质含量过高则导致高炎性反应和增生性瘢痕[47]。在愈合过程中，异常的神经调节作用可表现为神经病理性疼痛和瘙痒。约 75% 的患者在创面愈合的数月内报告神经病理性疼痛，另有患者在创面愈合 10 余年仍报告瘙痒[48,49]。有些研究指出，烧伤后瘙痒的发生率为 100%[50]。上述情况的发生机制尚不明确，但有学者提出，瘙痒的发生机制可能是多因素的。有研究认为，这一过程是瘙痒感觉传输途径中 C 纤维过度兴奋引起的[51]。组织损伤后，导致了组胺和黄嘌呤氧化酶的浓度增加，局部释放 P 物质和其他细胞因子[52]，当上述因子与 C 纤维受体结合时，会激活 C 纤维传感而激发瘙痒感觉，但是其机制方面仍需要进一步的研究证实。目前，有研究表明加巴喷丁可改善症状，但仍需多中心研究以进一步明确其有效性[53]。

　　机械感受器在创面愈合过程中同样起到了重要的作用[54]。机械敏感离子通道及感觉神经纤维受到刺激，引起感觉神经元的激活和神经肽的释放，从而调节免疫细胞的功能和细胞因子的产生。神经肽的释放促进了 TGF-β 的表达，进而促进了增生性瘢痕的产生[55]。机械感受器的作用解释了为什么在前胸、肩部这些易受张力影响的部位更容易形成增生性瘢痕和瘢痕疙瘩[56]。因此，也有学者提出通过施加反向张力来减轻和软化瘢痕[57]。

2.5　增生性瘢痕的动物模型

　　我们可以通过增生性瘢痕的动物模型进一步加深对它的认识。兔耳模型已经应用于增生性瘢痕的研究，且发现烧伤深度与增生性瘢痕存在正相关关系[58]。

另外，雌性红杜洛克猪的动物模型也被广泛认可。该模型最早于 1972 年首次报道，主要用于构建肥厚型增生性瘢痕[59,60]。相反，同种的约克夏猪由于胶原成分含量低和低表达的 TGF-β1 因子等原因，并不能够很好地建立增生性瘢痕模型[61]。杜洛克猪也是用来研究烧伤创面愈合的优质动物[62,63]。

2.6　增生性瘢痕的遗传变异性

　　有研究表明，基因成分也参与了人类增生性瘢痕的发生与发展，并提出儿童、青年人群，以及深肤色人群有较高的概率出现增生性瘢痕，但是对其原因的研究仍较为空缺[64]。以种属为例，美洲原住民和韩国人有较高的概率在伤后出现增生性瘢痕[65]。免疫细胞和肌成纤维细胞的活性可能具有一定的作用[66]。在基因组的分析中表明 CSMD1 基因对增生性瘢痕的生成具有抑制作用[67]。然而，该基因在创面愈合中的作用还有待明确，或许可以作为未来治疗增生性瘢痕的靶向基因加以研究。

2.7　瘢痕挛缩

　　瘢痕挛缩也是烧伤愈合后的另一个主要并发症。虽然，挛缩是创面愈合过程中的正常生理过程，但是过度的挛缩可致约 1/3 患者出现严重的肢体功能障碍[68]。临床最为常见的挛缩部位是肩部/腋窝，尽管进行积极治疗，但仍存在不同程度的活动受限[68]。图 2.2 示颈肩部的增生性瘢痕。在儿童人群中，肩部同样是最常见的挛缩部位，约 25% 的患儿在伤后会出现不同程度的挛缩情况[69]。

　　异位骨化发生率虽低但处理棘手。异位骨化是创

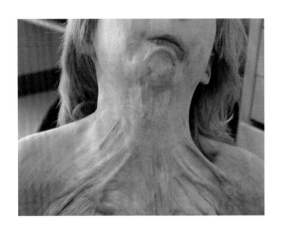

图 2.2　颈肩部瘢痕挛缩（延伸至下臀部）。

伤、髋关节手术和脊髓损伤后板层骨的异位生成[70]。约5%的烧伤患者会出现异位骨化，肘部是最常见的发病部位[71]。目前来说，手术切除病变部位的异位骨组织仍然是晚期异位骨化的最佳选择，其他治疗方式如放疗、双磷酸盐治疗等仅作为辅助手段[72]。异位骨化的病理生理机制尚不明确，有学说认为可能是骨形成蛋白和胰岛素样生长因子-1信号通路的改变所致[73,74]。异位骨化同样严重影响患者的生活质量，在男性和青年人群的发病率较高[73]。

2.8　色素沉着

烧伤愈合后的异常色素沉着会在患者体表遗留明显的色差，易导致患者（特别是有色人种）白卑情绪和社会孤立[75]。创面愈合后的色素沉着/缺失的机制同样尚不明确。图2.3示同一患者体表的色素沉着和色素缺失。热损伤后，黑素细胞会从创面边缘和皮肤附属物中增殖和迁移，产生黑色素并呈递给邻近的角质形成细胞[76]。这一过程中，角质形成细胞衍生的旁分泌因子和真皮成纤维细胞共同调节黑素细胞的功能[77]。有研究表明，成纤维细胞对黑素细胞的调节作用有明显的异质性，以此解释色素沉着的变异效应[78]。然而，目前对于色素沉着的治疗方式却较为有限[79]。

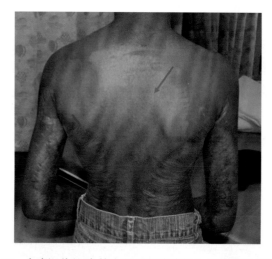

图2.3　色素沉着（红色箭头所示）和色素缺失（蓝色箭头所示）。

2.9　马乔林溃疡

烧伤瘢痕最臭名昭著的并发症是马乔林溃疡。这种广为人知但罕见的慢性烧伤创面并发症表现为愈合烧伤瘢痕中的鳞状细胞癌[80]。由于慢性炎症的存在，瘢痕可以再次出现经久不愈的溃疡[81]，进而演变为马乔林溃疡。对于这种侵袭性的皮肤恶性肿瘤，治疗方法在业内还存在很多争议。目前的治疗方式主要是手术切除。恶性程度级别低的肿瘤若存在可触及的体表淋巴结，需要进行淋巴结清扫；而恶性程度级别高的肿瘤应常规进行淋巴结清扫[82,83]。

2.10　社会心理方面的治疗

烧伤后患者社会心理层面的治疗越来越受到医务人员的重视。存在精神疾病病史的患者在躯体康复后仍很难重新融入社会生活。烧伤后的体表外观可能与不良的社会心理状况不存在直接的联系。有两项儿童烧伤研究表明，烧伤患儿与对照组儿童的社会心理状态没有显著性差异，但是该结果可能仅限于特定的人群[84,85]。除此之外，家长们可能也低估了儿童烧伤后所经历的内心创伤[86]。评估患者社会心理状况较为困难，一项关于女性患者烧伤后1年状况的研究在评估的过程中发现，患者并不愿意讲述自己的感受和恢复情况[87]。关于烧伤及烧伤后患者社会心理方面的治疗仍需学者们进一步的研究[88]。

2.11　结论

近50年，医疗技术的进步使得烧伤死亡率显著下降，而烧伤愈合的长期过程及后续的社会心理治疗却成了下一个亟待解决的问题。现如今，创面上皮化并不意味着机体已经完成了"愈合"的任务。几十年来，功能的恢复、局部的外观，以及伴随的不适症状一直是困扰患者的难题，而充分了解皮肤对烧伤的连锁反应才是预防这些慢性并发症的关键所在。相比较急性创伤性的诊断，我们更应该将烧伤定义为一种慢性疾病。医务人员应当意识到这一点并能够及时给患者施加干预性治疗。

（张明子　俞楠泽　译　曾瑜　审校）

参考文献

1. Dupuytren G, Doane AS. Clinical lectures on surgery: delivered at Hotel Dieu. Boston: Carter, Hendee; 1832.
2. Center for Disease Control. Release of ICD-10-CM https://www.cdc.gov/nchs/icd/icd10cm.htm#FY%202018%20release%20of%20ICD-10-CM (2018).
3. Jackson D. The diagnosis of depth of burning. J Br Surg. 1953;40:588–96.
4. Jackson D. Second thoughts on the burn wound. J Trauma. 1969;9:839–62.
5. Rowan MP, Cancio LC, Elster EA, et al. Burn wound healing and treatment: review and advancements. Crit Care. 2015;19:243–55.
6. Tiwari VK. Burn wound: how it differs from other wounds? Indian J Plast Surg. 2012;45:364–73.
7. Santoro MM, Gaudino G. Cellular and molecular facets of keratinocyte reepithelization during wound healing. Exp Cell Res. 2005;304:274–86.
8. Zhu Z, Ding J, Shankowsky HA, et al. The molecular mechanism of hypertrophic scar. J Cell Commun Signal. 2013;7:239–52.
9. Gurtner GC, Werner S, Barrandon Y, et al. Wound repair and regeneration. Nature. 2008;453:314–21.
10. Santoro MM, Gaudino G. Cellular and molecular facets of keratinocyte reepithelization during wound healing. Exp Cell Res. 2005;30:274–86.
11. Leibovich SJ, Ross R. The role of the macrophage in wound repair. Am J Pathol. 1975;78:71–95.
12. Ladak A, Tredget EE. Pathophysiology and management of the burn scar. Clin Plast Surg. 2009;36:661–74.
13. Mills CD, Ley K. M1 and M2 macrophages: the chicken and the egg of immunity. J Innate Immun. 2014;6:716–26.
14. Tacchio C, Cassatella MA. Neutrophil-derived cytokines involved in physiological and pathological angiogenesis. Chem Immunol Allergy. 2014;99:123–37.
15. Levy V, Lindon C, Zheng Y, et al. Epidermal stem clels arise from the hair follicle after wounding. FASEB J. 2007;21:1358–66.
16. Martin P. Wound healing: aiming for perfect skin regeneration. Science. 1997;276:75–81.
17. Koster MI. Making an epidermis. Ann N Y Acad Sci. 2009;1170:7–10.
18. Garner WL. Epidermal regulation of dermal fibroblast activity. Plast Reconstr Surg. 1996;102:135–9.
19. Chetty BV, Boissey RE, Warden GD, et al. Basement membrane and fibroblast aberration in blisters at the donor, graft, and spontaneously healed sites in patients with burns. Arch Dermatol. 1992;125:181–6.
20. Sarrazy V, Billet F, Micallef L, et al. Mechanisms of pathological scarring: role of myofibroblasts and current developments. Wound Repair Regen. 2011;19(Suppl):s10–5.
21. Tonnesen MG, Feng X, Clark RA. Angiogenesis in wound healing. J Investig Dermatol Symp Proc. 2000;5:40–6.
22. Hollander DA, Erli HJ, Theisen A, Falk S, Kreck T, Muller S. Standardized qualitative evaluation of scar tissue properties in an animal wound healing model. Wound Repair Regen. 2003;4:150–7.
23. Kischer CW. The microvessels in hypertrophic scars, keloids and related lesions: a review. J Submicrosc Cytol Pathol. 1992;24:281–96.
24. Travis TE, Mino MJ, Moffatt LT, et al. Biphasic presence of fibrocytes in a porcine hypertrophic scar model. J Burn Care Res. 2015;36:e125–35.
25. Ehrlich HP. Wound closure: evidence of cooperation between fibroblasts and collagen matrix. Eye. 1988;2:149–57.
26. Gabbiani G. The myofibroblast in wound healing and fibrocontractive diseases. J Pathol. 2003;200:500–3.
27. Baum J, Duffy HS. Fibroblasts and myofibroblasts: what are we talking about? J Cardiovasc Pharmacol. 2011;57:37–379.
28. Levenson SM, Geever EF, Crowley LV, et al. Healing of rat skin wounds. Ann Surg. 1965;161:293–308.
29. Hocking AM, Gibran NS. Mesenchymal stem cells: paracrine signaling and differentiation during cutaneous wound repair. Exp Cell Res. 2010;316:2213–9.
30. Nambu M, Kishimoto S, Nakamura S, et al. Accelerated wound healing in healing-impaired db/db mice by autologous adipose tissue-derived stromal cells combined with atelocollagen matrix. Ann Plast Surg. 2009;62:317–21.
31. Wu Y, Chen L, Scott PG, et al. Mesenchymal stem cells enhance wound healing through differentiation and angiogenesis. Stem Cells. 2007;25:2648–59.
32. Lee SH, Jin SY, Song JS, et al. Paracrine effects of adipose derived stem cells on keratinocytes and dermal fibroblasts. Ann Dermatol. 2012;24:136–43.
33. Mustoe TA, Cooter RD, Gold MH, et al. International clinical recommendations on scar management. Plast Reconstr Surg. 2002;110:560–71.
34. Ogawa R. The most current algorithms for the treatment and prevention of hyperrophic scars and keloids. Plast Reconstr Surg. 2010;125:557–68.
35. Tyack Z, Simons M, Spinks A, et al. A systematic review of the quality of burn scar rating scales for clinical and research use. Burns. 2012;38:6–18.
36. Tyack Z, Wasiak J, Spinks A, et al. A guide to choosing a burn scar rating scale for clinical or research use. Burns. 2013;39:1341–50.
37. Thompson CM, Sood RF, Honari S, et al. What score on the Vancouver scar scale constitutes a hypertrophic scar? Results from a survey of North American burn care providers. Burns. 2015;41:1442–8.
38. Lumenta DB, Siepmann E, Kamolz LP, et al. Internet-based survey on current practice for evaluation, prevention, and treatment of scars, hypertrophic scars, and keloids. Wound Repair Regen. 2014;22:483–91.
39. Rinkevich R, Walmsley GG, Hu MS, et al. Science. 2015;348:aaa2151.
40. Kwan PO, Tredget EE. Biological principles of scar and contracture. Hand Clin. 2017;33:277–92.
41. Kischer CW, Pindur J, Krasovith P, et al. Characteristics of granulation tissue which promote hypertrophic scarring. Scanning Microsc. 1990;4:877–87.
42. Ogawa R. Keloid and hypertrophic scars are the results of chronic inflammation in the reticular dermis. Int J Mol Sci. 2017;18:606–16.
43. Honardoust D, Varkey M, Marcoux Y, et al. Reduced decorin, fibromodulin, and transforming growth factor: B3 in deep dermis leads to hypertrophic scarring. J Burn Care Res. 2012;33:218–27.
44. Tredget EE, Wang R, Shen Q, et al. Transforming growth factor-beta mRNA and protein in hypertrophic scar tissues and fibroblasts: antagonism by IFN-alpha and IFN-gamma in vitro and in vivo. J Interferon Cytokine Res. 2000;20:143–52.
45. Scott PG, Dodd CM, Tredget EE, et al. Immunohistochemical localization of the proteoglycan decorin, biglycan, and versican and transforming growth factor-beta in human post-burn hypertrophic and mature scars. Histopathology. 1995;26:423–31.
46. Scott JR, Muangman PR, Tamura RN, et al. Substance P levels and neutral endopeptidase activity in acute burn wounds and hypertrophic scar. Plast Reconstr Surg. 2005;115:1095–102.
47. Scott JR, Muangman P, Gibran NS. Making sense of hypertrophic scar: a role for nerves. Wound Repair Regen. 2007;15:S27–31.
48. Malenfont A, Forget R, Papillon J, et al. Prevalence and characteristics of chronic sensory problems in burn patients. Pain. 1996;67:493–500.
49. Carrougher GJ, Martinez EM, McMullen KS, et al. Pruritus in adult burn survivors: postburn prevalence and risk factors associated with increased intensity. J Burn Care Res. 2013;34(1):94–101.
50. Ahuja RB, Gupta R, Gupta G, et al. A comparative analysis of cetirizine, gabapentin and their combination in the relief of post-burn pruritus. Burns. 2011;37:203–7.
51. Brooks JP, Malic CC, Judkins KC. Scratching the surface—managing the itch associated with burns: a review of current knowledge.

Burns. 2008;34:751–60.

52. Shimizu S, Tanaka H, Sakaki S, et al. Burn depth affects dermal interstitial fluid pressure, free radical production, and serum histamine levels in rats. J Trauma. 2003;54:683–7.

53. Schneider JC, Harris NL, El Shami A, et al. A descriptive review of neuropathic-like pain after Burn injury. J Burn Care Res. 2006;27:524–8.

54. Yagmur C, Guneren E, Kefeli M, et al. The effect of surgical denervation on prevention of excessive dermal scarring: a study on rabbit ear hypertrophic scar model. J Plast Reconstr Aesthet Surg. 2011;64:1359–65.

55. Ogawa R. Mechanobiology of scarring. Wound Repair Regen. 2011;19(Suppl 1):s2–9.

56. Ogawa R, Okai K, Tokumura F, et al. The relationship between skin stretching/contraction and pathologic scarring: the important role of mechanical forces in keloid generation. Wound Repair Regen. 2012;20:149–57.

57. Kim JY, Willard JJ, Supp DM, et al. Burn scar biomechanics following pressure garment therapy. Plast Reconstr Surg. 2015;136:572–81.

58. Friedrich EE, Niknam-Bienia S, Xie P, et al. Thermal injury model in the rabbit ear with quantifiable burn progression and hypertrophic scar. Wound Repair Regen. 2017;25:327–37.

59. Silverstein, et al. Hypertrophic scarring etiology and control of disabling complications in burned soldiers. Ann Res Progr Rep (US Army Institute of Surgical Research). 1972;37:1–5.

60. Zhu KQ, Carrougher GJ, Gibran NS, et al. Review of the female Duroc/Yorkshire pig model of human fibroproliferative scarring. Wound Repair Regen. 2007;15(Suppl 1):S32–9.

61. Sood RF, Muffley LA, Seaton ME, et al. Dermal fibroblasts from the red Duroc pig have an inherently fibrogenic phenotype: an in vitro model of fibroproliferative scarring. Plast Reconstr Surg. 2015;136:990–1000.

62. Seaton M, Hocking A, Gibran NS. Porcine models of cutaneous wound healing. ILAR J. 2015;56:127–38.

63. Hollander DA, Erli HJ, Theisen A, et al. Standardized qualitative evaluation of scar tissue properties in an animal wound healing model. Wound Repair Regen. 2003;11:150–7.

64. Engrav LE, Garner WL, Tredget EE. Hypertrophic scar, wound contraction, and hyper-hypopigmentaiton. J Burn Care Res. 2007;28:593–7.

65. Thompson CM, Hocking AM, Honari S, et al. Genetic risk factors for hypertrophic scar development. J Burn Care Res. 2013;34:477–82.

66. Santucci M, Borgogni L, Reali UM, et al. Keloids and Hypertrophic scars of caucasians show distinctive morphologic and immunophenotypic profiles. Virchows Arch. 2001;438:457–63.

67. Sood RF, Hocking AM, Muffley LA, et al. Genome-wide association study of postburn scarring indentifies a novel protective variant. Ann Surg. 2015;262:563–39.

68. Goverman J, Mathews K, Goldstein R, et al. Adult contractures in burn injury: a burn model system national database study. J Burn Care Res. 2017;38:e328–36.

69. Goverman J, Mathews K, Goldstein R, et al. Pediatric contractures in burn injury: a burn model system national database study. J Burn Care Res. 2017;38:e192–9.

70. Levi B, Jayakumar P, Giladi A, et al. Risk factors for the devel-opment of heterotopic ossification in seriously burned adults: a national institute on disability, independent living and rehabilitation research burn model system database analysis. J Trauma Acute Care Surg. 2015;79:870–6.

71. Orchard GR, Paratz JD, Blot S, et al. Risk factors in hospitalized patients with burn injuries for developing heterotopic ossification—a retrospective analysis. J Burn Care Res. 2015;36:465–70.

72. Schneider JC, Simko LC, Goldstein R, et al. Predicting heterotopic ossficaition early after burn injuries. A risk scoring system. Ann Surg. 2017;266:179–84.

73. Peterson JR, Eboda ON, Brownley RC, et al. Effects of aging on osteogenic response and heterotopic ossification following burn injury in mice. Stem Cells Dev. 2015;24:205–13.

74. Ranganathan K, Peterson J, Agarwal S, et al. Role of gender in burn-induced heterotopic ossification and mesenchymal cell osteogenic differentiation. Plast Reconstr Surg. 2015;135:1631–41.

75. Holavanahali RK, Helm PA, Kowalske KG. Long-term outcomes in patients surviving large burns: the skin. J Burn Care Res. 2010;31:631–9.

76. Chadwick SL, Yip C, Ferguson MW, et al. Repigmentation of cutaneous scars depends on original wound type. J Anat. 2013;223(1):74–82.

77. Park HY, Kosmadaki M, Yaar M, et al. Cellular mechanisms regulating human melanogenesis. Cell Mol Life Sci. 2009;66:1493–506.

78. Sirimahachaiyakul P, Sood RF, Muffley LA, et al. Race does not predict melanocyte heterogenous responses to dermal fibroblast-derived mediators. PLoS One. 2015;10:e0139135.

79. Greenhalgh DG. A primer on pigmentation. J Burn Care Res. 2015;36:247–57.

80. Shen R, Zhang J, Zhang F, et al. Clinical characteristics and therapeutic analysis of 51 patients with Marjolin's ulcers. Exp Ther Med. 2015;10:1364–74.

81. Bozkurt M, Kapi E, Kuvat SV, et al. Current concepts in the management of Marjolin's ulcers: outcomes from a standardized treatment protocol in 16 cases. J Burn Care Res. 2010;31:776–80.

82. Fleming MD, Hunt JL, Purdue GF, et al. Marjolin's ulcer: a review and reevaluation of a difficult problem. J Burn Care Rehabil. 1990;11:460–9.

83. Yanofsky VR, Mercer SE, Phelps RG. Histopathological variants of cutaneous squamous cell carcinoma: a review. J Skin Cancer. 2011;2011:210813.

84. Lawrence JW, Rosenberg LE, Fauerbach JA. Comparing the body esteem of pediatric survivors of burn injury with the body esteem of an age-matched comparison group without burns. Rehabil Psychol. 2007;52:370–9.

85. Pope SJ, Solomons WR, Done DJ, et al. Body image, mood and quality of life in young burn survivors. Burns. 2007;33:747–55.

86. Lawrence JW, Rosenberg L, Mason S, et al. Comparing parent and child perceptions of stigmatizing behavior experience by children with burn scars. Body Image. 2011;8:70–3.

87. Hunter TA, Medved MI, Hiebert-Murphy D, et al. Put on your face to face the world: women's narratives of burn injury. Burns. 2013;39:1588–98.

88. Lawrence JW, Mason ST, Schomer K, et al. Epidemiology and impact of scarring after burn injury: a systematic review of the literature. J Burn Care Res. 2012;33:136–46.

第 3 章

增生性瘢痕形成的细胞和分子机制

Antoinette T. Nguyen, Jie Ding, Edward E. Tredget

3.1 引言

皮肤是人体最大的器官,它能保护内部器官不受外部环境的影响。因此,必须有一种有效的方法来修复损伤后的皮肤。伤口愈合和瘢痕形成是一个受时间和空间调控的动态过程。出生前和出生后的口腔黏膜伤口可无瘢痕愈合,而出生后除了表皮和真皮浅层的损伤外,深及真皮深层及以上的损伤均会形成瘢痕[1,2]。因此,对皮肤修复能力的研究正在逐步深入,以揭示伤口愈合和瘢痕形成的细胞和分子机制。伤口愈合分为 4 个阶段,涉及多种成分的相互作用,包括细胞外基质(如胶原蛋白、弹性蛋白和蛋白聚糖)、血源性细胞(如单核细胞、T 淋巴细胞和纤维细胞)、皮肤细胞(如角质细胞、内皮细胞和成纤维细胞)和在组织内环境中发现的信号分子(如细胞因子、趋化因子、生长因子和微小 RNA)。创面异常愈合导致的病理性瘢痕,如增生性瘢痕和瘢痕疙瘩(图 3.1),均被认为是真皮纤维增生性疾病[3]。

3.2 伤口愈合和瘢痕形成

伤口愈合分 4 个阶段:止血、炎症、增殖和重塑。在表皮和真皮层受伤后,血小板和内皮细胞被激活,从而触发凝血级联反应,防止进一步的血液流失。在此期间,一种临时基质——纤维蛋白凝块形成,并作为细胞迁移的支架。之后发生血管收缩、血小板释放一系列因子(包括细胞因子、趋化因子和生长因子),这些因子将炎症细胞(如中性粒细胞和单核细胞)募集到损伤部位。因此,伤口愈合的初始阶段是在受伤后数小时内完成的[4,5]。

多形核细胞(中性粒细胞)的出现标志着从止血期到炎症期的转变,这些细胞可在损伤后的 2~5 天被发现[5]。中性粒细胞、肥大细胞和单核细胞释放促炎介质,以确保所有异物被破坏和细胞碎片被清除。中性粒细胞随后发生凋亡,然后被促炎巨噬细胞吞噬。这些促炎 M1 巨噬细胞由被化学吸引到伤口的循环单核细胞分化而来,之后被信号分化为抗炎 M2 巨噬细胞,从而导致炎症期向增殖期的转变[6]。

增殖阶段以肉芽组织的形成为特征,肉芽组织随后取代临时基质。在伤口愈合的这一阶段,通过激活血管内皮生长因子(VEGF)等多种生长因子,也会发生血管生成[5,7]。抗炎巨噬细胞分泌趋化因子、细胞因子和生长因子来刺激细胞增殖、迁移、黏附和分化。毛囊和皮脂腺附件结构周围的角质细胞和上皮干细胞,以及表皮的基底层进行再上皮化[8]。肉芽组织形成是增殖阶段的最后一个事件,主要由成纤维细胞和其他类型的细胞组成。成纤维细胞是导致胶原和其他细胞外基质成分沉积的主要原因。

最后阶段是重塑,可能会持续几个月到几年。在这一阶段,Ⅲ型胶原到Ⅰ型胶原比例的适度增加被缓慢逆转,因为Ⅰ型胶原是成熟瘢痕的主要亚型。然后在肌成纤维细胞的作用下出现伤口收缩。成熟的瘢痕平坦、色素减退、没有皮肤附属器(如皮脂腺和毛囊)。随着损伤深度深入真皮组织,瘢痕开始形成。实验中,用夹具在人体臀部外侧制造创伤,伤口的深度从皮肤表层到深层不断增加。当切割深度为 (0.56±0.03)mm 时,会形成瘢痕(图 3.2)[9-11],新形成的瘢痕组织不同于原始形态的组织,瘢痕表面新形成的表皮层不能像正常皮肤那样有效地抵御紫外线辐射,且真皮的抗拉强度也降低了。

3.3 增生性瘢痕和瘢痕疙瘩

胎儿和浅表皮肤伤口可无瘢痕而愈合,意味着再生,而增生性瘢痕和瘢痕疙瘩代表深度皮肤损伤后非再生性伤口愈合(图 3.3)[12]。伤口愈合过程中的正常细胞和分子的破坏可以导致细胞外基质成分的过度沉积和降解减少,特别是胶原组织[12]。增生性瘢痕和瘢痕疙瘩都是纤维化的疾病,表现为皮肤厚度增加、细胞增生、无序胶原过度沉积和血管增生。尽管两者相似,但增生性瘢痕表现为红斑、凸起、局限于它们的边界不外扩,并可随着时间的推移而消退。瘢痕疙瘩虽看起来类似,但可延伸到原始伤口边界之外,一般不自行消退,而且往往更严重。增生性瘢痕可由深部撕裂伤、手术和烧伤引起。而瘢痕疙瘩可由严重或轻微的皮肤创伤引起,伴有较强但尚不明确的遗传倾向。α-平滑肌肌动蛋白(α-SMA)阳性染色结果显示,增生性瘢痕可能会通过高密度肌成纤维细胞作用而导致挛缩,这是瘢痕疙瘩所不具有的特征[5]。病理性瘢痕可由长时间的炎症、伤口延迟愈合和感染引起[13]。

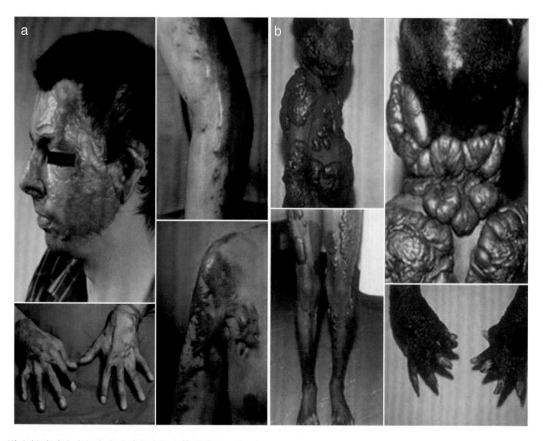

图3.1 增生性瘢痕(a)和瘢痕疙瘩(b)的大体形态[3]。(With permission to reuse, images obtained from Tredget et al. Dec 2014)

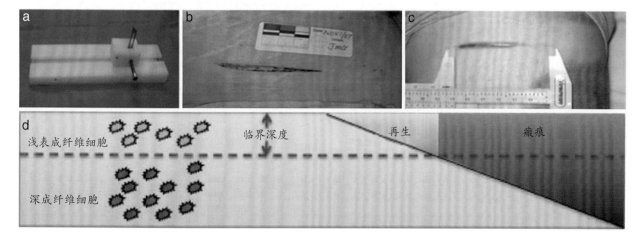

图3.2 夹具(a)用于制造逐步增加深度的伤口(b,c),伤口愈合的表面端无瘢痕,并在较深端有瘢痕[10]。作者认为一旦皮肤损伤超过临界深度,就会形成增生性瘢痕(d)[11]。(With permission to reuse, images obtained from Honardoust et al. 2012 and Kwan et al. 2009)

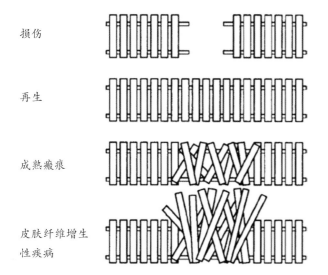

图 3.3　以再生和置换为基础的伤口愈合后的创伤说明。基于再生的伤口愈合导致无瘢痕的伤口愈合。基于置换的伤口愈合包括替换失去的结构、成熟的和病理性的瘢痕的形成。(With permission to reuse, image obtained from Tredget EE. 1999)

3.4　病理性瘢痕的细胞和分子机制

与病理性瘢痕形成相关的明确的全身和局部的细胞、分子机制尚不完全清楚(图 3.4)[14]。一些已知因素可以影响瘢痕形成的结果,如种族、遗传、年龄、合并疾病和损伤深度。因此,一些研究正在深入探索可以阐明与瘢痕形成有关的细胞和分子机制。

3.4.1　细胞外基质

在正常组织中,细胞外基质位于细胞较少的真皮层,保证结构完整性和促进细胞信号传导。其结构成分包括胶原蛋白、弹力纤维和糖胺聚糖。真皮的细胞成分包括成纤维细胞、肌成纤维细胞和内皮细胞。细胞外基质是细胞因子、趋化因子和生长因子的蓄水池,还可以作为细胞黏附和迁移的支架,并通过增殖、分化和凋亡相关的信号转导途径刺激细胞代谢。在正常皮肤和病理性瘢痕中,细胞外基质的外观和组成是不同的。在增生性瘢痕中,胶原纤维细而密集,与正常皮肤相比,Ⅲ型和Ⅰ型胶原的比例增加[5]。增生性瘢痕中的胶原呈螺旋状和结节状,平行于皮肤表面,不像正常皮肤结构中典型的篮子编织状外观[15,16]。增生性瘢痕和瘢痕疙瘩均无毛囊、皮脂腺或汗腺[15,16],表皮和真皮层之间通常波浪起伏的表皮突变得平整[17]。由于成纤维细胞、肌成纤维细胞、内皮细胞和免疫细胞的增殖和迁移增加,真皮层的细胞数量的增加。细胞的增加也促进了细胞外成分的沉积,导致细胞外基质产生不平衡。

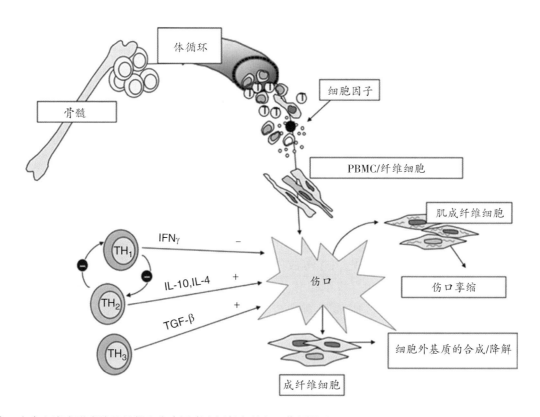

图 3.4　伤口愈合和瘢痕形成涉及局部和全身因素之间复杂的相互作用[14]。(With permission to reuse, image from Armour et al. 2007)

胶原蛋白是细胞外基质的主要成分，是真皮内的一种三重螺旋状细胞外蛋白。胶原蛋白可分为两类，纤维性胶原和纤维相关性胶原。胶原蛋白是由成纤维细胞合成的前肽经过酶裂解产生。Ⅰ型和Ⅲ型胶原都是纤维性胶原，通常见于真皮，它们一起形成一个像编织篮子状的图案，以提供强度和稳定性。Ⅰ型和Ⅲ型胶原蛋白的比例已被证明是具有年龄依赖性的[18-20]。正常皮肤中，Ⅰ型与Ⅲ型胶原比例较高，而在增生性瘢痕中，Ⅰ型与Ⅲ型胶原比例较低[18-20]。在正常皮肤中，胶原蛋白的产生和降解是平衡的，以避免其在细胞外基质中积累。然而，在增生性瘢痕中，胶原蛋白的产生和沉积显著增加，但缺乏基质金属蛋白酶-1（MMP-1，或胶原酶）的降解。MMP是参与细胞外基质降解的蛋白酶，通常以较低含量和前体形态存在，可被炎症细胞因子激活或被金属蛋白酶抑制剂（TIMP）抑制[21]。在增生性瘢痕中，蛋白水解酶MMP及其抑制剂TIMP的表达则被改变[21]。

MMP-1、MMP-2、MMP-8和MMP-13的目标蛋白是Ⅰ、Ⅱ和Ⅲ型胶原，而MMP-2和MMP-9是能够降解变性胶原的明胶酶[21]。在增生性瘢痕组织中，MMP-2、TIMP-1、TIMP-2的mRNA水平高于对照组；而MMP-9的表达则无差异[21]。有趣的是，在烧伤导致的增生性瘢痕患者的血清中，只有TIMP-1与对照组相比表达显著升高[21]。因此，对MMP和TIMP比值的不当调控可能导致细胞外基质中胶原沉积过多[21]。在增生性瘢痕中发现TIMP-1的高表达可能与角质形成细胞有关[22]。Dasu等在一项研究中发现，用IL-6培养正常皮肤和增生性瘢痕成纤维细胞时，可导致正常皮肤的成纤维细胞，而非增生性瘢痕成纤维细胞的MMP-1和MMP-3 mRNA表达和前MMP-1和MMP-3蛋白质含量升高[23]。增生性瘢痕成纤维细胞中MMP表达的缺乏变化可能是增生性瘢痕细胞外基质中观察到过量胶原沉积的原因。

Ghahary等人检测了来自烧伤后增生性瘢痕患者的皮肤成纤维细胞中胶原酶的表达[24]。从同一患者中取增生性瘢痕和与之对应的正常真皮组织，并培养成纤维细胞[24]。作者发现，在增生性瘢痕成纤维细胞中，胶原酶活性和mRNA表达显著降低，而酶抑制剂TIMP-1没有变化[24]。这些结果可能部分是由烧伤后增生性瘢痕组织中胰岛素样生长因子-1（IGF-1）表达增加介导的[24,25]。IGF-1也可以增加Ⅰ型和Ⅲ型胶原转录[25]。综上所述，这些数据揭示了在增生性瘢痕患者中观察到的胶原生成和降解之间的不平衡。除了胶

原蛋白，细胞外基质中发现的另一种结构蛋白是弹性纤维，它为正常皮肤提供弹性，避免扭曲。在增生性瘢痕中，发现弹性蛋白和原纤蛋白-1这两种弹力纤维成分均被发现有异常变化[26]。增生性瘢痕真皮中的弹性蛋白和原纤蛋白-1的体积均显著降低[26,27]。与正常皮肤相比，这种异常的重塑和重组导致了真皮层拉伸强度的丧失和收缩的增加[28]。

除了胶原和弹性纤维，细胞外基质也由蛋白聚糖组成。蛋白聚糖是含有糖胺聚糖侧链的蛋白质[29]。通常在皮肤中发现的富亮氨酸蛋白聚糖（SLRP）包括核心蛋白聚糖和纤调蛋白聚糖[30]。核心蛋白聚糖是正常皮肤中发现的SLRP的主要形式，蛋白质核心能够附着在多种细胞外基质结构上，如胶原，它可以协助胶原组织和纤维形成。与正常组织相比，增生性瘢痕组织中转化生长因子β1（TGF-β1）的负调控因子——核心蛋白聚糖和纤调蛋白聚糖的mRNA和蛋白表达显著降低[30]。此外，Honardoust等人也发现这两种SLRP在增生性瘢痕成纤维细胞中的表达较低[30]。Scott等人从同一患者增生性瘢痕的活检组织和正常皮肤组织中培养成纤维细胞[31]，与正常成纤维细胞相比，增生性瘢痕成纤维细胞的核心蛋白聚糖mRNA和蛋白表达明显减少[31]。用生长因子TGF-β1处理细胞后，核心蛋白聚糖的蛋白和mRNA表达均降低[31]。对烧伤后患者中核心蛋白聚糖表达的时间过程分析显示，核心蛋白聚糖水平在第1年内保持在较低水平，在第3年时逐渐上升，直到达到与对照组相似的水平[32]。在增生性瘢痕中，核心蛋白聚糖的减少可能导致增生性瘢痕患者胶原纤维紊乱和TGF-β1表达增加。

来自真皮深层的成纤维细胞更类似于从增生性瘢痕组织中提取的成纤维细胞[10,33]。Honardoust等人使用人类伤口划痕线性模型评估了深层真皮成纤维细胞中的核心蛋白聚糖和纤调蛋白聚糖[10,33]。SLRP免疫荧光染色显示细胞外基质中有核心蛋白聚糖，而纤调蛋白聚糖与细胞共定位，两者在深创面的免疫反应性均低于浅表创面[9,10]。在成纤维细胞中，与从表层提取的成纤维细胞相比，深层细胞中的SLRP合成显著减少[9,10]。SLRP是TGF-β1的负调控因子，因此，TCF-β1及其受体在深层真皮伤口和深层真皮成纤维细胞中均呈高表达[9,10]。除对细胞外基质结构和促纤维化生长因子TGF-β1的负调控作用外，核心蛋白聚糖还能刺激成纤维细胞凋亡，防止其过度增殖[34]。在体外实验中，深层真皮成纤维细胞的核心蛋白聚糖mRNA和蛋白质水平低于表层成纤维细胞[34]。表层成纤维细胞表

达较多的核心蛋白聚糖与凋亡细胞死亡相关,其表现为组蛋白-1(包括半胱天冬酶-1和半胱天冬酶-8)和 p53 mRNA 表达增加,这些都是促凋亡分子[34]。另一方面,深层真皮成纤维细胞与表层成纤维细胞的反应程度不同,这表明前者细胞对核心蛋白聚糖的凋亡作用不敏感[34]。随后 Kwan 等进行了一项研究,评估烧伤后患者核心蛋白聚糖的系统性水平[35]。他们发现,烧伤后早期系统性的核心蛋白聚糖和 IL-1β 的临时表达,以及烧伤后期血清中 TGF-β1 的表达可预测瘢痕的发展[35]。因此,这三种标记物的系统性变化(核心蛋白聚糖、IL-1β 和 TGF-β)将来或许可以作为损伤后增生性瘢痕形成的标记[35]。

3.4.2 增生性瘢痕中血源性细胞的募集

一旦发生损伤,血源性细胞就会被动员和募集。趋化因子基质细胞衍生因子 1(SDF-1),也称为 CX-CL12,及其受体 CXCR4 已被证明参与了纤维化。烧伤后血清和外周血单个核细胞(PBMC)中的 SDF-1 和 CXCR4+阳性细胞水平均升高(图 3.5)[36]。对体外信号通路的分析显示,深层真皮成纤维细胞分泌更高水平的 SDF-1,这增加了 CXCR4+表达细胞的活性[36]。这些结果表明,在体内 SDF-1 的表达可以募集 CXCR4+的循环细胞,直接(通过纤维细胞)或间接(通过其他免疫细胞,如单核细胞和淋巴细胞)促进纤维化[36]。在人类烧伤患者中,干扰素 α2b 的治疗降低了 SDF-1/CXCR4 的表达和随后的瘢痕形成[36]。通过在增生性瘢痕裸鼠模型中使用竞争性受体拮抗剂抑制 CXCR4,进一步研

究 SDF-1/CXCR4 信号通路[37],发现阻断该信号通路可以阻断细胞向创面的迁移,减少瘢痕的形成,降低促纤维化介质的表达[37]。PBMC 是来自骨髓的外周血源性细胞,包括单核细胞和淋巴细胞。Liu 等人收集了烧伤后患者的血液,发现 PBMC 中被标记为 CD14+COL-1+的一个亚群[38]。进一步鉴定这一亚群发现:整个 CD14+COL-1+群体均为 LSP-1、CD45 阳性,80% 为 CD204 阳性,70% 为 CXCR4 和 TLR-4 阳性[38]。这表明 CD14+COL-1+ PBMC 群体由纤维细胞和未成熟的 M2 巨噬细胞组成,它们被 SDF-1/CXCR4 趋化因子和 TLR-4 信号通路募集[38]。含 PBMC 的条件培养基可诱导真皮成纤维细胞中结缔组织生长因子(CTGF)和 TGF-β1 等促纤维化因子的 mRNA 和蛋白表达,并降低抗纤维化蛋白多糖核心蛋白聚糖的表达[38]。含 PBMC 的条件培养基也能增加成纤维细胞的移动性和促进向肌成纤维细胞的分化[38]。因此,这一 PBMC 亚群在伤口愈合过程早期被募集,并可能通过促进纤维化细胞(如成纤维细胞或 M2 巨噬细胞)成熟而促进瘢痕的形成[38]。

单核细胞部分通过单核细胞趋化蛋白-1(MCP-1),也称为 C-C 基序趋化因子配体 2(CCL2)信号通路,被募集到伤口部位[39]。单核细胞是血液中的循环细胞,一旦到达组织中的目标位置,就会分化为巨噬细胞。巨噬细胞吞噬碎片和异物,也可以摄取凋亡的中性粒细胞,有人认为中性粒细胞可以启动促炎巨噬细胞向抗炎表型的转变[6,40,41]。一旦过了炎症期,巨噬细胞会分泌抗炎细胞因子、生长因子和血管生成因子来提供刺激增殖和重塑的环境。巨噬细胞能够分化成不

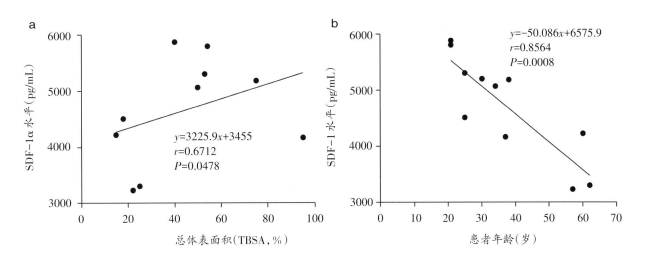

图 3.5 SDF-1/CXCR4 信号通路参与增生性瘢痕的形成。烧伤患者血清 SDF-1 水平与总体表面积(TBSA)正相关(a),与患者年龄负相关(b)[36]。(With permission to reuse, images obtained from Ding et al. 2011)

同的亚型 M1 和 M2。M1 是促炎亚型，而 M2 被认为是替代性活化型。M1 或 M2 的表达都很复杂，而 Notch 信号通路与其极化有关[42]。M2 巨噬细胞进一步细分为 M2a（一种抗炎或替代表型）、M2b（一种免疫调节型）、M2c（一种失活型）和 M2d（具有血管生成作用）[43,44]。因为 M2 促进了有利于瘢痕生长的环境，所以 M2 巨噬细胞与纤维化有关[45]。

为了评价瘢痕形成过程中单核细胞和巨噬细胞的变化，我们将人薄层皮肤移植到无胸腺小鼠的背部作为增生性瘢痕模型[46]。在移植后第 1 周，组织中 M1 巨噬细胞数量较多，而 M2 巨噬细胞数量开始增加，并在移植后 3 周达到峰值（图 3.6）[46]。Zhu 等人在 M2 巨噬细胞峰值之前给增生性瘢痕裸鼠模型注射巨噬细胞抑制剂氯膦酸钠[47]，发现抑制 M2 巨噬细胞可减少瘢痕厚度，减少肌成纤维细胞数量，减少胶原沉积[47]。此外，在移植后 4 周达到高峰的肥大细胞的募集也相应减少[47]。在体外，THP-1 细胞分化为静止巨噬细胞 M1 和 M2[48]。M2 巨噬细胞与成纤维细胞共培养导致增殖、胶原合成和肌成纤维细胞分化的增加[48]。M2 和成纤维细胞共培养还降低了 MMP-1 和核心蛋白聚糖的表达，增加了 TGF-β1、COL1A1 和 TIMP-1 的表达[48]。这些发现进一步证实了巨噬细胞在创面愈合中的关键作用，并指出了 M2 巨噬细胞在增生性瘢痕中的作用。被募集到伤口部位的两个 CD4+ T 细胞亚群是 T 辅助细胞 Th1 和 Th2，它们都分泌淋巴因子，从而对内环境

有影响[49]。Th2 淋巴细胞分泌白细胞介素 IL-4 和 IL-13，这是纤维化细胞因子，作用于同一受体，并激活信号传感器和转录激活因子（STAT）6 通路[49]。Th1 和 Th2 细胞已被证明有助于伤口愈合和瘢痕形成。Castagnoli 等发现增生性瘢痕表皮层和真皮层 CD3+、CD4+ 和 CD8+ T 淋巴细胞增加[50]。Bernabeia 等进一步发现 T 淋巴细胞分泌高水平的促炎细胞因子干扰素 IFN-γ 和低水平的抗炎细胞因子 IL-4[51]。Wang 等人收集了烧伤后患者的血液，发现了一个由 TGF-β1 诱导产生的 CD4+ T 淋巴细胞的亚群在烧伤后 1~2 周升高，在 3~4 周达到峰值，随后下降，但在 5 个月时仍高于对照组[52]。这些细胞能够迁移到皮肤中，并在其中发挥作用[52]。CD4+ T 淋巴细胞的条件培养基还能促进成纤维细胞增殖、分化和胶原蛋白的产生[52]。因此，这些结果表明 T 淋巴细胞也有助于增生性瘢痕的形成。

成纤维细胞来源于骨髓，具有与成纤维细胞相似的特征，例如，能够产生少量胶原蛋白[53]。Yang 等人收集了烧伤后患者的血液，在 PBMC 中发现了成纤维细胞[54]。同时发现血清中 TGF-β1 水平升高，提示该生长因子可能刺激 PBMC 分化为能够产生 I 型胶原的成纤维细胞[54]。此外，作者发现 CD14+ 细胞能够分化为成纤维细胞，这种分化在加入 TGF-β1 中和抗体后受到抑制[54]。Th2 淋巴细胞分泌的 IL-4 和 IL-13 也能诱导 CD14+ 细胞分化为成纤维细胞[49]。通过白细胞特异性蛋白-1（LSP-1，一种 52 kDa 的细胞内细胞骨架蛋

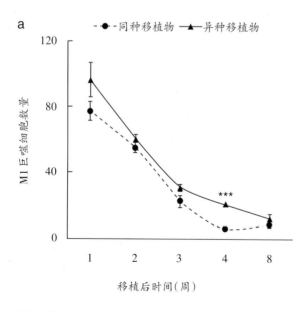
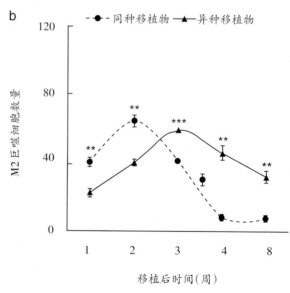

图 3.6　同种异体和异种皮肤移植小鼠中 M1 和 M2 巨噬细胞的存在。在两种模型中，M1 巨噬细胞表现出相似的趋势，在移植后 1 周达到峰值，并逐渐减少（a）。M2 巨噬细胞在同种异体移植后 2 周达到峰值，而异种模型在移植后 3 周达到峰值（b）[46]。（With permission to reuse, images obtained from Zhu et al. 2016）

白)和 I 型胶原免疫双染检测发现,在烧伤患者的增生性瘢痕组织中纤维细胞数量增加(图3.7)[55]。Wang等人收集烧伤后患者和正常人的外周血,分离成纤维细胞,并评估这些细胞对人类真皮成纤维细胞活性的调节作用[53]。从烧伤后患者提取的血液组织纤维细胞中获取的条件培养基能够刺激皮肤成纤维细胞增加胶原的生成和增殖活性,促进迁移,刺激其分化为肌成纤维细胞,并且增强收缩性[53]。烧伤后患者血液组织纤维细胞条件培养液中TGF-β1和CTGF mRNA表达均增加[53]。TGF-β1抗体可逆转血液组织纤维细胞条件培养基对成纤维细胞的影响,表明血液组织纤维细胞对成纤维细胞有重要的调节作用[53]。

3.4.3　成纤维细胞与肌成纤维细胞

成纤维细胞是参与细胞外基质产生的主要细胞,部分受TGF-β信号控制。在增生性瘢痕中,增殖的成纤维细胞增加,而凋亡的成纤维细胞减少[56]。TGF-β信号诱导成纤维细胞产生胶原并分化成肌成纤维细胞。CTGF是TGF-β信号下游的一个生长因子,也被认为通过成纤维细胞信号参与胶原蛋白的生成。最初,成纤维细胞沿着纤维连接蛋白迁移被募集到伤口部位,并且需要细胞表面受体CD44H[57-59],然后被PDGF、TGF-β1和TGF-β2激活成为肌成纤维细胞。如前所述,Wang等人从正常皮肤中分离成纤维细胞,并将细胞分成五层[33],发现从深层真皮分离的成纤维

细胞更大,增殖速度慢,并且表达更高水平的α-SMA、TGF-β1、CTGF、热休克蛋白HSP47、胶原和多能蛋白聚糖[33],所有这些都是增生性瘢痕成纤维细胞的特征。此外,骨髓来源的间充质干细胞也被证明能增强深层真皮成纤维细胞促进纤维化的作用[60]。因此,这些结果表明,来自真皮深处的成纤维细胞有助于增生性瘢痕形成(表3.1)[3]。

成纤维细胞在形成肉芽组织后不久分化为肌成纤维细胞,以促进伤口闭合。肌成纤维细胞也可以来自骨髓来源的间充质干细胞[57],参与伤口收缩和细胞外基质的重塑[57]。成纤维细胞在暴露于高水平炎症细胞因子和趋化因子的环境后转变为原肌成纤维细胞,原肌成纤维细胞进一步分化成表达标志物α-SMA的肌成纤维细胞。在正常情况下,肌成纤维细胞产生α-SMA,一旦伤口闭合就会发生凋亡。然而,如果肌成纤维细胞在伤口床上持续存在,就会发生挛缩。TGF-β1信号促进肌成纤维细胞分化。该信号通路包括配体TGF-β1,TGF-β1受体复合物,下游信号蛋白包括Smad 2/3和JNK,分别被称为典型信号通路和非典型信号通路。此外,IL-4和IL-13也能促进肌成纤维细胞的分化,且这种分化不依赖于TGF-β途径。

3.4.4　增生性瘢痕中的趋化因子和细胞因子

趋化因子是一种催化剂,可分为C、CC、CXC和CX3C四类[61]。在伤口愈合和增生性瘢痕形成过程中,

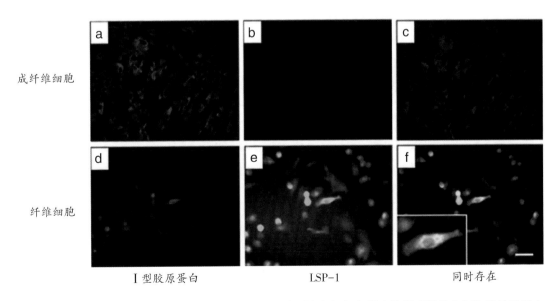

图3.7　纤维细胞免疫染色。在成纤维细胞中:可以检测到 I 型胶原染色(a);却没有检测到阳性白细胞特异性蛋白-1(LSP-1)染色(b);双免疫染色证实成纤维细胞只表达 I 型胶原蛋白(c)。然而,纤维细胞可表达 I 型胶原蛋白(d)、LSP-1(e),且双免疫荧光证实了这两种蛋白的同时存在(f)[55]。(With permission to reuse, image obtained from Yang et al. 2005)

表3.1　正常皮肤、增生性瘢痕(HTS)、正常皮肤深层真皮成纤维细胞的特征[3]

	正常皮肤	增生性瘢痕	正常皮肤深层真皮成纤维细胞
细胞大小	+	+	++
增殖率	++	++	+
胶原合成	+	++	++
胶原酶活性	++++	+	+
α-SMA 表达	+	+++	+++
胶原收缩	+	+++	+++
TGF-β	+	+	+
TGF-β T Ⅱ受体	+	+++	+++
CTGF	+	+++	+++
骨调素	┤	┤┤┤	+++
核心蛋白聚糖合成	++++	+	+
纤调蛋白聚糖	++++	+	+
双糖链蛋白聚糖	+	+++	+++
多功能蛋白聚糖	+	+++	+++
Toll 样受体	+	+++	?

(With permission to reuse, Table 1 obtained from Tredget et al. 2014)

趋化因子通过与它们的同源受体结合,能够募集炎症细胞和附近的固有细胞[61]。如上所述,SDF-1/CXCR4+ 趋化因子途径在增生性瘢痕的发展中起作用,简单地说,SDF-1 的表达与 CXCR4+ PBMC 的募集有关[36]。因此,CXCR4+ PBMC 细胞在损伤部位的募集可导致这些细胞分化为成纤维细胞、成纤维细胞或肌成纤维细胞,促进瘢痕的形成[36]。此外,血清中 SDF-1α 水平的增加与损伤的总体表面积呈正相关,提示更大的烧伤面积与更高水平的 SDF-1α 相关[36]。此外,对该通路的进一步研究表明,抑制该信号通路可减少瘢痕形成[36,37]。

一个重要的趋化因子是 CCL2(或 MCP-1),它与 CCR2 结合。小鼠血液单核细胞被分为两组:C-C 趋化因子受体 2 型(CCR2)+/淋巴细胞 Ag 6C (Ly6C)+和 CCR2-/ Ly6C-,分别反映炎症和非炎症表型[62,63]。使用 CCR2- eGFP 报告小鼠发现,急性创伤损害能募集 CCR2+/ Ly6C+单核细胞到损伤部位[63],其中一部分被募集的单核细胞分化为促血管生成的巨噬细胞,从而促进伤口愈合[63]。在 MCP-1 基因敲除小鼠中,伤口再上皮化、血管生成和胶原蛋白的生成都发生了延迟[64]。博莱霉素可以造成类似硬皮病的真皮纤维化,在注射博莱霉素后,评估了 MCP-1 敲除小鼠的胶原结构,发

现其表现类似于野生型,提示纤维化反应减少[65]。在另一项研究中,CCR2+的人类和小鼠成纤维细胞能够对 CCL2 做出反应,导致细胞迁移和向肌成纤维细胞分化的增加,提示其促纤维化作用[66]。这些关于伤口愈合和瘢痕形成的结果表明,有必要进一步研究 CCL2/CCR2 在增生性瘢痕形成中的作用。有趣的是,这个信号通路也可能参与瘢痕疙瘩的形成[67]。

CXC 趋化因子受体 3 (CXCR3),即 G 蛋白耦联受体 9,可以结合到其配体 CXCL10 和 CXCL11。趋化因子受体已被证明通过促进角质形成细胞迁移、阻止成纤维细胞迁移,以及减少血管生成参与了再上皮化[68-70]。Yates 等人研究了 CXCR3 敲除对小鼠瘢痕形成的影响,发现其瘢痕发展的特点是表皮和真皮层增厚,细胞成分增加,包括成纤维细胞增加,胶原蛋白紊乱,纤维连接蛋白水平升高,血管形成增加[69,71]。此外,在 CXCR3 敲除小鼠伤后 6 个月的瘢痕组织中,发现了炎症细胞、白细胞和巨噬细胞的存在[69,71]。这些特征与增生性瘢痕一致,表明 CXCR3 可能是修复增生性瘢痕的潜在治疗靶点。

趋化因子 CX3CL1 及其受体 CX3CR1,一种跨膜大分子蛋白受体或 G 蛋白耦联受体 13,参与伤口愈合和异常信号传导,并可能有助于增生性瘢痕的形成。CX3CL1 存在于皮肤中,而 CX3CR1 存在于炎症细胞上[72]。一种表达荧光标记 CX3CR1 的转基因小鼠系被用来评估该受体在伤口愈合中的功能[73],烧伤后,CX3CR1+细胞增加,巨噬细胞和内皮细胞也增加[73]。Clover 等发现,CX3CR1 敲除小鼠导致伤口愈合延迟,原因是 CX3CR1 阳性骨髓细胞向伤口的迁移减少,血管生成减少[73]。研究结果表明,CX3CR1 信号通路有助于伤口愈合过程中巨噬细胞募集和血管形成[73]。有研究在 C57BL/6 小鼠上制造全层皮肤切除的创面,用以研究 CX3CL1/CX3CR1 的作用[72],发现与对照组相比,创伤后该信号通路的基因表达增高[72]。CX3CR1 蛋白在巨噬细胞、成纤维细胞和内皮细胞中均有表达,而 CX3CL1 在巨噬细胞和内皮细胞中均有表达[72]。在 CX3CR1 敲除小鼠中,伤口闭合延迟,巨噬细胞浸润减少,Ⅰ型胶原 mRNA 表达降低[72]。此外,CX3CR1 的缺失降低了 TGF-β1 的表达和血管生成[72]。因此,这些结果表明 CX3CL1/ CX3CR1 在伤口愈合中具有重要作用。

细胞因子是一种小信号分子,大小在 4~60kd,影响细胞生长、迁移、分化、增殖、极化和功能。在伤口愈合中,两种形式的 IL-1,即 IL-1α 和 IL-1β 都很重要。IL-1α 与抗纤维化活性相关,而 IL-1β 是促纤维化的。

在创伤愈合小鼠模型中，IL-1α 的表达定位于角质细胞和皮肤中性粒细胞，提示 IL-1α 分别在再上皮化和趋化过程中发挥作用[74]。Shephard 等人共培养角质形成细胞和成纤维细胞，从第 4 天开始，发现 α-SMA 表达增加，表明肌成纤维细胞开始出现[75]。成纤维细胞向肌成纤维细胞的转化部分是由 TGF-β 介导的，TGF-β 在培养的前 2 天表达，因此，应用 TGF-β 中和抗体降低了肌成纤维细胞的分化[75]。在共培养中，IL-1α 的表达也降低了 α-SMA 的表达，而抑制该细胞因子则促进了 α-SMA 的表达，这表明 IL-1α 在培养第 2 天和第 4 天通过激活转录因子 NF-κB 对 TGF-β1 起负调控作用[75]。TGF-β1 和 IL-1 通路已被证明具有共同的下游信号分子，如白细胞介素-1 受体相关激酶（IRAK）和髓系分化初级反应 88（MyD88），从而进一步使 IL-1 和 TGF-β 对增生性瘢痕形成的信号机制更加复杂[76]。在增生性瘢痕中，高水平的 IL-1β 和低水平的 IL-1α 在表皮中最为显著[77,78]。IL-1β 刺激增生性瘢痕成纤维细胞后，NF-κB、p53 和环氧合酶-2（Cox-2）基因表达降低，炎症和凋亡的减少有利于成纤维细胞的增殖[79]。有趣的是，内皮细胞在 IL-1β 刺激后也能分化为肌成纤维细胞，这可以通过 α-SMA 和胶原蛋白表达的增加来确定[80]。相反，Mia 等人的一项研究发现，IL-1β 具有抗纤维化作用[81]。IL-1β 与 TGF-β1 联合，通过下调胶质瘤相关癌基因同源基因 1 转录因子，减少肌成纤维细胞分化和胶原生成[81]。此外，IL-1β 和 TGF-β1 可刺激成纤维细胞 MMP 的表达，导致细胞外基质的降解[81]。因此，IL-1β 可能同时作为一种时间和空间依赖性的致纤维化和抗纤维化因子。

IL-4 和 IL-13 作用于同一受体，已被认为可诱导人皮肤成纤维细胞产生胶原蛋白[82]。这些细胞因子刺激细胞外信号调节激酶（ERK）1/2 通路，进而激活转录因子 ETS 结构域蛋白（Elk-1）[82]。该信号通路对胶原蛋白生成的贡献已被证实是通过用显性失活的 ERK1/2 和 Elk-1 质粒转染成纤维细胞完成的，它可导致胶原蛋白生成的减少[82]。在烧伤患者中，IL-4 的水平高于对照组，这表明 IL-4 通过增加胶原蛋白的生成来促进瘢痕的形成[83,84]。

IL-6 可通过与 IL-6 受体结合，进而与糖蛋白 130 受体结合，导致 STAT3 转录因子磷酸化，进而与编码细胞因子信号抑制基因 3（SOCS3）的同源 DNA 序列结合，从而调节增生性瘢痕的形成[85]。因此，在增生性瘢痕成纤维细胞中，可以观察到磷酸化的 STAT3，以及下游前胶原蛋白和纤连蛋白 mRNA 的增加[85]。增生性瘢痕和正常的成纤维细胞的基因表达分析显示，IL-6 刺

激后，正常成纤维细胞中 MMP-1 和 MMP-3 增加，而在增生性瘢痕成纤维细胞中未观察到这种上调，表明细胞外基质降解缺乏[23]。对增生性瘢痕成纤维细胞在有 IL-6 和没有 IL-6 刺激下的基因表达的变化分析发现[23]：高表达基因（大于 3 倍）包括旁血小板溶蛋白、腱生蛋白 XB、KIAA0306 蛋白和潜伏 TGF-β 结合蛋白 1[23]；显著减少的基因（大于 3 倍）包括 KIAA077 蛋白、血清/糖皮质激素调节激酶、CTGF、妊娠特异性 β-1 糖蛋白、凝血反应蛋白-1 基因[23]。因此，使用 IL-6 处理增生性瘢痕成纤维细胞能够改变细胞外基质和表皮屏障相关基因的表达[23]。

胎儿伤口愈合后没有瘢痕，这可能是由于缺乏炎性反应。IL-10 是一种抗炎、抗纤维化的细胞因子，在成年小鼠环钻活检瘢痕模型中 IL-10 已被证明与无瘢痕相关[86]。IL-10 基因敲除胎鼠在皮肤移植后出现瘢痕[2]进一步支持了这一观点。IL-10 通过磷酸化转录因子 STAT3 和蛋白激酶 B（AKT）降低 α-SMA Ⅰ型胶原蛋白和Ⅲ型胶原蛋白的表达[87]。抑制信号通路和 IL-10 受体可逆转 IL-10 的作用，证实了其抗纤维化的作用[87]。有趣的是，研究发现烧伤患者的血清 IL-10 水平升高[84]，这表明 IL-10 在增生性瘢痕形成或重塑中发挥了作用。

在增生性瘢痕中发现肿瘤坏死因子 TNF-α Ⅰ型受体增加[77]。TNF-α 可以促进内皮细胞向肌成纤维细胞的分化[80]，TNF-α 也具有抗纤维化作用[88]。Goldberg 等人发现 TNF-α 降低 α-SMA 的表达，从而降低成纤维细胞向肌成纤维细胞的分化[89]。此外，TNF-α 还能减少通常由 TGF-β1 诱导增加的基因表达，如胶原蛋白和纤维连接蛋白[89]。TNF-α 对 α-SMA 的抗纤维化作用是通过干扰 mRNA 稳定性、激活 c-Jun N-末端激酶（JNK）通路及通过阻止 Smad3 通路的磷酸化激活 TGF-β1 来介导的[89]。因此，TNF-α 也影响瘢痕的形成。

在烧伤后人增生性瘢痕成纤维细胞中，研究了由 T 淋巴细胞产生 IFN-γ 的作用[90]。用 IFN-γ 处理正常和增生性瘢痕成纤维细胞后，增生性瘢痕成纤维细胞的细胞数量、胶原蛋白的产生，以及Ⅰ型和Ⅲ型前胶原 mRNA 水平均降低[90]。另一种类型的 IFN，IFN α2b 是由白细胞产生的，也有人对其进行了研究[91]，Tredget 等人发现，IFN α2b 能够使增生性瘢痕成纤维细胞的胶原蛋白和Ⅰ型前胶原 mRNA 的产生减少[91]，这些作用与 TGF-β1 处理细胞时所观察到的相反，TGF-β1 导致细胞增殖，胶原 mRNA 和蛋白的产生增加。进一步研究 IFN 对胶原酶和 TIMP-1 表达的影响则发现相反的

结果[92]，即用IFN-γ处理成纤维细胞导致胶原酶减少，TIMP-1 mRNA表达增加[92]。另一方面，IFN α2b处理则增加了胶原酶和TIMP-1 mRNA的表达水平[92]。进一步将IFN α2b作为治疗干预手段进行评估[93-95]，发现IFN α2b治疗的烧伤患者的成纤维细胞和肌成纤维细胞数量减少[95]。IFN α2b治疗对纤维细胞的影响也被评估[93,94]。Wang等人发现，在体内使用IFN α2b治疗后，对照组和增生性瘢痕组织中的纤维细胞数量减少[93,94]。作者还发现了以下所有参数的变化：PBMC向纤维细胞的分化减少，表达α-SMA的纤维细胞减少，以及培养中纤维细胞增殖的减少[93,94]。Wang等人还发现，在IFN α2b治疗后，增生性瘢痕组织中VEGF表达减少，因此血管生成减少[94]。此外，经IFN α2b治疗的烧伤患者，其血液中SDF-1表达和CD14+表达CXCR4+细胞减少（图3.8）[36]。在体外，LPS处理的真皮成纤维细胞条件培养液增加了PBMC的流动性，而IFN α2b处理的成纤维细胞则降低了这种流动性[36]。因此，IFN α2b可能是一种有前景的治疗增生性瘢痕的靶点。

3.4.5 增生性瘢痕中的微小RNA（miR）

微小RNA（miR）是一种非编码的内源性RNA分子，能够调节蛋白质表达的转录后活性。miR参与了正常的生理性伤口愈合和增生性瘢痕形成。一些miR参与了增生性瘢痕的形成，如miR-98，miR-29b，miR-185和miR-145[96-99]。下面，我们将回顾4个参与增生性瘢痕形成的miR。miR-181b被确定为致纤维化因子[100]，miR-181家族包括miR-181a、miR-181b、miR-181c和miR-181d。Kwan等人研究了增生性瘢痕和深层真皮成纤维细胞中核心蛋白聚糖表达的miRs潜在调节因子[100]。我们收集了烧伤后患者的组织和接受腹部成形术患者的真皮（浅表和深层真皮）成纤维细胞[100]，与之前的研究结果一致，从增生性瘢痕和深层真皮收集的组织中，核心蛋白聚糖的表达分别少于正常皮肤和正常皮肤的表层真皮层（图3.9）[31,33,100]，作者推测这些差异可能与miR调控有关[100]。核心蛋白聚糖表达中潜在的miR调节因子被缩小至miR-181b，因为其在真皮深层高表达，而TGF-β1上调了miR-181b在真皮浅层和深层成纤维细胞中的表达[100]。miR-181b的表达分析显示，与正常组织和表层成纤维细胞相比，增生性瘢痕组织和深层真皮成纤维细胞中的表达均增加[100]。从增生性瘢痕组织中获得的成纤维细

胞用TGF-β1处理后，发现TGF-β1可上调肌成纤维细胞分化，降低核心蛋白聚糖表达，而当细胞用miR-181b拮抗剂处理时，这些作用被逆转[100]。这些结果支持miR-181b在核心蛋白聚糖调控和瘢痕形成中的作用[100]。有趣的是，miR-181a的表达增加已被证明与瘢痕疙瘩的形成有关[101]。

Guo等人进行了基因芯片分析，发现152个miR与增生性瘢痕相关，同时发现增生性瘢痕组织和成纤维细胞中均出现miR-21表达增加[102,103]，而抑制miR-21可降低Ⅰ型胶原等促纤维化因子的基因表达，促进细胞凋亡，并减少瘢痕面积和高度[102]。因此，本研究表明，miR-21是一种促纤维化因子，可能是一种有效的治疗靶点。miR-21靶向10号染色体上缺失的磷酸酶和张力蛋白同源物（PTEN），导致其表达下调[102-104]，这使得磷脂酰肌醇3-激酶（PI3K）/Akt信号通路的激活，随后增加了肥大成纤维细胞的人类端粒酶反转录酶（hTERT）的产生，这可能部分解释了增殖增强的机制[103]。此外，miR-21的表达可能受TGF-β1调控[104,105]。TGF-β1刺激后，成纤维细胞中Smad7的表达减少，这与miR-21的表达增加相一致[104,106]。因此，miR-21参与PTEN/PI3K/Akt和TGF-β/Smad7信号通路，导致增生性瘢痕成纤维细胞增殖和致纤维化因子的产生[102-104]。同样，在瘢痕疙瘩组织中，TGF-β1也增加miR-21的表达，激活PTEN/Akt信号通路，导致瘢痕疙瘩成纤维细胞增殖和分化[105]。

另一个miR是miR-200，它由5个成员组成：miR-200a，miR-200b，miR-429，miR-200c和miR-141。利用基因芯片分析增生性瘢痕组织和成纤维细胞，发现miR-200b显著下调[107]。为了证实miR-200b在增生性瘢痕形成中的作用，作者进行了一项miR-200b前体和抗miR-200b转染研究[107]。miR-200b前体转染后分别通过增加半胱氨酸天冬氨酸蛋白酶3和半胱氨酸天冬氨酸蛋白酶8，下调增殖细胞核抗原（PCNA）和TGF-β1的表达，促进细胞凋亡，减少增殖[107]。转染抗miR-200b后，肥大的成纤维细胞表现出相反的效果[107]。此外，转染前miR-200b后，α-SMA、Ⅰ型胶原和纤维连接蛋白的这些增生性瘢痕的特征均表达降低[107]。另外还发现，TGF-β1可通过调控转录因子锌指E-box绑定同源框1（zeb1）的表达来下调miR-200[104]。以上结果表明miR-200是一种抗纤维化因子。

此外，miR-29b可能参与了瘢痕的形成。Cheng等人通过计算分析，miR-29b被确定为候选miR，并显示其可调节Ⅰ型胶原的表达[108]。他们发现，miR-

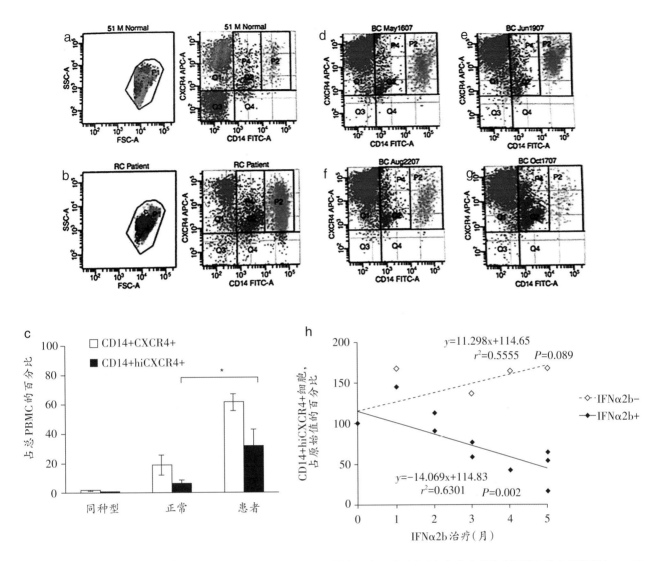

图3.8 干扰素 α2b (IFNα2b)治疗对 CD14+hiCXCR4 表达细胞的影响。取正常人(a)和烧伤患者(b)外周血单个核细胞(PBMC)，流式细胞术检测 CD14+ 和 CXCR4+细胞。烧伤患者 CD14+CXCR4+ 和 CD14+hiCXCR4+细胞总数高于正常(c)。然后在治疗开始前(d)、治疗后 1 个月(e)、治疗后 3 个月(f)和治疗后 5 个月(g)检测 IFNα2b 干预并研究 CD14+CXCR4+细胞。(h)与未接受 IFNα2b 的患者相比，接受 IFNα2b 的患者 CD14+hiCXCR4+细胞随着时间的延长而减少。(With permission to reuse, image obtained from Ding J et al. 2011)

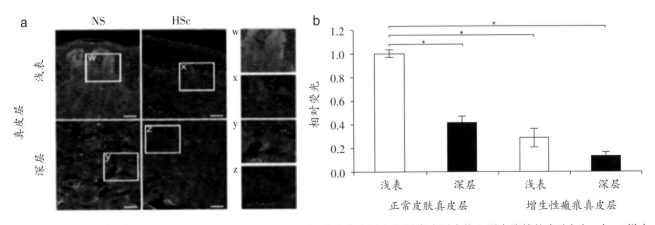

图3.9 通过免疫荧光检测正常皮肤(NS)、增生性瘢痕(HSc)、浅表真皮层和深层真皮层中核心蛋白聚糖的表达(a)。在 NS 样本中，深层真皮层中核心蛋白聚糖的表达低于浅表真皮层；在 HSc 中，核心蛋白聚糖的表达低于正常浅表真皮层(b)[100]。(With permission to reuse, image obtained from Kwan et al. 2015)

29b是胶原蛋白的负调控因子,miR-29b的增加可导致胶原蛋白的生成减少,反之亦然[108]。miR-29b可能通过热休克蛋白(HSP)47转录后修饰调控成纤维细胞的胶原生成[109]。HSP参与蛋白质的生物合成,而HSP47参与胶原蛋白的生成[109,110]。Zhu等人发现,TGF-β1抑制miR-29b,导致HSP47增加,进而增加胶原蛋白[109]。TGF-β1对HSP47的影响是通过Smad信号通路介导的[109],TGF-β1能够降低miR-29b的表达,而促炎细胞因子IL-1β和TNF-α可通过NF-κB增加其表达[109]。为了验证miR-29b具有抗纤维化作用,对小鼠烫伤模型注射miR-29b后,发现瘢痕形成减少,这种作用可能是通过抑制TGF-β1信号通路及随后的CTGF介导的[99]。

3.4.6　增生性瘢痕中的生长因子

TGF-β是被研究最多的致纤维化因子,它在胎儿出生后的增生性瘢痕形成和无瘢痕伤口愈合中发挥重要作用。它有3种亚型:TGF-β1、TGF-β2和TGF-β3[111]。TGF-β1、TGF-β2与增生性瘢痕形成相关,而TGF-β3在胎儿中高表达。TGF-β被分泌出来后首先以不活跃的前体形式存在[111],该前体形式是一个由潜在相关肽(LAP)和潜在TGF-β结合蛋白(LTBP)共同形成的大的潜在复合物(LLC)[111]。基质金属蛋白酶(MMP-2和MMP-9)和其他酶一样,可以将TGF-β从这一复合物中分离出来,使其能够与受体结合[112]。释放的TGF-β与两种受体TGFβR I 和TGFβR II结合[111]。一旦结合,磷酸化受体就会诱导信号级联。这种信号级联作用导致转录因子Smad 2和Smad 3的磷酸化[111]。Smad 2/3与Smad 4结合,形成Smad 2/3/4复合物,启动 I 型和III型胶原等原纤维化基因的转录[111]。

TGF-β调节伤口愈合的各个方面,TGF-β表达可导致瘢痕形成。与正常皮肤对照组相比,增生性瘢痕成纤维细胞产生更多的TGF-β,使致纤维化细胞因子表达上调[113]。Wang等人评估了TGF-β1 mRNA的表达,发现在增生性瘢痕中,TGF-β1的表达比正常皮肤约增加5倍,从增生性瘢痕中提取的成纤维细胞也比正常成纤维细胞TGF-β1增加[113]。TGFβR I 和TGFβR II 在正常皮肤成纤维细胞中呈低水平表达。然而,增生性瘢痕成纤维细胞表现出高水平的TβR I 和TβR II[114]。总的来说,TGF-β的mRNA、蛋白和受体表达均增加。TGF-β通过Smad和STAT信号通路激活CTGF[115,116]。CTGF的表达也受到神经调节蛋白1

的调控,并通过PI3K-或Src介导的JAK1和STAT1活化促进成纤维细胞增殖和肌成纤维细胞分化[57,117-120]。在瘢痕组织中,CTGF是高表达的[119]。因此,阻断TGF-β1的产生和信号转导是一个很有潜力的治疗靶点。抑制TGF-β信号通路可以减少增生性瘢痕的形成[121]。Wang等人用TGFβR I siRNA转染增生性瘢痕的成纤维细胞[122],发现增生性瘢痕成纤维细胞增殖减少,随后胶原蛋白和纤维连接蛋白的生成减少[122],增生性瘢痕形成减少[122]。在兔增生性瘢痕模型中,通过转染反义寡核苷酸抑制CTGF,可导致肌成纤维细胞、TIMP-1的表达及 I 型和III型胶原的表达减少[123]。总之,抑制TGF-β通路可以减少瘢痕的形成。

VEGF(VEGF-A)是一种促血管生成生长因子,与增生性瘢痕有关,因为增生性瘢痕的特征之一是高血管密度。VEGF主要在增殖阶段刺激血管生成,由多种不同的细胞类型分泌,包括成纤维细胞、巨噬细胞和内皮细胞[7]。VEGF还会增加血管通透性,将炎症细胞募集到损伤部位[124,125]。血管形成的增加为正在增殖、迁移和分化的高代谢细胞提供氧气和营养。在肉芽组织的形成过程中可观察到高密度的血管,肉芽组织最终随着伤口的成熟而退化。VEGF在与VEGF受体VEGF-1和VEGF-2结合后,引起下游信号的级联反应。VEGF还可以与可溶性受体sVEGFR-1结合,sVEGFR-1是血管生成的负调控因子。不受调控的VEGF表达和信号转导可促进增生性瘢痕的形成,这是由于VEGF增加血管生成,募集炎症细胞,并协助传递氧气和营养物质以维持细胞代谢。Kwak等人利用新西兰白兔的耳伤模型研究了用单克隆抗体贝伐单抗抑制VEGF是否会降低增生性瘢痕[126],发现瘢痕厚度减少,红斑减少,胶原蛋白沉积减少[126],另外发现治疗组VEGF蛋白水平和血管数量降低,提示VEGF降低可能会减少增生性瘢痕的形成[126]。此外,为了证实VEGF在瘢痕形成中的作用,关于胎儿伤口愈合的研究显示,在无瘢痕愈合中VEGF水平很低,添加VEGF会促进瘢痕形成[127]。

PDGF参与增生性瘢痕的多个方面,如促进趋化、细胞增殖和胶原生成。PDGF有5种亚型,AA、AB、BB、CC、DD。PDGF可以激活环氧化酶-2和PI3K/JNK通路。PDGF通过与称为PDGF-αR和PDGF-βR的酪氨酸激酶受体结合发挥作用。通过与这两个受体结合,进一步激活转录因子细胞外信号调节激酶(ERK)。PDGF还参与巨噬细胞产生骨桥蛋白,促进趋化、胶原附着和肌成纤维细胞分化[128]。因此,PDGF可能在增生性瘢痕中发挥作用，它是从血小板中释放出来的，最初作为单核细胞和成纤维细胞的催化剂，以及调节成纤维细胞增殖和随后的胶原生成。

表皮生长因子(EGF)与表皮生长因子受体(EG-FR)结合，导致细胞内受体成分被酪氨酸蛋白激酶磷酸化。EGF 已被证明可通过 ERK、JNK 和 p38 调节MMP-1 的表达参与细胞外基质重塑[57,129]。碱性成纤维细胞生长因子(bFGF)是 FGF 家族的一员，可能与增生性瘢痕的形成有关[130]。bFGF 已被证明具有抗纤维化作用，因为使用该生长因子可以减少瘢痕的形成，并通过 TGF-β1/Smad 途径降低纤维化因子 α-SMA、胶原、纤维连接蛋白和 TIMP-1 的表达[131]。FGF 也被证明通过激活 ERK 和 JNK 信号通路来增加蛋白水解酶MMP-1 的表达[132]。总之，FGF 可能是预防增生性瘢痕的一种潜在的治疗干预手段。

3.5　人类和动物模型对瘢痕形成机制的研究

增生性瘢痕的病理机制很难在人体进行研究。动物模型将为研究增生性瘢痕形成的时空变化提供机会[133]。增生性瘢痕的无胸腺裸鼠模型最初由 Yang等人建立[134]。作者的实验室研究了一种改良的皮肤纤维化裸鼠模型，该模型具有代表人类增生性瘢痕的形态学和细胞变化。简单地说，就是将全厚和中厚人类皮肤移植到裸鼠背部(方法见参考文献)[135]，裸鼠是无胸腺的，因此，缺乏 T 细胞可以防止对人体组织的排斥。

Wang 等人评估了移植到裸鼠上的全厚和中厚人类皮肤及其与增生性瘢痕形成相关的机制[133]。移植后 1 个月，两种移植物都变硬，表层(表皮和真皮上层)脱落，剩余的皮肤移植物肿胀、发红、隆起[133]。移植 4个月后，瘢痕变厚，并开始缓慢消退(图 3.10)[133]。全厚和中厚层移植均增加了胶原沉积、血管分布、肥大细胞、纤维细胞、巨噬细胞和肌成纤维细胞[133]。COL1α1和 HSP 47 的 mRNA 水平在移植后也升高，均在移植后2 个月达到峰值，之后下降[133]。另外，全厚和中厚皮片中 TGF-β1 和 CTGF 的 mRNA 和蛋白水平均升高[133]。在这项研究中，移植到裸鼠上的全厚和中厚皮肤都产生了与人类相似的增生性瘢痕[133]。对中厚皮片模型的进一步研究显示，在移植后 30 天和 60 天，附件结构和毛囊均缺失，表皮突消失，核心蛋白聚糖减少，二聚糖产生增加[136]。此外，蛋白多糖的变化在移植后 180

天逆转，这表明移植发生了重塑和成熟[136]。免疫荧光染色 HLA-ABC 证实，移植皮中人类细胞的存活时间可达 180 天[136]。

Alrobaiea 等人研究了增生性瘢痕的深层真皮划伤模型，将全厚皮肤移植到裸鼠上(图 3.11)[137]。在>0.6mm深度的全厚人皮片移植前后均进行划痕处理，并与无划痕的皮片对照[9,137]。两种划痕皮肤均增厚，并在 2 个月时达到高峰，此后开始下降[137]。此外，胶原纤维、肌成纤维细胞和巨噬细胞浸润增加[137]。因此，在这种深划痕模型中，可见皮肤移植之前或之后的划痕产生了类似的结果，并存活了 1 年以上[137]。在另外 3 种免疫缺陷小鼠模型中，包括重组激活基因(RAG)-1-/-、RAG-2-/-γc-/-、T 细胞受体(TCR) αβ-/-γβ-/-，这些小鼠缺乏成熟的 B、T 细胞和自然杀伤细胞，人的中厚皮层皮肤移植也产生了瘢痕[138]。这表明非特异性免疫细胞在瘢痕形成中起着关键作用。但动物模型的使用有局限性，动物皮肤上不存在真皮瘢痕，目前的增生性瘢痕研究模型包括兔耳和红色杜洛克猪的背部[138]。这些模型是有局限性的，因为在兔耳模型中，耳软骨也变得肥大，而在红色杜洛克猪中，瘢痕变得凹陷[138]。

为了克服这些动物模型的局限性，人类皮肤划痕模型是一种可以用来评估病理生理学和治疗干预效果的模型(图 3.12)。在臀部制造线状伤口，由内到外从浅表开始逐渐加深，观察增生性瘢痕的形成。如上所述造模，当人体伤口深度超过 0.5mm 会导致增生性瘢痕的形成，这在髋关节外侧可观察到[9]。在人体上使用人体皮肤划痕模型的优点是：成熟的和增生性瘢痕在同一伤口的表层和深层区域分别被创造出来，模型的可重复性和一致性佳，并且可在双侧臀部各创造一个伤口来分别测试药物和安慰剂的疗效，从而减少个体差异性。综上所述，为了充分了解人皮肤纤维化的发病机制，动物和人类模型都是必要的。这两类模型的使用可以进一步加深对皮肤纤维化的了解，而了解增生性瘢痕的发病机制将有助于开发潜在的治疗干预措施。

3.6　结论

本综述中讨论了瘢痕形成的细胞和分子机制，增生性瘢痕的形成是一个复杂的动态过程，涉及多种不同的细胞和下游信号通路，且受到时间和空间的调控。瘢痕作为伴随并发症(如糖尿病)，其形成的机制更加复杂。此外，由于瘢痕和伤口愈合的体外和在体模型可能并不完全类似于人类的情况，所以从实验到临床

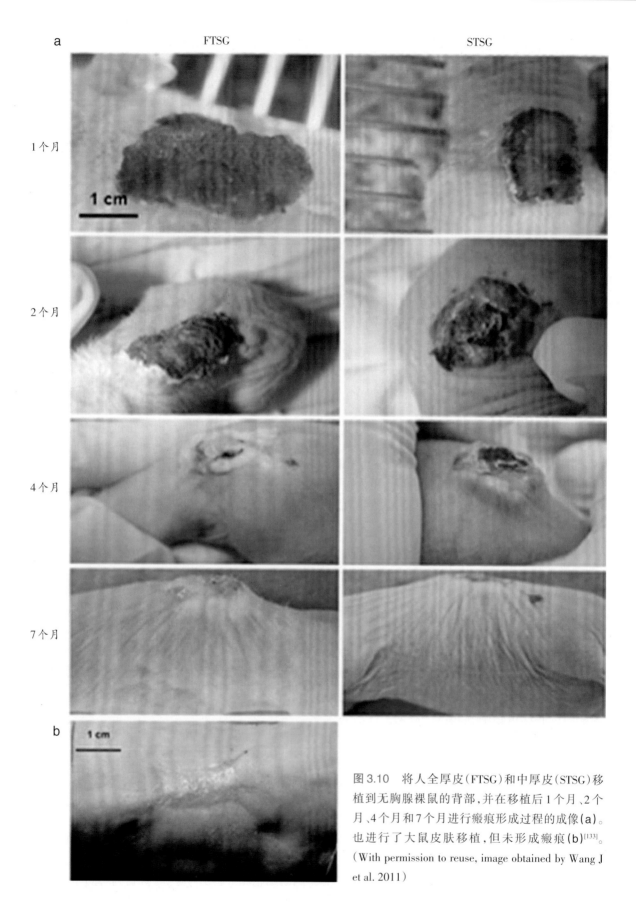

图 3.10　将人全厚皮（FTSG）和中厚皮（STSG）移植到无胸腺裸鼠的背部，并在移植后 1 个月、2 个月、4 个月和 7 个月进行瘢痕形成过程的成像（a）。也进行了大鼠皮肤移植，但未形成瘢痕（b）[133]。（With permission to reuse, image obtained by Wang J et al. 2011）

移植后2周   移植后1年

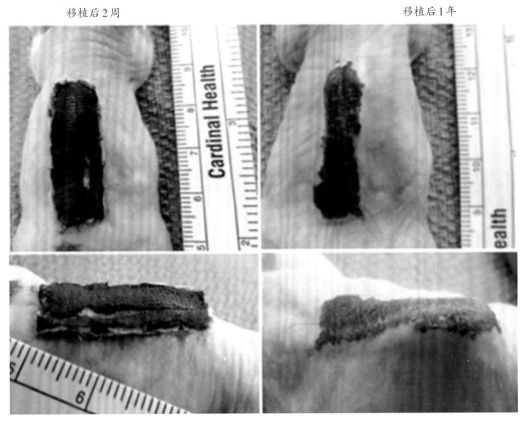

图3.11　改良的皮肤瘢痕小鼠模型。将深创面的全层人皮肤移植物(FTSG)移植到裸鼠身上,移植皮片取人皮肤着色组织。移植的皮肤存活下来,并在移植后2周和1年发展出与人类增生性瘢痕相似的形态学和细胞特征[137]。这为人类皮肤组织在小鼠模型中存活长达1年提供了证据。(With permission to reuse, image obtained from Alrobaiea et al. 2016)

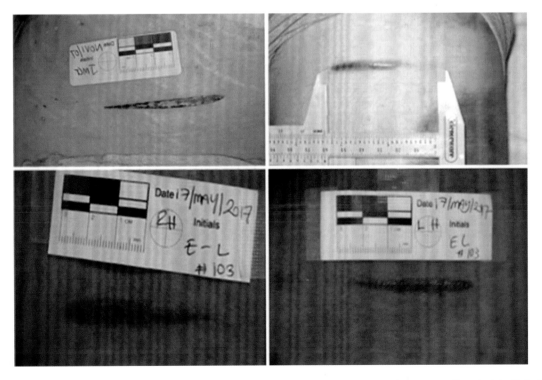

图3.12　人皮肤划伤模型。使用夹具可以制造一个可重复的、持续的、不断增加深度的伤口。这个模型允许评估由浅到深的伤口,以及治疗干预。

的转换是一个挑战。进一步研究瘢痕的细胞和分子通路及物种间差异，可能有助于深入了解瘢痕形成和伤口愈合，从而开发出有效的治疗方法。

（武晓莉 译　靳慧 审校）

参考文献

1. Soo C, Beanes SR, Hu FY, Zhang X, Dang C, Chang G, et al. Ontogenetic transition in fetal wound transforming growth factor-beta regulation correlates with collagen organization. Am J Pathol. 2003;163(6):2459–76.
2. Liechty KW, Kim HB, Adzick NS, Crombleholme TM. Fetal wound repair results in scar formation in interleukin-10-deficient mice in a syngeneic murine model of scarless fetal wound repair. J Pediatr Surg. 2000;35(6):866–72. discussion 872-3.
3. Tredget EE, Levi B, Donelan MB. Biology and principles of scar management and burn reconstruction. Surg Clin North Am. 2014;94(4):793–815.
4. Robson MC, Steed DL, Franz MG. Wound healing: biologic features and approaches to maximize healing trajectories. Curr Probl Surg. 2001;38(2):A1–140.
5. Zhu Z, Ding J, Tredget EE. The molecular basis of hypertrophic scars. Burns Trauma. 2016;4:2-015-0026-4. eCollection 2016.
6. Fadok VA, Bratton DL, Konowal A, Freed PW, Westcott JY, Henson PM. Macrophages that have ingested apoptotic cells in vitro inhibit proinflammatory cytokine production through autocrine/paracrine mechanisms involving TGF-beta, PGE2, and PAF. J Clin Invest. 1998;101(4):890–8.
7. Bao P, Kodra A, Tomic-Canic M, Golinko MS, Ehrlich HP, Brem H. The role of vascular endothelial growth factor in wound healing. J Surg Res. 2009;153(2):347–58.
8. Santoro MM, Gaudino G. Cellular and molecular facets of keratinocyte reepithelization during wound healing. Exp Cell Res. 2005;304(1):274–86.
9. Dunkin CS, Pleat JM, Gillespie PH, Tyler MP, Roberts AH, McGrouther DA. Scarring occurs at a critical depth of skin injury: precise measurement in a graduated dermal scratch in human volunteers. Plast Reconstr Surg. 2007;119(6):1722–32. discussion 1733-4.
10. Honardoust D, Varkey M, Marcoux Y, Shankowsky HA, Tredget EE. Reduced decorin, fibromodulin, and transforming growth factor-beta3 in deep dermis leads to hypertrophic scarring. J Burn Care Res. 2012;33(2):218–27.
11. Kwan P, Hori K, Ding J, Tredget EE. Scar and contracture: biological principles. Hand Clin. 2009;25(4):511–28.
12. Tredget EE. Pathophysiology and treatment of fibroproliferative disorders following thermal injury. Ann N Y Acad Sci. 1999;888:165–82.
13. Rowan MP, Cancio LC, Elster EA, Burmeister DM, Rose LF, Natesan S, et al. Burn wound healing and treatment: review and advancements. Crit Care. 2015;19:243-015-0961-2.
14. Armour A, Scott PG, Tredget EE. Cellular and molecular pathology of HTS: basis for treatment. Wound Repair Regen. 2007;15(Suppl 1):S6–17.
15. Verhaegen PD, van Zuijlen PP, Pennings NM, van Marle J, Niessen FB, van der Horst CM, et al. Differences in collagen architecture between keloid, hypertrophic scar, normotrophic scar, and normal skin: an objective histopathological analysis. Wound Repair Regen. 2009;17(5):649–56.
16. Linares IIA, Kischer CW, Dobrkovsky M, Larson DL. The histiotypic organization of the hypertrophic scar in humans. J Invest Dermatol. 1972;59(4):323–31.
17. Limandjaja GC, van den Broek LJ, Waaijman T, van Veen HA, Everts V, Monstrey S, et al. Increased epidermal thickness and abnormal epidermal differentiation in keloid scars. Br J Dermatol. 2017;176(1):116–26.
18. Oliveira GV, Hawkins HK, Chinkes D, Burke A, Tavares AL, Ramos-e-Silva M, et al. Hypertrophic versus non hypertrophic scars compared by immunohistochemistry and laser confocal microscopy: type I and III collagens. Int Wound J. 2009;6(6):445–52.
19. Bailey AJ, Bazin S, Sims TJ, Le Lous M, Nicoletis C, Delaunay A. Characterization of the collagen of human hypertrophic and normal scars. Biochim Biophys Acta. 1975;405(2):412–21.
20. Hayakawa T, Hashimoto Y, Myokei Y, Aoyama H, Izawa Y. Changes in type of collagen during the development of human post-burn hypertrophic scars. Clin Chim Acta. 1979;93(1):119–25.
21. Ulrich D, Ulrich F, Unglaub F, Piatkowski A, Pallua N. Matrix metalloproteinases and tissue inhibitors of metalloproteinases in patients with different types of scars and keloids. J Plast Reconstr Aesthet Surg. 2010;63(6):1015–21.
22. Simon F, Bergeron D, Larochelle S, Lopez-Valle CA, Genest H, Armour A, et al. Enhanced secretion of TIMP-1 by human hypertrophic scar keratinocytes could contribute to fibrosis. Burns. 2012;38(3):421–7.
23. Dasu MR, Hawkins HK, Barrow RE, Xue H, Herndon DN. Gene expression profiles from hypertrophic scar fibroblasts before and after IL-6 stimulation. J Pathol. 2004;202(4):476–85.
24. Ghahary A, Shen YJ, Nedelec B, Wang R, Scott PG, Tredget EE. Collagenase production is lower in post-burn hypertrophic scar fibroblasts than in normal fibroblasts and is reduced by insulin-like growth factor-1. J Invest Dermatol. 1996;106(3):476–81.
25. Ghahary A, Shen YJ, Nedelec B, Scott PG, Tredget EE. Enhanced expression of mRNA for insulin-like growth factor-1 in post-burn hypertrophic scar tissue and its fibrogenic role by dermal fibroblasts. Mol Cell Biochem. 1995;148(1):25–32.
26. Amadeu TP, Braune AS, Porto LC, Desmouliere A, Costa AM. Fibrillin-1 and elastin are differentially expressed in hypertrophic scars and keloids. Wound Repair Regen. 2004;12(2):169–74.
27. Bhangoo KS, Quinlivan JK, Connelly JR. Elastin fibers in scar tissue. Plast Reconstr Surg. 1976;57(3):308–13.
28. Schilling JA. Wound healing. Surg Clin North Am. 1976;56(4):859–74.
29. Papakonstantinou E, Roth M, Karakiulakis G. Hyaluronic acid: a key molecule in skin aging. Dermatoendocrinol. 2012;4(3):253–8.
30. Honardoust D, Varkey M, Hori K, Ding J, Shankowsky HA, Tredget EE. Small leucine-rich proteoglycans, decorin and fibromodulin, are reduced in postburn hypertrophic scar. Wound Repair Regen. 2011;19(3):368–78.
31. Scott PG, Dodd CM, Ghahary A, Shen YJ, Tredget EE. Fibroblasts from post-burn hypertrophic scar tissue synthesize less decorin than normal dermal fibroblasts. Clin Sci (Lond). 1998;94(5):541–7.
32. Sayani K, Dodd CM, Nedelec B, Shen YJ, Ghahary A, Tredget EE, et al. Delayed appearance of decorin in healing burn scars. Histopathology. 2000;36(3):262–72.
33. Wang J, Dodd C, Shankowsky HA, Scott PG, Tredget EE, Wound Healing Research Group. Deep dermal fibroblasts contribute to hypertrophic scarring. Lab Invest. 2008;88(12):1278–90.
34. Honardoust D, Ding J, Varkey M, Shankowsky HA, Tredget EE. Deep dermal fibroblasts refractory to migration and decorin-induced apoptosis contribute to hypertrophic scarring. J Burn Care Res. 2012;33(5):668–77.
35. Kwan PO, Ding J, Tredget EE. Serum decorin, IL-1beta, and TGF-beta predict hypertrophic scarring postburn. J Burn Care Res. 2015;37:356–66.
36. Ding J, Hori K, Zhang R, Marcoux Y, Honardoust D, Shankowsky HA, et al. Stromal cell-derived factor 1 (SDF-1) and its receptor CXCR4 in the formation of postburn hypertrophic scar (HTS). Wound Repair Regen. 2011;19(5):568–78.
37. Ding J, Ma Z, Liu H, Kwan P, Iwashina T, Shankowsky HA, et al. The therapeutic potential of a C-X-C chemokine receptor type 4 (CXCR-4) antagonist on hypertrophic scarring in vivo. Wound Repair Regen. 2014;22(5):622–30.
38. Liu H, Ding J, Ma Z, Zhu Z, Shankowsky HA, Tredget EE. A novel subpopulation of peripheral blood mononuclear cells pres-

ents in major burn patients. Burns. 2015;41(5):998–1007.

39. Deshmane SL, Kremlev S, Amini S, Sawaya BE. Monocyte chemoattractant protein-1 (MCP-1): an overview. J Interferon Cytokine Res. 2009;29(6):313–26.

40. Nakazawa D, Shida H, Kusunoki Y, Miyoshi A, Nishio S, Tomaru U, et al. The responses of macrophages in interaction with neutrophils that undergo NETosis. J Autoimmun. 2016;67:19–28.

41. Selders GS, Fetz AE, Radic MZ, Bowlin GL. An overview of the role of neutrophils in innate immunity, inflammation and host-biomaterial integration. Regen Biomater. 2017;4(1):55–68.

42. Zhang J, Zhou Q, Yuan G, Dong M, Shi W. Notch signaling regulates M2 type macrophage polarization during the development of proliferative vitreoretinopathy. Cell Immunol. 2015;298(1–2):77–82.

43. Ferrante CJ, Pinhal-Enfield G, Elson G, Cronstein BN, Hasko G, Outram S, et al. The adenosine-dependent angiogenic switch of macrophages to an M2-like phenotype is independent of interleukin-4 receptor alpha (IL-4Ralpha) signaling. Inflammation. 2013;36(4):921–31.

44. Ferrante CJ, Leibovich SJ. Regulation of macrophage polarization and wound healing. Adv Wound Care (New Rochelle). 2012;1(1):10–6.

45. Braga TT, Agudelo JS, Camara NO. Macrophages during the fibrotic process: M2 as friend and foe. Front Immunol. 2015;6:602.

46. Zhu Z, Ding J, Ma Z, Iwashina T, Tredget EE. The natural behavior of mononuclear phagocytes in HTS formation. Wound Repair Regen. 2016;24(1):14–25.

47. Zhu Z, Ding J, Ma Z, Iwashina T, Tredget EE. Systemic depletion of macrophages in the subacute phase of wound healing reduces hypertrophic scar formation. Wound Repair Regen. 2016;24(4):644–56.

48. Zhu Z, Ding J, Ma Z, Iwashina T, Tredget EE. Alternatively activated macrophages derived from THP-1 cells promote the fibrogenic activities of human dermal fibroblasts. Wound Repair Regen. 2017;25:377–88.

49. Kryczka J, Boncela J. Leukocytes: the double-edged sword in fibrosis. Mediators Inflamm. 2015;2015:652035.

50. Castagnoli C, Trombotto C, Ondei S, Stella M, Calcagni M, Magliacani G, et al. Characterization of T-cell subsets infiltrating post-burn hypertrophic scar tissues. Burns. 1997;23(7):565–72.

51. Bernabei P, Rigamonti L, Ariotti S, Stella M, Castagnoli C, Novelli F. Functional analysis of T lymphocytes infiltrating the dermis and epidermis of post-burn hypertrophic scar tissues. Burns. 1999;25(1):43–8.

52. Wang J, Jiao H, Stewart TL, Shankowsky HA, Scott PG, Tredget EE. Increased TGF-beta-producing CD4+ T lymphocytes in post-burn patients and their potential interaction with dermal fibroblasts in hypertrophic scarring. Wound Repair Regen. 2007;15(4):530–9.

53. Wang JF, Jiao H, Stewart TL, Shankowsky HA, Scott PG, Tredget EE. Fibrocytes from burn patients regulate the activities of fibroblasts. Wound Repair Regen. 2007;15(1):113–21.

54. Yang L, Scott PG, Giuffre J, Shankowsky HA, Ghahary A, Tredget EE. Peripheral blood fibrocytes from burn patients: identification and quantification of fibrocytes in adherent cells cultured from peripheral blood mononuclear cells. Lab Invest. 2002;82(9):1183–92.

55. Yang L, Scott PG, Dodd C, Medina A, Jiao H, Shankowsky HA, et al. Identification of fibrocytes in postburn hypertrophic scar. Wound Repair Regen. 2005;13(4):398–404.

56. Linge C, Richardson J, Vigor C, Clayton E, Hardas B, Rolfe KJ. Hypertrophic scar cells fail to undergo a form of apoptosis specific to contractile collagen—the role of tissue transglutaminase. J Invest Dermatol. 2005;125(1):72–82.

57. Lian N, Li T. Growth factor pathways in hypertrophic scars: molecular pathogenesis and therapeutic implications. Biomed Pharmacother. 2016;84:42–50.

58. Kirfel G, Rigort A, Borm B, Schulte C, Herzog V. Structural and compositional analysis of the keratinocyte migration track. Cell Motil Cytoskeleton. 2003;55(1):1–13.

59. Clark RA, Lin F, Greiling D, An J, Couchman JR. Fibroblast invasive migration into fibronectin/fibrin gels requires a previously uncharacterized dermatan sulfate-CD44 proteoglycan. J Invest Dermatol. 2004;122(2):266–77.

60. Ding J, Ma Z, Shankowsky HA, Medina A, Tredget EE. Deep dermal fibroblast profibrotic characteristics are enhanced by bone marrow-derived mesenchymal stem cells. Wound Repair Regen. 2013;21(3):448–55.

61. Ding J, Tredget EE. The role of chemokines in fibrotic wound healing. Adv Wound Care (New Rochelle). 2015;4(11):673–86.

62. Geissmann F, Jung S, Littman DR. Blood monocytes consist of two principal subsets with distinct migratory properties. Immunity. 2003;19(1):71–82.

63. Willenborg S, Lucas T, van Loo G, Knipper JA, Krieg T, Haase I, et al. CCR2 recruits an inflammatory macrophage subpopulation critical for angiogenesis in tissue repair. Blood. 2012;120(3):613–25.

64. Low QEH, Drugea IA, Duffner LA, Quinn DG, Cook DN, Rollins BJ, et al. Wound Healing in MIP-1α−/− and MCP-1−/− Mice. Am J Pathol. 2001;159(2):457–63.

65. Ferreira AM, Takagawa S, Fresco R, Zhu X, Varga J, DiPietro LA. Diminished induction of skin fibrosis in mice with MCP-1 deficiency. Journal of Investigative Dermatology. 2006;126(8):1900–8.

66. Ekert JE, Murray LA, Das AM, Sheng H, Giles-Komar J, Rycyzyn MA. Chemokine (C-C motif) ligand 2 mediates direct and indirect fibrotic responses in human and murine cultured fibrocytes. Fibrogenesis Tissue Repair. 2011;4(1):23. -1536-4-23.

67. Liao WT, Yu HS, Arbiser JL, Hong CH, Govindarajan B, Chai CY, et al. Enhanced MCP-1 release by keloid CD14+ cells augments fibroblast proliferation: role of MCP-1 and Akt pathway in keloids. Exp Dermatol. 2010;19(8):e142–50.

68. Bodnar RJ, Yates CC, Wells A. IP-10 blocks vascular endothelial growth factor-induced endothelial cell motility and tube formation via inhibition of calpain. Circ Res. 2006;98(5):617–25.

69. Yates CC, Krishna P, Whaley D, Bodnar R, Turner T, Wells A. Lack of CXC chemokine receptor 3 signaling leads to hypertrophic and hypercellular scarring. Am J Pathol. 2010;176(4):1743–55.

70. Satish L, Blair HC, Glading A, Wells A. Interferon-inducible protein 9 (CXCL11)-induced cell motility in keratinocytes requires calcium flux-dependent activation of mu-calpain. Mol Cell Biol. 2005;25(5):1922–41.

71. Yates CC, Whaley D, Kulasekeran P, Hancock WW, Lu B, Bodnar R, et al. Delayed and deficient dermal maturation in mice lacking the CXCR3 ELR-negative CXC chemokine receptor. Am J Pathol. 2007;171(2):484–95.

72. Ishida Y, Gao JL, Murphy PM. Chemokine receptor CX3CR1 mediates skin wound healing by promoting macrophage and fibroblast accumulation and function. J Immunol. 2008;180(1):569–79.

73. Clover AJ, Kumar AH, Caplice NM. Deficiency of CX3CR1 delays burn wound healing and is associated with reduced myeloid cell recruitment and decreased sub-dermal angiogenesis. Burns. 2011;37(8):1386–93.

74. Robertson FM, Pellegrini AE, Ross MS, Oberyszyn AS, Boros LG, Bijur GN, et al. Interleukin-1alpha gene expression during wound healing. Wound Repair Regen. 1995;3(4):473–84.

75. Shephard P, Martin G, Smola-Hess S, Brunner G, Krieg T, Smola H. Myofibroblast differentiation is induced in keratinocyte-fibroblast co-cultures and is antagonistically regulated by endogenous transforming growth factor-β and interleukin-1. Am J Pathol. 2004;164(6):2055–66.

76. Lu T, Tian L, Han Y, Vogelbaum M, Stark GR. Dose-dependent cross-talk between the transforming growth factor-beta and interleukin-1 signaling pathways. Proc Natl Acad Sci U S A. 2007;104(11):4365–70.

77. Salgado RM, Alcantara L, Mendoza-Rodriguez CA, Cerbon M, Hidalgo-Gonzalez C, Mercadillo P, et al. Post-burn hypertrophic scars are characterized by high levels of IL-1beta mRNA and protein and TNF-alpha type I receptors. Burns.

2012;38(5):668–76.

78. Niessen FB, Andriessen MP, Schalkwijk J, Visser L, Timens W. Keratinocyte-derived growth factors play a role in the formation of hypertrophic scars. J Pathol. 2001;194(2):207–16.

79. Barrow RE, Dasu MR. Oxidative and heat stress gene changes in hypertrophic scar fibroblasts stimulated with interleukin-1beta. J Surg Res. 2005;126(1):59–65.

80. Chaudhuri V, Zhou L, Karasek M. Inflammatory cytokines induce the transformation of human dermal microvascular endothelial cells into myofibroblasts: a potential role in skin fibrogenesis. J Cutan Pathol. 2007;34(2):146–53.

81. Mia MM, Boersema M, Bank RA. Interleukin-1beta attenuates myofibroblast formation and extracellular matrix production in dermal and lung fibroblasts exposed to transforming growth factor-beta1. PLoS One. 2014;9(3):e91559.

82. Bhogal RK, Bona CA. Regulatory effect of extracellular signal-regulated kinases (ERK) on type I collagen synthesis in human dermal fibroblasts stimulated by IL-4 and IL-13. Int Rev Immunol. 2008;27(6):472–96.

83. Kilani RT, Delehanty M, Shankowsky HA, Ghahary A, Scott P, Tredget EE. Fluorescent-activated cell-sorting analysis of intracellular interferon-gamma and interleukin-4 in fresh and frozen human peripheral blood T-helper cells. Wound Repair Regen. 2005;13(4):441–9.

84. Tredget EE, Yang L, Delehanty M, Shankowsky H, Scott PG. Polarized Th2 cytokine production in patients with hypertrophic scar following thermal injury. J Interferon Cytokine Res. 2006;26(3):179–89.

85. Ray S, Ju X, Sun H, Finnerty CC, Herndon DN, Brasier AR. The IL-6 trans-signaling-STAT3 pathway mediates ECM and cellular proliferation in fibroblasts from hypertrophic scar. J Invest Dermatol. 2013;133(5):1212–20.

86. Peranteau WH, Zhang L, Muvarak N, Badillo AT, Radu A, Zoltick PW, et al. IL-10 overexpression decreases inflammatory mediators and promotes regenerative healing in an adult model of scar formation. J Invest Dermatol. 2008;128(7):1852–60.

87. Shi J, Li J, Guan H, Cai W, Bai X, Fang X, et al. Anti-fibrotic actions of interleukin-10 against hypertrophic scarring by activation of PI3K/AKT and STAT3 signaling pathways in scar-forming fibroblasts. PLoS One. 2014;9(5):e98228.

88. Elliott CG, Forbes TL, Leask A, Hamilton DW. Inflammatory microenvironment and tumor necrosis factor alpha as modulators of periostin and CCN2 expression in human non-healing skin wounds and dermal fibroblasts. Matrix Biol. 2015;43:71–84.

89. Goldberg MT, Han YP, Yan C, Shaw MC, Garner WL. TNF-alpha suppresses alpha-smooth muscle actin expression in human dermal fibroblasts: an implication for abnormal wound healing. J Invest Dermatol. 2007;127(11):2645–55.

90. Harrop AR, Ghahary A, Scott PG, Forsyth N, Uji-Friedland RTA, Tredget EE. Regulation of collagen synthesis and mRNA expression in normal and hypertrophic scar fibroblasts in vitro by interferon-γ. J Surg Res. 1995;58(5):471–7.

91. Tredget EE, Shen YJ, Liu G, Forsyth N, Smith C, Robertson Harrop A, et al. Regulation of collagen synthesis and messenger RNA levels in normal and hypertrophic scar fibroblasts in vitro by interferon alfa-2b. Wound Repair Regen. 1993;1(3):156–65.

92. Ghahary A, Shen YJ, Nedelec B, Scott PG, Tredget EE. Interferons gamma and alpha-2b differentially regulate the expression of collagenase and tissue inhibitor of metalloproteinase-1 messenger RNA in human hypertrophic and normal dermal fibroblasts. Wound Repair Regen. 1995;3(2):176–84.

93. Wang J, Jiao H, Stewart TL, Shankowsky HA, Scott PG, Tredget EE. Improvement in postburn hypertrophic scar after treatment with IFN-alpha2b is associated with decreased fibrocytes. J Interferon Cytokine Res. 2007;27(11):921–30.

94. Wang J, Chen H, Shankowsky HA, Scott PG, Tredget EE. Improved scar in postburn patients following interferon-alpha2b treatment is associated with decreased angiogenesis mediated by vascular endothelial cell growth factor. J Interferon

Cytokine Res. 2008;28(7):423–34.

95. Nedelec B, Shankowsky H, Scott PG, Ghahary A, Tredget EE. Myofibroblasts and apoptosis in human hypertrophic scars: the effect of interferon-α2b. Surgery. 2001;130(5):798–808.

96. Bi S, Chai L, Yuan X, Cao C, Li S. MicroRNA-98 inhibits the cell proliferation of human hypertrophic scar fibroblasts via targeting Col1A1. Biol Res. 2017;50(1):22-017-0127-6.

97. Gras C, Ratuszny D, Hadamitzky C, Zhang H, Blasczyk R, Figueiredo C. miR-145 Contributes to Hypertrophic Scarring of the Skin by Inducing Myofibroblast Activity. Mol Med. 2015;21:296–304.

98. Xiao K, Luo X, Wang X, Gao Z. MicroRNA185 regulates transforming growth factorbeta1 and collagen1 in hypertrophic scar fibroblasts. Mol Med Rep. 2017;15(4):1489–96.

99. Guo J, Lin Q, Shao Y, Rong L, Zhang D. miR-29b promotes skin wound healing and reduces excessive scar formation by inhibition of the TGF-beta1/Smad/CTGF signaling pathway. Can J Physiol Pharmacol. 2017;95(4):437–42.

100. Kwan P, Ding J, Tredget EE. MicroRNA 181b regulates decorin production by dermal fibroblasts and may be a potential therapy for hypertrophic scar. PLoS One. 2015;10(4):e0123054.

101. Rang Z, Wang ZY, Pang QY, Wang YW, Yang G, Cui F. MiR-181a Targets PHLPP2 to Augment AKT Signaling and Regulate Proliferation and Apoptosis in Human Keloid Fibroblasts. Cell Physiol Biochem. 2016;40(3–4):796–806.

102. Guo L, Xu K, Yan H, Feng H, Wang T, Chai L, et al. MicroRNA expression signature and the therapeutic effect of the microRNA21 antagomir in hypertrophic scarring. Mol Med Rep. 2017;15(3):1211–21.

103. Zhu HY, Li C, Bai WD, Su LL, Liu JQ, Li Y, et al. MicroRNA-21 regulates hTERT via PTEN in hypertrophic scar fibroblasts. PLoS One. 2014;9(5):e97114.

104. Zhou R, Zhang Q, Zhang Y, Fu S, Wang C. Aberrant miR-21 and miR-200b expression and its pro-fibrotic potential in hypertrophic scars. Exp Cell Res. 2015;339(2):360–6.

105. Liu Y, Li Y, Li N, Teng W, Wang M, Zhang Y, et al. TGF-beta1 promotes scar fibroblasts proliferation and transdifferentiation via up-regulating MicroRNA-21. Sci Rep. 2016;6:32,231.

106. Li G, Zhou R, Zhang Q, Jiang B, Wu Q, Wang C. Fibroproliferative effect of microRNA-21 in hypertrophic scar derived fibroblasts. Exp Cell Res. 2016;345(1):93–9.

107. Li P, He QY, Luo CQ. Overexpression of miR-200b inhibits the cell proliferation and promotes apoptosis of human hypertrophic scar fibroblasts in vitro. J Dermatol. 2014;41(10):903–11.

108. Cheng J, Wang Y, Wang D, Wu Y. Identification of collagen 1 as a post-transcriptional target of miR-29b in skin fibroblasts: therapeutic implication for scar reduction. Am J Med Sci. 2013;346(2):98–103.

109. Zhu Y, Li Z, Wang Y, Li L, Wang D, Zhang W, et al. Overexpression of miR-29b reduces collagen biosynthesis by inhibiting heat shock protein 47 during skin wound healing. Transl Res. 2016;178: 38–53.e6.

110. Nagata K. Expression and function of heat shock protein 47: a collagen-specific molecular chaperone in the endoplasmic reticulum. Matrix Biol. 1998;16(7):379–86.

111. Penn JW, Grobbelaar AO, Rolfe KJ. The role of the TGF-beta family in wound healing, burns and scarring: a review. Int J Burns Trauma. 2012;2(1):18–28.

112. Yu Q, Stamenkovic I. Cell surface-localized matrix metalloproteinase-9 proteolytically activates TGF-beta and promotes tumor invasion and angiogenesis. Genes Dev. 2000;14(2):163–76.

113. Wang R, Ghahary A, Shen Q, Scott PG, Roy K, Tredget EE. Hypertrophic scar tissues and fibroblasts produce more trans forming growth factor-beta1 mRNA and protein than normal skin and cells. Wound Repair Regen. 2000;8(2):128–37.

114. Schmid P, Itin P, Cherry G, Bi C, Cox DA. Enhanced expression of transforming growth factor-beta type I and type II receptors in wound granulation tissue and hypertrophic scar. Am J Pathol. 1998;152(2):485–93.

115. Liu Y, Liu H, Meyer C, Li J, Nadalin S, Konigsrainer A, et al. Transforming growth factor-beta (TGF-beta)-mediated connective tissue growth factor (CTGF) expression in hepatic stellate cells requires Stat3 signaling activation. J Biol Chem. 2013;288(42):30,708–19.

116. Tang LY, Heller M, Meng Z, Yu LR, Tang Y, Zhou M, et al. Transforming growth factor-beta (TGF-beta) directly activates the JAK1-STAT3 axis to induce hepatic fibrosis in coordination with the SMAD pathway. J Biol Chem. 2017;292(10):4302–12.

117. Tao L, Liu J, Li Z, Dai X, Li S. Role of the JAK-STAT pathway in proliferation and differentiation of human hypertrophic scar fibroblasts induced by connective tissue growth factor. Mol Med Rep. 2010;3(6):941–5.

118. Kim JS, Choi IG, Lee BC, Park JB, Kim JH, Jeong JH, et al. Neuregulin induces CTGF expression in hypertrophic scarring fibroblasts. Mol Cell Biochem. 2012;365(1-2):181–9.

119. Colwell AS, Phan TT, Kong W, Longaker MT, Lorenz PH. Hypertrophic scar fibroblasts have increased connective tissue growth factor expression after transforming growth factor-beta stimulation. Plast Reconstr Surg. 2005;116(5):1387–90. discussion 1391-2.

120. Hu X, Li N, Tao K, Fang X, Liu J, Wang Y, et al. Effects of integrin alphanubeta3 on differentiation and collagen synthesis induced by connective tissue growth factor in human hypertrophic scar fibroblasts. Int J Mol Med. 2014;34(5):1323–34.

121. Bai X, He T, Liu J, Wang Y, Fan L, Tao K, et al. Loureirin B inhibits fibroblast proliferation and extracellular matrix deposition in hypertrophic scar via TGF-beta/Smad pathway. Exp Dermatol. 2015;24(5):355–60.

122. Wang Y, Liou N, Cherng J, Chang S, Ma K, Fu E, et al. siRNA-targeting transforming growth factor-β type I receptor reduces wound scarring and extracellular matrix deposition of scar tissue. Journal of Investigative Dermatology. 2014;134(7):2016–25.

123. Sisco M, Kryger ZB, O'Shaughnessy KD, Kim PS, Schultz GS, Ding XZ, et al. Antisense inhibition of connective tissue growth factor (CTGF/CCN2) mRNA limits hypertrophic scarring without affecting wound healing in vivo. Wound Repair Regen. 2008;16(5):661–73.

124. Bates DO. Vascular endothelial growth factors and vascular permeability. Cardiovasc Res. 2010;87(2):262–71.

125. Detmar M, Brown LF, Schon MP, Elicker BM, Velasco P, Richard L, et al. Increased microvascular density and enhanced leukocyte

126. scar formation in a rabbit ear wounding model. Arch Plast Surg. 2016;43(6):491–7.

127. Wilgus TA, Ferreira AM, Oberyszyn TM, Bergdall VK, Dipietro LA. Regulation of scar formation by vascular endothelial growth factor. Lab Invest. 2008;88(6):579–90.

128. Lund SA, Giachelli CM, Scatena M. The role of osteopontin in inflammatory processes. J Cell Commun Signal. 2009;3(3-4):311–22.

129. Park CH, Chung JH. Epidermal growth factor-induced matrix metalloproteinase-1 expression is negatively regulated by p38 MAPK in human skin fibroblasts. J Dermatol Sci. 2011;64(2):134–41.

130. Song R, Bian HN, Lai W, Chen HD, Zhao KS. Normal skin and hypertrophic scar fibroblasts differentially regulate collagen and fibronectin expression as well as mitochondrial membrane potential in response to basic fibroblast growth factor. Braz J Med Biol Res. 2011;44(5):402–10.

131. Shi HX, Lin C, Lin BB, Wang ZG, Zhang HY, Wu FZ, et al. The anti-scar effects of basic fibroblast growth factor on the wound repair in vitro and in vivo. PLoS One. 2013;8(4):e59966.

132. Eto H, Suga H, Aoi N, Kato H, Doi K, Kuno S, et al. Therapeutic potential of fibroblast growth factor-2 for hypertrophic scars: upregulation of MMP-1 and HGF expression. Lab Invest. 2012;92(2):214–23.

133. Wang J, Ding J, Jiao H, Honardoust D, Momtazi M, Shankowsky HA, et al. Human hypertrophic scar-like nude mouse model: characterization of the molecular and cellular biology of the scar process. Wound Repair Regen. 2011;19(2):274–85.

134. Yang DY, Li SR, Wu JL, Chen YQ, Li G, Bi S, et al. Establishment of a hypertrophic scar model by transplanting full-thickness human skin grafts onto the backs of nude mice. Plast Reconstr Surg. 2007;119(1):104–9. discussion 110-1.

135. Ding J, Tredget EE. Transplanting Human skin grafts onto nude mice to model skin scars. Methods Mol Biol. 2017;1627:65–80.

136. Momtazi M, Kwan P, Ding J, Anderson CC, Honardoust D, Goekjian S, et al. A nude mouse model of hypertrophic scar shows morphologic and histologic characteristics of human hypertrophic scar. Wound Repair Regen. 2013;21(1):77–87.

137. Alrobaiea SM, Ding J, Ma Z, Tredget EE. A novel nude mouse model of hypertrophic scarring using scratched full thickness human skin grafts. Adv Wound Care (New Rochelle). 2016;5(7):299–313.

Chao-Kai Hsu, Hsing-San Yang, John A. McGrath

瘢痕疙瘩是一种由异常的伤口愈合过程引起的侵袭性隆起性的皮肤病变。增生性瘢痕的皮损范围局限在初始伤口范围内,与之不同的是,瘢痕疙瘩的生长超出原始伤口边缘[1]。组织病理学上,瘢痕疙瘩以瘢痕疙瘩胶原(厚的透明化嗜酸性胶原纤维)为特征,这种胶原在真皮中表现为水平推进的舌状边缘的形态[2]。瘢痕疙瘩通常在皮肤损伤或炎症过程(例如,寻常痤疮、毛囊炎、水痘或疫苗接种)后数月开始,甚至长达1年后才开始出现[3,4]。正常的伤口愈合过程涉及大量基因表达和复杂的信号通路,这些基因、分子和通路的相互作用意味着任何的基因表达的变化都可能导致伤口的异常愈合,这其中就包括瘢痕疙瘩的形成[5]。

瘢痕疙瘩的发病机制非常复杂。大量的数据表明,发病机制与两个方面有关,皮肤的局部因素(组织张力、细胞因子和生长因子/受体及其信号通路)和遗传倾向/遗传因素,其中包括表观遗传影响[6-14]。总之,瘢痕疙瘩的形成机制包括:①机械力;②遗传易感性;③各种细胞因子/生长因子的失调;④异常的胶原纤维的沉积。然而,没有一个统一的假说可以充分阐明瘢痕疙瘩的形成机制。本章重点讨论遗传因素对瘢痕疙瘩发病机制的影响。

4.1 瘢痕疙瘩遗传基础的证据/现象

有大量证据或现象表明瘢痕疙瘩与遗传因素有关。从根本上说,不同人种之间瘢痕疙瘩患病率的差异提示瘢痕疙瘩易感性,为相关遗传学证据提供了第一条线索。虽然瘢痕疙瘩可以发生在所有人群中,但众所周知,深色人种,如亚洲人和非洲人,更容易(高达15倍)形成瘢痕疙瘩[7,15-17]。这也反映在其发病率上,瘢痕疙瘩是英国成年黑种人患者中第五大常见皮肤病[18]。

其次,人们已经对所谓的"瘢痕疙瘩谱系"进行了大量研究,显示瘢痕疙瘩的易感性在家族谱系中是存

在的[19]。Omodare 等首次报道了尼日利亚34个家族的瘢痕疙瘩发病具有常染色体隐性遗传模式[20]。Marneros 等人在14个瘢痕疙瘩家族中观察到具有不完全临床外显率和可变表达的常染色体显性遗传,主要是非洲裔美国人(n=10),但也包括白种人(n=1)、日本人(n=2)和非洲-加勒比人(n=1)。对汉族人[21]、非洲裔加勒比人、非洲裔美国人和亚裔美国人的多项研究进一步支持了常染色体显性遗传模式[22]。在750例中国台湾瘢痕疙瘩患者的队列中,超过一半的患者报告有阳性家族史,其中大多数为常染色体显性遗传和不完全外显率(未公开数据,Hsu CK)(图4.1)。总体而言,瘢痕疙瘩似乎不太可能是表型的单一遗传模式,但根据来自不同种族人群的一些独立群体的报告,具有不完全外显率和可变表现力的常染色体显性遗传似乎最有可能。

双胞胎研究也是研究共同遗传学对复杂疾病的影响程度的有力工具[23]。同卵双胞胎有100%相同的基因,而异卵双胞胎平均有50%相同的基因。因此,当同卵双胞胎之间的发病率较高时,遗传因子在瘢痕疙瘩发病中的意义就不难理解了[19, 24]。

4.2 瘢痕疙瘩相关综合征

据报道,许多罕见的先天性综合征与家族性瘢痕疙瘩有关。这些综合征大多是分子基础已知的孟德尔疾病,其为研究瘢痕疙瘩的发病机制和寻找病因线索、可能的治疗方法或预防措施提供了很好的机会。

鲁宾斯坦-泰比综合征(RSTS1;OMIM 180849, RSTS2;613684)是最常见的瘢痕疙瘩相关综合征。这种综合征的特征为智力低下、生长迟缓、小头畸形、拇指和蹈趾宽大及面部畸形。有几个明显的面部特征,例如,高高拱起的眉毛、宽阔的鼻梁、喙鼻、鬼脸样微笑,伴瘢痕疙瘩的患病率增加(图4.2)[25]。一项回顾性

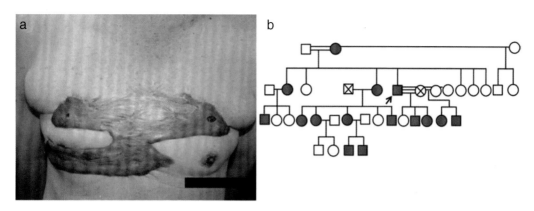

图 4.1　1 例家族性瘢痕疙瘩。(a)1 例 58 岁男性患者在前胸有一个大的硬化斑块。在瘢痕疙瘩内可见瘘管。(b) 谱系表明常染色体显性遗传，临床外显率不完全。

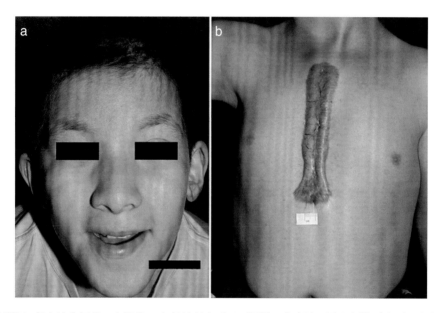

图 4.2　(a)患有鲁宾斯坦-泰比综合征的 5 岁男孩。患者呈现出明显不同的面部征象，眉毛高拱、鼻梁宽、喙鼻和鬼脸样微笑。(b)心脏手术后，患者前胸长出一个大的瘢痕疙瘩。

研究显示，62 例荷兰 RTS 患者中有 15 例患有瘢痕疙瘩，无论是自发性还是在轻微创伤后，都通常开始于青春期早期[26]。RTS 是由常染色体显性遗传的 CREBBP 或 EP300 基因突变引起的[26]。CREBBP 基因编码 CREB 结合蛋白，而 EP300 基因编码组蛋白乙酰转移酶 p300 蛋白。两者都是 SMAD 相关蛋白/转化生长因子 (TGF)-β 信号通路的共激活因子[27]。此外，组蛋白乙酰转移酶的参与表明表观遗传修饰可能在瘢痕疙瘩的发病机制中发挥作用[28]，这已得到多项研究的支持[9, 29-31]。

Atwal 等人最近报道了一种新的 X-连锁综合征，由 FLNA 错义突变引起的心脏瓣膜病、关节活动度降低和瘢痕疙瘩形成(c.4726G>A；p.G1576R)[32]。编码的蛋白细丝蛋白 A，是一种 SMAD 相关蛋白，为 TGF-β 超家族和其他信号转导途径之间的交叉传导提供了一个支架[33]。

埃勒斯-当洛综合征(EDS)是一组具有临床和遗传异质性的遗传性结缔组织疾病，其特征是关节过度活动、皮肤过度伸展和组织脆弱。2017 年分类描述了 13 种类型的 EDS[34]。其中，下肢瘢痕疙瘩斑块在 IV 型 EDS 被报道过，这是由 III 型胶原蛋白(COL3A1)基因的杂合突变引起的[35]。

总的来说，这 3 种不同的孟德尔综合征疾病提供了单基因促成瘢痕疙瘩发生的证据，虽然在这些不同的情况下，原发疾病的临床表现千变万化。

4.3　连锁分析确定了几个位点和候选基因

对于非综合征性瘢痕疙瘩患者，尽管家族遗传在对遗传影响的理解中扮演着重要角色，但很难确定易感基因。遗传连锁分析是检测潜在致病基因染色体位置的有力工具[36]。它基于以下观察结果：染色体上距离靠近的基因在减数分裂期间保持连锁，因此，是一种很适合研究瘢痕疙瘩易感个体的技术。

对具有常染色体显性遗传模式的瘢痕疙瘩家族进行连锁分析，发现一个日本家族对染色体2q23带易感位点，一个美国非裔家族对染色体7p11带易感位点，其概率的对数（LOD）均大于3[37]（表4.1）。染色体带2q23的TNFAIP6基因和染色体带7p11的EGFR基因被认为是相应基位点内的候选基因。在一个发生瘢痕疙瘩的中国大家族中，连锁区间分别为15q22.31-q23、18q21.1和10q23.31。其中，18q21.1区域包含SMAD2、SMAD7、SMAD4基因，这些基因参与TGF-β信号通路的调控[38]。然而，对各自家族中这些特定基因的Sanger测序并没有发现独特的分离变体。

4.4　全基因组关联研究

全基因组关联研究（GWAS）是对不同个体的全基因组单核苷酸多态性（SNP）进行的一项观察性研究，以确定是否有任何SNP与人类疾病相关[39]。简单地说，就是使用SNP阵列读取疾病组和对照组中每个受试者的数百万个遗传变异。如果变异体在疾病组中更频繁，则说明变异体与疾病相关。识别出的SNP标记的区域被认为是人类基因组疾病的"热点"。因此，GWAS是一种潜在有用的研究技术，可用于确定大量患者和对照个体对瘢痕疙瘩的基因组易感性的个体。

通过在日本人群中对824例瘢痕疙瘩患者和3205例无瘢痕疙瘩者（对照组）进行GWAS研究，Nakashima等人在3个染色体区域发现了4个SNP：1q41位点的rs873549、3q22.3位点的rs940187和rs1511412位点的rs8032158、15p21.3位点的rs8032158[40]。其中，rs8032158位于NEDD4基因内含子内。NEDD4可以上调纤维连接蛋白和1型胶原蛋白的表达，而这些蛋白在细胞外基质的积累中起作用[41]。此外，NEDD4参与了IGF-1受体[42]的泛素化和稳定性，在瘢痕疙瘩病变中观察到IGF-1受体的过度表达[43-45]。这些位点（1q41和15q21.3）在714例中国瘢痕疙瘩患者中得到进一步证实[46]。Ogawa等人在204例日本患者中进一步确定了rs8032158（15p21.3）作为瘢痕疙瘩严重程度的生物标志物[47]。

表4.1　选定基因中基因多态性或突变的群体研究总结

基因名	位置	功能	样本人群的种族	研究方法	参考文献
EGFR[a]	7p1w1	细胞迁移 细胞增殖	美国非裔	连锁分析；全基因组关联研究	Marneros等（2004）[37]
TNFAIP6[a]	2q23	细胞外基质的合成	日本人		
SMAD2 SMAD4 SMAD7	18q21.1	细胞外基质的合成	中国人	连锁分析	Yan等（2007）[38]
FOXL2[a]	1q41	促性腺激素释放激素/类固醇激素	日本人	全基因组关联研究	Nakashima等（2010）[40]
	3q22.3-23	信号通路			
NEDD4	15q21.3	细胞外基质的合成			
HLA-DRB1[a]15	6p21.32	免疫应答	北欧起源的高加索人	聚合链反应寡核苷酸探针分型系统（PCR-SSOP）	Brown等（2008）[56]
CDC2L1	1p36	细胞周期的调控	中国人	单核苷酸多态性（SNP）序列	Zhang等（2012）[73]
TGF-β1	19q13.1	细胞外基质的合成	马来西亚人	单核苷酸多态性（SNP）序列	Emami等（2012）[59]
SMAD4	18q21.1	细胞外基质的合成	马来西亚人		

[a]接近基因。

4.5　瘢痕疙瘩的其他全基因组研究

混合图谱是一种强大的基因作图方法,能够显示不同祖先中疾病或性状的风险差异[48],因此,也适用于评估遗传因素在瘢痕疙瘩形成中的作用。混合图谱最常应用于有欧洲血统的非裔美国人和西非人[48]。Velez Edwards 等人应用混合定位技术,在 478 名非洲裔美国人中鉴定了一个与瘢痕疙瘩形成相关的 15q21.2-22.3 位点[49]。进一步分析发现肌球蛋白 1E(MYO1E)与肌球蛋白 7A(MYO7A)存在显著关联,基因组扫描也发现两者存在显著关联。这两个肌球蛋白基因表明,改变的细胞骨架可能有助于增强瘢痕疙瘩成纤维细胞的迁移和侵袭特性[50-52]。

Shih 和 Bayat 对瘢痕疙瘩内部和外部组织进行了基于阵列的比较基因组杂交,鉴定出 6p21.32、11q11、17q12、8p23.1、22q13.1、19p13.1 和 2q14.3 的拷贝数变异[53]。瘢痕疙瘩的形成与位于 6p21.32 区域的 HLA-DRB5 之间的联系通过 qPCR 验证研究得到进一步证实。其他 HLA 关联也已经被报道,包括高加索人和中国人群中的 HLA-DRB1*15,以及 HLA-DQA*104、DQB1*0501 和 DQB1*0503,这些都共同表明免疫遗传学对瘢痕疙瘩易感性的研究有着显著的贡献[54-56]。

然而,总的来说,没有任何独特的基因、基因集合或相关的功能途径可以直接作为主要的基因组易感因素,需要进一步研究以确定这些假定的基因或 SNP 是否确实有助于瘢痕疙瘩的形成。

4.6　瘢痕疙瘩的其他遗传研究

4.6.1　TGF-β 和 SMAD

在个体基因关联方面,有大量证据表明,瘢痕疙瘩形成过程中 TGF-β 和下游信号分子 SMAD 的调控异常[11]。因此,一些研究集中在这些基因内的多态性上,包括 TGF-β1、TGF-β2、TGF-β3、TGF-β 受体(TGF-βR)Ⅰ、TGF-βRⅡ、TGF-βRⅢ、SMAD3、SMAD6、SMAD7,以及它们如何促进瘢痕疙瘩的形成[57-63]。

然而,这些遗传研究可能存在一些局限性。首先,这些研究所纳入的人口规模小,且缺乏健康对照组。其次,未系统地选择突变或多态研究的基因,因此可能难以得出关于瘢痕疙瘩形成的遗传基础的结论。Tu

等人对 5 例病例对照研究进行了 Meta 分析,共包括 564 例瘢痕疙瘩病例和 620 个健康对照[64]。结果表明 TGF-β1 多态性(c.509C/T)与瘢痕疙瘩易感性无关。该分析的阴性结果表明:瘢痕疙瘩中可能存在一个上游基因或其他基因参与了 TGF-β 基因的表达。这些结果需要高质量和大规模的研究来进一步验证。

4.6.2　TP53

肿瘤抑制因子 p53 已被证明在控制细胞增殖和凋亡方面发挥重要作用,因此,人们对其在瘢痕疙瘩发病机制中的潜在失调进行了研究。Saed 等人报道了 7 例瘢痕疙瘩组织样本中的 TP53 基因突变,但在相同患者的健康皮肤组织或口腔拭子中没有发现[65]。然而,他们的结果没有得到另一组的证实[66]。

4.6.3　ASAH1

Santos-Cortez 等人最近发现 ASAH1 是家族性瘢痕疙瘩的易感基因[67]。通过全基因组数据分析,定位到一个位点 8p23.3-p21.3,LOD 值为 4.48。对该位点进行全外显子组测序,鉴定了约鲁巴大家族 N-酰基鞘氨醇酰胺水解酶(ASAH1)基因的错义突变 c.1202T>C(p.Leu401Pro)。ASAH1 基因编码“酸性神经酰胺酸酶”,该酶负责神经酰胺的降解。神经酰胺与肿瘤发生有关,细胞内神经酰胺的增加可能会诱导凋亡信号传导[68]。ASAH1 蛋白在癌细胞系和人肺泡巨噬细胞中高度表达,表明其在增生性病变和炎症中发挥作用[69]。虽然 ASAH1 基因型与瘢痕疙瘩表型在这个大家族中共同分离,但遗憾的是,ASAH1 变异体的携带者并未产生瘢痕疙瘩。因此,表达该变体的瘢痕疙瘩的病理特征,以及神经酰胺和神经酰胺酶水平可以得到验证。仍需要进一步的功能研究来阐明 ASAH1 变体在瘢痕疙瘩发病机制中的作用。

4.7　未来展望

RNA 测序(RNA-seq),也被称为全转录物组鸟枪法测序(WTSS),是一种利用下一代测序能力揭示特定时刻基因组中 RNA 存在和数量的快照技术[70, 71]。因此,RNA-seq 数据有助于解释“个性化转录组”,并可用于提高对瘢痕疙瘩生物发生中转录组谱变化的理解。Onoufriadis 等人应用 RNA-seq 来探索瘢痕疙瘩形成早期时间点的转录组改变[72]。对8名瘢痕疙瘩易发受试者和6名健康对照者的臀部进行了活检,间隔6周后再活检。比较受伤前后的健康对照组,确定了2215个差异表达的基因,而在瘢痕疙瘩倾向的指标中进行了相同的分析,发现了3161个差异表达的基因。在这些基因中,有513个是健康个体特有的基因,有1449个基因是瘢痕疙瘩表型特有的基因。有22条通路与瘢痕疙瘩易感个体直接相关。值得注意的是,创伤后瘢痕疙瘩易感个体的NOTCH信号、MAPK信号和Toll样受体通路发生改变。基因关联网络分析表明,在伤口愈合过程中,瘢痕疙瘩易发个体和健康个体之间细胞因子信号基因的平均表达谱存在差异。该研究对瘢痕疙瘩转录组进行了全面综合分析,并强调了瘢痕疙瘩形成过程中的生物学途径。更重要的是,结果可能有助于识别基因驱动因素。

4.8　结论

尽管有大量的证据或现象表明瘢痕疙瘩的形成与遗传有关,但仍需要做大量工作来增加目前对瘢痕疙瘩形成遗传基础的理解。既往的研究表明瘢痕疙瘩多基因遗传模式的可能性。此外,在瘢痕疙瘩的发病机制中也发现了多个基因位点或基因。然而,大多数的发现需要进一步的功能研究来阐明潜在的致病性,希望这项工作有助于阐明瘢痕疙瘩形成的分子基础,并为预防、诊断和治疗提供新的策略。

（陈晓栋 译　王珏 审校）

参考文献

1. Tuan TL, Nichter LS. The molecular basis of keloid and hypertrophic scar formation. Mol Med Today. 1998;4(1):19–24.
2. Lee JY, Yang CC, Chao SC, Wong TW. Histopathological differential diagnosis of keloid and hypertrophic scar. Am J Dermatopathol. 2004;26(5):379–84.
3. Brissett AE, Sherris DA. Scar contractures, hypertrophic scars, and keloids. Facial Plast Surg. 2001;17(4):263–72.
4. Robles DT, Moore E, Draznin M, Berg D. Keloids: pathophysiology and management. Dermatol Online J. 2007;13(3):9.
5. Gurtner GC, Werner S, Barrandon Y, Longaker MT. Wound repair and regeneration. Nature. 2008;453(7193):314–21.
6. Gauglitz GG, Korting HC, Pavicic T, Ruzicka T, Jeschke MG. Hypertrophic scarring and keloids: pathomechanisms and current and emerging treatment strategies. Mol Med. 2011;17(1–2):113–25.
7. Al-Attar A, Mess S, Thomassen JM, Kauffman CL, Davison SP. Keloid pathogenesis and treatment. Plast Reconstr Surg. 2006;117(1):286–300.
8. Butler PD, Longaker MT, Yang GP. Current progress in keloid research and treatment. J Am Coll Surg. 2008;206(4):731–41.
9. He Y, Deng Z, Alghamdi M, Lu L, Fear MW, He L. From genetics to epigenetics: new insights into keloid scarring. Cell Prolif. 2017;50:e12326.
10. Huang C, Murphy GF, Akaishi S, Ogawa R. Keloids and hypertrophic scars: update and future directions. Plast Reconstr Surg Glob Open. 2013;1(4):e25.
11. Berman B, Maderal Λ, Raphael B. Keloids and hypertrophic scars: pathophysiology, classification, and treatment. Dermatol Surg. 2017;43(Suppl 1):S3–S18.
12. Hsu CK, Lin HH, Harn HI, Hughes MW, Tang MJ, Yang CC. Mechanical forces in skin disorders. J Dermatol Sci. 2018;90(3):232–40.
13. Ogawa R, Hsu CK. Mechanobiological dysregulation of the epidermis and dermis in skin disorders and in degeneration. J Cell Mol Med. 2013;17(7):817–22.
14. Glass DA 2nd. current understanding of the genetic causes of keloid formation. J Investig Dermatol Symp Proc. 2017;18(2):S50–S3.
15. Kelly AP. Keloids. Dermatol Clin. 1988;6(3):413–24.
16. LeFlore IC. Misconceptions regarding elective plastic surgery in the black patient. J Natl Med Assoc. 1980;72(10):947–8.
17. Ud-Din S, Bayat A. Strategic management of keloid disease in ethnic skin: a structured approach supported by the emerging literature. Br J Dermatol. 2013;169(Suppl 3):71–81.
18. Child FJ, Fuller LC, Higgins EM, Du Vivier AW. A study of the spectrum of skin disease occurring in a black population in southeast London. Br J Dermatol. 1999;141(3):512–7.
19. Marneros AG, Norris JE, Olsen BR, Reichenberger E. Clinical genetics of familial keloids. Arch Dermatol. 2001;137(11):1429–34.
20. Omo-Dare P. Genetic studies on keloid. J Natl Med Assoc. 1975;67(6):428–32.
21. Chen Y, Gao JH, Liu XJ, Yan X, Song M. Characteristics of occurrence for Han Chinese familial keloids. Burns. 2006;32(8):1052–9.
22. Clark JA, Turner ML, Howard L, Stanescu H, Kleta R, Kopp JB. Description of familial keloids in five pedigrees: evidence for autosomal dominant inheritance and phenotypic heterogeneity. BMC Dermatol. 2009;9:8.
23. Phillips DI. Twin studies in medical research: can they tell us whether diseases are genetically determined? Lancet. 1993;341(8851):1008–9.
24. Bloom D. Multiple keloids in twin sisters. Arch Derm Syphilol. 1947;55(3):426.
25. Siraganian PA, Rubinstein JH, Miller RW. Keloids and neoplasms in the Rubinstein-Taybi syndrome. Med Pediatr Oncol. 1989;17(6):485–91.
26. van de Kar AL, Houge G, Shaw AC, de Jong D, van Belzen MJ, Peters DJ, et al. Keloids in Rubinstein-Taybi syndrome: a clinical study. Br J Dermatol. 2014;171(3):615–21.
27. Warner DR, Bhattacherjee V, Yin X, Singh S, Mukhopadhyay P, Pisano MM, et al. Functional interaction between Smad, CREB binding protein, and p68 RNA helicase. Biochem Biophys Res Commun. 2004;324(1):70–6.
28. Korzus E. Rubinstein-Taybi syndrome and epigenetic alterations. Adv Exp Med Biol. 2017;978:39–62.
29. Diao JS, Xia WS, Yi CG, Wang YM, Li B, Xia W, et al. Trichostatin A inhibits collagen synthesis and induces apoptosis in keloid fibroblasts. Arch Dermatol Res. 2011;303(8):573–80.
30. Fitzgerald O'Connor EJ, Badshah II, Addae LY, Kundasamy P, Thanabalasingam S, Abioye D, et al. Histone deacetylase 2 is upregulated in normal and keloid scars. J Invest Dermatol. 2012;132(4):1293–6.
31. Russell SB, Russell JD, Trupin KM, Gayden AE, Opalenik SR, Nanney LB, et al. Epigenetically altered wound healing in keloid fibroblasts. J Invest Dermatol. 2010;130(10):2489–96.
32. Atwal PS, Blease S, Braxton A, Graves J, He W, Person R, et al. Novel X-linked syndrome of cardiac valvulopathy, keloid scarring, and reduced joint mobility due to filamin A substitution G1576R. Am J Med Genet A. 2016;170a(4):891–5.
33. Sasaki A, Masuda Y, Ohta Y, Ikeda K, Watanabe K. Filamin associates with Smads and regulates transforming growth factor-beta

signaling. J Biol Chem. 2001;276(21):17871–7.

34. Malfait F, Francomano C, Byers P, Belmont J, Berglund B, Black J, et al. The 2017 international classification of the Ehlers-Danlos syndromes. Am J Med Genet C Semin Med Genet. 2017;175(1):8–26.

35. Burk CJ, Aber C, Connelly EA. Ehlers-Danlos syndrome type IV: keloidal plaques of the lower extremities, amniotic band limb deformity, and a new mutation. J Am Acad Dermatol. 2007;56(2 Suppl):S53–4.

36. Lander E, Kruglyak L. Genetic dissection of complex traits: guidelines for interpreting and reporting linkage results. Nat Genet. 1995;11(3):241–7.

37. Marneros AG, Norris JE, Watanabe S, Reichenberger E, Olsen BR. Genome scans provide evidence for keloid susceptibility loci on chromosomes 2q23 and 7p11. J Invest Dermatol. 2004;122(5):1126–32.

38. Yan X, Gao JH, Chen Y, Song M, Liu XJ. Preliminary linkage analysis and mapping of keloid susceptibility locus in a Chinese pedigree. Zhonghua Zheng Xing Wai Ke Za Zhi. 2007;23(1):32–5.

39. Manolio TA. Genomewide association studies and assessment of the risk of disease. N Engl J Med. 2010;363(2):166–76.

40. Nakashima M, Chung S, Takahashi A, Kamatani N, Kawaguchi T, Tsunoda T, et al. A genome-wide association study identifies four susceptibility loci for keloid in the Japanese population. Nat Genet. 2010;42(9):768–71.

41. Chung S, Nakashima M, Zembutsu H, Nakamura Y. Possible involvement of NEDD4 in keloid formation; its critical role in fibroblast proliferation and collagen production. Proc Jpn Acad Ser B Phys Biol Sci. 2011;87(8):563–73.

42. Vecchione A, Marchese A, Henry P, Rotin D, Morrione A. The Grb10/Nedd4 complex regulates ligand-induced ubiquitination and stability of the insulin-like growth factor I receptor. Mol Cell Biol. 2003;23(9):3363–72.

43. Daian T, Ohtsuru A, Rogounovitch T, Ishihara H, Hirano A, Akiyama-Uchida Y, et al. Insulin-like growth factor-I enhances transforming growth factor-beta-induced extracellular matrix protein production through the P38/activating transcription factor-2 signaling pathway in keloid fibroblasts. J Invest Dermatol. 2003;120(6):956–62.

44. Ishihara H, Yoshimoto H, Fujioka M, Murakami R, Hirano A, Fujii T, et al. Keloid fibroblasts resist ceramide-induced apoptosis by overexpression of insulin-like growth factor I receptor. J Invest Dermatol. 2000;115(6):1065–71.

45. Yoshimoto H, Ishihara H, Ohtsuru A, Akino K, Murakami R, Kuroda H, et al. Overexpression of insulin-like growth factor-1 (IGF-I) receptor and the invasiveness of cultured keloid fibroblasts. Am J Pathol. 1999;154(3):883–9.

46. Zhu F, Wu B, Li P, Wang J, Tang H, Liu Y, et al. Association study confirmed susceptibility loci with keloid in the Chinese Han population. PLoS One. 2013;8(5):e62377.

47. Ogawa R, Watanabe A, Than Naing B, Sasaki M, Fujita A, Akaishi S, et al. Associations between keloid severity and single-nucleotide polymorphisms: importance of rs8032158 as a biomarker of keloid severity. J Invest Dermatol. 2014;134(7):2041–3.

48. Shriner D. Overview of admixture mapping. Curr Protoc Hum Genet. 2013;Chapter 1:Unit 1.23.

49. Velez Edwards DR, Tsosie KS, Williams SM, Edwards TL, Russell SB. Admixture mapping identifies a locus at 15q21.2-22.3 associated with keloid formation in African Americans. Hum Genet. 2014;133(12):1513–23.

50. Hsu CK, Lin HH, Harn HI, Ogawa R, Wang YK, Ho YT, et al. Caveolin-1 controls hyperresponsiveness to mechanical stimuli and fibrogenesis-associated RUNX2 activation in keloid fibroblasts. J Invest Dermatol. 2018;138(1):208–18.

51. Harn HI, Hsu CK, Wang YK, Huang YW, Chiu WT, Lin HH, et al. Spatial distribution of filament elasticity determines the migratory behaviors of a cell. Cell Adh Migr. 2016;10(4):368–77.

52. Harn HI, Wang YK, Hsu CK, Ho YT, Huang YW, Chiu WT, et al. Mechanical coupling of cytoskeletal elasticity and force generation is crucial for understanding the migrating nature of keloid fibroblasts. Exp Dermatol. 2015;24(8):579–84.

53. Shih B, Bayat A. Comparative genomic hybridisation analysis of keloid tissue in Caucasians suggests possible involvement of HLA-DRB5 in disease pathogenesis. Arch Dermatol Res. 2012;304(3):241–9.

54. Shih B, Bayat A. Genetics of keloid scarring. Arch Dermatol Res. 2010;302(5):319–39.

55. Brown JJ, Bayat A. Genetic susceptibility to raised dermal scarring. Br J Dermatol. 2009;161(1):8–18.

56. Brown JJ, Ollier WE, Thomson W, Bayat A. Positive association of HLA-DRB1*15 with keloid disease in Caucasians. Int J Immunogenet. 2008;35(4-5):303–7.

57. Brown JJ, Ollier W, Arscott G, Ke X, Lamb J, Day P, et al. Genetic susceptibility to keloid scarring: SMAD gene SNP frequencies in Afro-Caribbeans. Exp Dermatol. 2008;17(7):610–3.

58. He S, Liu X, Yang Y, Huang W, Xu S, Yang S, et al. Mechanisms of transforming growth factor beta(1)/Smad signalling mediated by mitogen-activated protein kinase pathways in keloid fibroblasts. Br J Dermatol. 2010;162(3):538–46.

59. Emami A, Halim AS, Salahshourifar I, Yussof SJ, Khoo TL, Kannan TP. Association of TGFbeta1 and SMAD4 variants in the etiology of keloid scar in the Malay population. Arch Dermatol Res. 2012;304(7):541–7.

60. Bayat A, Bock O, Mrowietz U, Ollier WE, Ferguson MW. Genetic susceptibility to keloid disease and transforming growth factor beta 2 polymorphisms. Br J Plast Surg. 2002;55(4):283–6.

61. Bayat A, Bock O, Mrowietz U, Ollier WE, Ferguson MW. Genetic susceptibility to keloid disease and hypertrophic scarring: transforming growth factor beta1 common polymorphisms and plasma levels. Plast Reconstr Surg. 2003;111(2):535–43. discussion 44-6.

62. Bayat A, Bock O, Mrowietz U, Ollier WE, Ferguson MW. Genetic susceptibility to keloid disease: transforming growth factor beta receptor gene polymorphisms are not associated with keloid disease. Exp Dermatol. 2004;13(2):120–4.

63. Bayat A, Walter JM, Bock O, Mrowietz U, Ollier WE, Ferguson MW. Genetic susceptibility to keloid disease: mutation screening of the TGFbeta3 gene. Br J Plast Surg. 2005;58(7):914–21.

64. Tu Y, Lineaweaver WC, Zhang F. TGF-beta1-509C/T polymorphism and susceptibility to keloid disease: a systematic review and meta-analysis. Scars Burn Heal. 2017;3:2059513117709943.

65. Saed GM, Ladin D, Olson J, Han X, Hou Z, Fivenson D. Analysis of p53 gene mutations in keloids using polymerase chain reaction-based single-strand conformational polymorphism and DNA sequencing. Arch Dermatol. 1998;134(8):963–7.

66. Yan L, Lu XY, Wang CM, Cao R, Yin YH, Jia CS, et al. Association between p53 gene codon 72 polymorphism and keloid in Chinese population. Zhonghua Zheng Xing Wai Ke Za Zhi. 2007;23(5):428–30.

67. Santos-Cortez RLP, Hu Y, Sun F, Benahmed-Miniuk F, Tao J, Kanaujiya JK, et al. Identification of ASAH1 as a susceptibility gene for familial keloids. Eur J Hum Genet. 2017;25(10):1155–61.

68. Huang WC, Chen CL, Lin YS, Lin CF. Apoptotic sphingolipid ceramide in cancer therapy. J Lipids. 2011;2011:565316.

69. Coant N, Sakamoto W, Mao C, Hannun YA. Ceramidases, roles in sphingolipid metabolism and in health and disease. Adv Biol Regul. 2017;63:122–31.

70. Chu Y, Corey DR. RNA sequencing: platform selection, experimental design, and data interpretation. Nucleic Acid Ther. 2012;22(4):271–4.

71. Wang Z, Gerstein M, Snyder M. RNA-Seq: a revolutionary tool for transcriptomics. Nat Rev Genet. 2009;10(1):57–63.

72. Onoufriadis A, Hsu CK, Ainali C, Ung CY, Rashidghamat E, Yang HS, et al. Time series integrative analysis of RNA sequencing and microRNA expression data reveals key biologic wound healing pathways in keloid-prone individuals. J Invest Dermatol. 2018;138:2690–3.

73. Zhang G, Jiang J, Luo S, Tang S, Liang J, Yao P. Analyses of CDC2L1 gene mutations in keloid tissue. Clin Exp Dermatol. 2012;37(3):277–83.

第 5 章

瘢痕疙瘩和增生性瘢痕的局部、全身、遗传性危险因素及病理性瘢痕治疗的重启原理

Rei Ogawa

5.1 引言

瘢痕疙瘩和增生性瘢痕是由创伤后伤口异常愈合和真皮网状层受刺激后伤口愈合异常引起的红色、隆起的病理性的炎性瘢痕。这些创伤包括外伤、昆虫叮咬、烧伤、手术、疫苗接种、皮肤穿刺、痤疮、毛囊炎、水痘和带状疱疹等。网状真皮在该组织病理学中的重要性通过以下事实得到证明:未到达真皮网状层深度的创伤不会产生瘢痕疙瘩和增生性瘢痕。产生病理性瘢痕的异常伤口愈合的特点是真皮网状层的持续炎症。具体来说,这些瘢痕的网状层是由可释放大量炎症信号的炎症细胞、产生胶原蛋白的成纤维细胞、增生的内皮细胞、新生血管,以及大量胶原蛋白堆积而成[1]。

在许多经典教科书中,瘢痕疙瘩和增生性瘢痕被定义为完全不同的瘢痕类型。临床医生将增生性瘢痕定义为不超出原始伤口边界的病理性瘢痕,而瘢痕疙瘩则被定义为累及到周围正常皮肤的瘢痕。病理学家还对两者进行了组织学上的区分:瘢痕疙瘩具有被称为"瘢痕疙瘩胶原"的较厚的嗜酸性(透明的)胶原束,增生性瘢痕则缺乏这些胶原束,取而代之的是独特的真皮结节[2]。然而,很多瘢痕同时具有增生性瘢痕和瘢痕疙瘩的生长及组织学特征(图5.1)。这些发现表明,增生性瘢痕和瘢痕疙瘩实际上是同一种纤维增生性皮肤疾病的表现,只是在炎症的强度和持续时间上有所不同[3]。这些特征可能反过来因病理性瘢痕的遗传、全身和局部危险因素而形成[1]。

一般来说,病理性瘢痕的特征在受伤后约3个月才变得明显。此时,真皮网状层中严重的持续性炎症和新生血管在临床上表现为红斑、瘙痒、疼痛和瘢痕组织生长。患者和医生都经常错误地认为:手术后14天,缝合的手术伤口几乎完全愈合,在这个阶段,表皮已经再生,伤口闭合干燥,可以拆除缝合线。然而此时,伤口愈合的炎症阶段仍在进行中(在正常的伤口愈合中,该阶段持续到约术后4周才结束)。如果在此炎症阶段,真皮网状层连续或重复地受到一种或多种外部和(或)内部刺激,该阶段就会延长、炎症加剧,最终形成病理性瘢痕。

外部及内部刺激可影响瘢痕疙瘩和增生性瘢痕的特征和数量,包括多种局部、全身和遗传因素[1]。

5.2 加剧皮肤炎症的局部危险因素

多种局部因素可激发真皮网状层的异常炎症[1]。局部因素包括反复的损伤和感染,例如,打耳洞,频繁地穿戴和拆卸首饰,以及夜间佩戴首饰的耳垂在枕头上摩擦,这会反复损伤穿刺部位的皮肤,并导致感染,从而增加了耳垂形成球状瘢痕疙瘩的风险。导致痤疮和毛囊炎的炎症因子也与皮肤的持续炎症有关。此外,搔抓感染的皮损,如水痘,也会增加发生病理性瘢痕的风险。

然而,在病理性瘢痕形成的众多局部危险因素中,局部机械力有着尤为重要的作用[4-6]。这一观点的支持依据包括以下几点:首先,瘢痕疙瘩通常在不同的部位表现出特定的形状,可表现为肩部典型的蝴蝶状、前胸的蟹爪状和上臂的哑铃状瘢痕疙瘩(图5.2)。同样,使用有限元方法进行的视觉分析的结果也显示,瘢痕

疙瘩的形状很大程度上取决于施加到伤口部位周围皮肤的张力方向(图5.3)[7]。例如,由于胸大肌的收缩,前胸壁的张力方向是水平的。因此,胸壁上的瘢痕疙瘩通常为从左往右或从右往左水平生长(或两者兼有),具体取决于它们位于胸部的哪一侧(图5.4)。腹部的瘢痕疙瘩,由于腹直肌的收缩,其生长是沿人体纵轴方向进行的(图5.4)。同样,上臂哑铃状的瘢痕疙瘩通常是因儿童时期常规接种疫苗后开始的。它们沿着手臂的长轴排列可能反映了儿童时期手臂的强劲生长。

其次,瘢痕疙瘩好发于身体的特定部位,它们通常发生于持续或经常受到张力的部位(如前胸和肩胛区),却很少发生于皮肤极少受到拉伸或收缩的部位(如顶骨区域或胫前),即使是多发性或大面积瘢痕疙瘩也是如此。此外,瘢痕疙瘩很少发生于上睑。这反映了眼睑皮肤无论睁眼还是闭眼时始终处于放松状态的事实[8]。

第三,关节部位的伤口特别容易瘢痕增生。这可能也反映了肢体的日常活动在伤口/瘢痕上形成的强

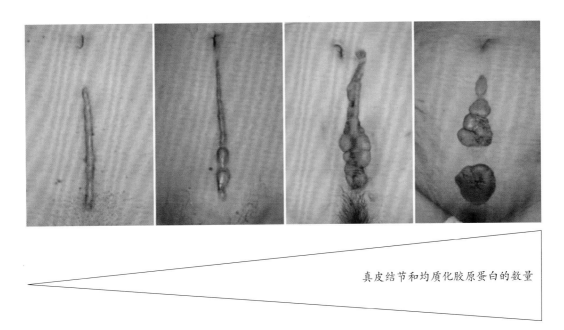

真皮结节和均质化胶原蛋白的数量

图5.1　不同患者腹部的病理性瘢痕:严重程度与特征性组织学表现有关。许多病理性瘢痕同时具有增生性瘢痕和瘢痕疙瘩的生长和组织学特征。4例不同患者腹部的这4块瘢痕组织同时具有真皮结节(最初被认为是增生性瘢痕的特征)和透明的胶原蛋白(最初被认为是瘢痕疙瘩的特征)。随着瘢痕的临床表现变得更严重,这2个特征也变得更为突出。由局部、全身和(或)遗传风险因素引起的真皮网状层炎症的持续时间和强度决定了临床和组织病理学特征的严重程度。(This figure is part of a figure in reference [5]. It is reproduced here with the approval of the publisher)

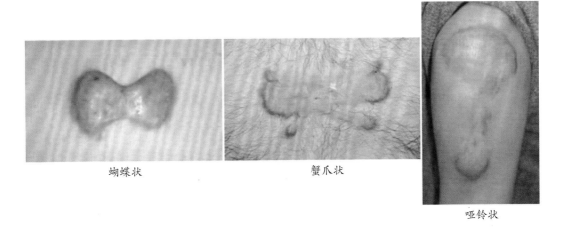

蝴蝶状　　　　　蟹爪状

哑铃状

图5.2　身体不同部位的瘢痕疙瘩的典型临床表现。瘢痕疙瘩通常在不同的部位表现为特定的形状。特别是肩部的蝴蝶状、前胸的蟹爪状、上臂的哑铃状瘢痕疙瘩。这反映了肢体的日常活动在伤口及瘢痕边缘产生的皮肤张力的主要方向。

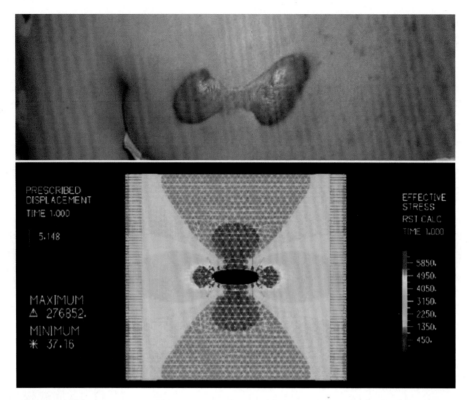

图 5.3　对肩部蝴蝶状瘢痕疙瘩周围皮肤张力的有限元分析。瘢痕疙瘩的形状在很大程度上取决于施加到伤口部位周围皮肤的张力方向。(This figure is from reference [7]. It is reproduced here with the approval of the publisher)

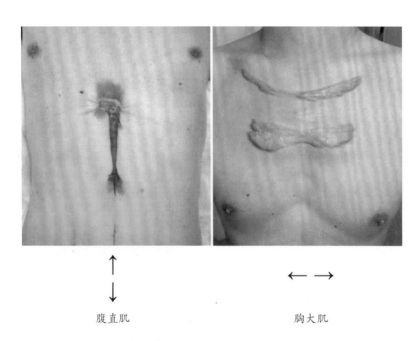

腹直肌　　　　　　　胸大肌

图 5.4　腹部和胸部瘢痕疙瘩的典型生长模式。腹部瘢痕疙瘩常呈垂直生长,炎症最明显的部位在头端和尾端。胸壁瘢痕疙瘩常呈水平生长,炎症最明显的部位是在左右两端。

烈的重复性张力。

　　就耳垂瘢痕疙瘩而言,一旦这些瘢痕疙瘩形成,枕头的摩擦力和瘢痕本身的重量等机械力也可能起作用。

5.3　加剧皮肤炎症的全身性危险因素

　　青春期和妊娠期发生病理性瘢痕的风险较高[9,10]。

这可能反映了雌激素、孕酮等性激素具有扩张血管和提高渗透性的作用,这也许会加剧炎症,从而促进瘢痕疙瘩和增生性瘢痕的形成和加重。从未发表的数据中发现,非外伤引起的瘢痕疙瘩的发生率在10岁左右突然升高,这支持了上述观点。这提示从青春期起,性类固醇水平增加是导致青少年病理性瘢痕发生风险更大的原因,而并非青春期有更高外伤概率。此外,人体在妊娠期的血容量会增加30%~50%，这也可能增加局部组织炎症的风险。此外，子宫内膜异位症或子宫肌瘤患者接受假性绝经治疗后可显著改善瘢痕疙瘩。

大而深的烧伤伤口面临长期炎症风险，因为烧伤会引起长期的促炎细胞因子风暴。这增加了形成病理性瘢痕的风险。事实上，研究表明在10天内愈合的烧伤创面仅有4%的风险发展为增生性瘢痕，而愈合时间需要21天或更长时间的烧伤创面，则有70%或更高的风险发展为增生性瘢痕[11]。

近期的流行病学研究发现，高血压这种循环因素与严重瘢痕疙瘩的发生有关[12]。这项研究评估了高血压是否会影响局部瘢痕疙瘩的严重程度。对304例瘢痕疙瘩患者进行的有序逻辑回归分析表明，血压与瘢痕疙瘩的大小和数量都有明显的正相关关系（P 均<0.0001）。因此，高血压可能会加重瘢痕疙瘩的病情。这种关联可能反映出高血压与动脉硬化相关，动脉硬化会增加血管阻力[6,13]，这反过来又会加速血流，从而损伤血管并诱发局部组织炎症。

高血压对病理性瘢痕的影响可能是由于内皮细胞功能障碍时内皮细胞之间的间隙很宽，炎症细胞很容易涌入局部组织内，至少部分是由上述原因介导的。值得注意的是，内皮细胞功能障碍也可能在皮肤拉伸所导致的炎症和瘢痕形成中起到了推波助澜的作用。内皮细胞功能障碍不仅继发于高血压和皮肤拉伸等因素，还可能有基因突变等基础原因。许多年轻的瘢痕疙瘩患者并没有高血压或其他已知的瘢痕疙瘩的致病因素进一步支持了上述观点[5,14]。

当出现全身炎性反应时也会促进病理性瘢痕的形成，例如，Castleman病[15]。这种罕见的淋巴组织增生性疾病的特征是不受调节地过度生成白细胞介素6（IL-6），导致全身性淋巴结病和系统性炎症症状。曾有1例成年女性的案例，她的小耳郭瘢痕疙瘩出现于18岁，11年后当Castleman病发病后，瘢痕疙瘩明显加重。大面积烧伤是另一个全身性炎症可促进病理性瘢痕形成的例子，当大面积烧伤患者接受重建手术时，他们通常会形成增生性瘢痕。人们认为，这是由于最初的烧伤引起的细胞因子风暴至少可持续1年。

5.4　加剧皮肤炎症的遗传性危险因素

一些瘢痕疙瘩和增生性瘢痕患者有家族史，这表明遗传因素与病理性瘢痕的形成有关。事实证明，皮肤颜色较深的患者比皮肤颜色较浅的患者发生病理性瘢痕（主要是瘢痕疙瘩）的可能性高15倍[16]，而这类瘢痕不会发生于白化病患者[17]。病理性瘢痕形成的遗传原因可能涉及单核苷酸多态性（SNP）：一项全基因组关联研究显示，日本人群中3个染色体区域中的4个SNP位点与瘢痕疙瘩的发生显著相关[18]。而且作者的研究发现，rs8032158 SNP与瘢痕疙瘩的临床严重程度相关[19]。该SNP位于15号染色体上表达的神经元前体细胞发育下调4（NEDD4）基因的内含子5中。尽管需要进一步研究来验证这一观点，该SNP可能在瘢痕疙瘩的异常细胞增殖中发挥作用。此外，可能还有许多其他遗传因素尚未被发现。

与家族性瘢痕疙瘩相关的染色体改变也已被报道。迄今为止，已分别在日本人染色体2q23、非裔美国人染色体7p11[20]和汉族染色体10q23.31[21]上鉴定了潜在的瘢痕疙瘩相关基因座，但是具体的相关基因尚未确定。

5.5　病理性瘢痕发病模型

综上所述，瘢痕疙瘩和增生性瘢痕似乎是由遗传倾向、全身情况和（或）局部伤口状况等多因素引起的疾病（图5.5）。这些观察结果促使作者提出了如图5.6所示的病理性瘢痕发病模型。该模型显示遗传易感性、全身性因素（横轴）与局部因素（纵轴）之间的平衡决定了伤口发展为瘢痕疙瘩、增生性瘢痕还是正常瘢痕[5]。为了阐述这个模型，并展示如何使用它来确定最佳治疗方案，以下将介绍6个病例（图5.7）。

病例1（图5.8）是一位77岁男性，其面部皮肤癌病灶被切除后，伤口正常愈合并在术后1年内瘢痕完全成熟。该患者无明显高血压等全身性危险因素，全身无瘢痕疙瘩，面部伤口周围皮肤松弛。瘢痕疙瘩也很少在面部发生。因此，这个病例被放置于瘢痕发病模型的左下角（即"正常成熟瘢痕"区域），该区域的局部、遗传和全身危险因素都很低（见图5.7）。

病例2（图5.9）是一名12岁女孩，其踝关节烧伤后发展为增生性瘢痕，随之而来的是瘢痕挛缩。患者无明显全身性危险因素，全身亦无病理性瘢痕；然而，该患者每天都要步行上学，而踝关节是一个需要活动特别多的部位。在步行中，该患者伤口被施加的周期性张力导致了增生性瘢痕的生长。因此，该患者被放置于瘢痕发病模型的左上角（即"增生性瘢痕"区域），该区

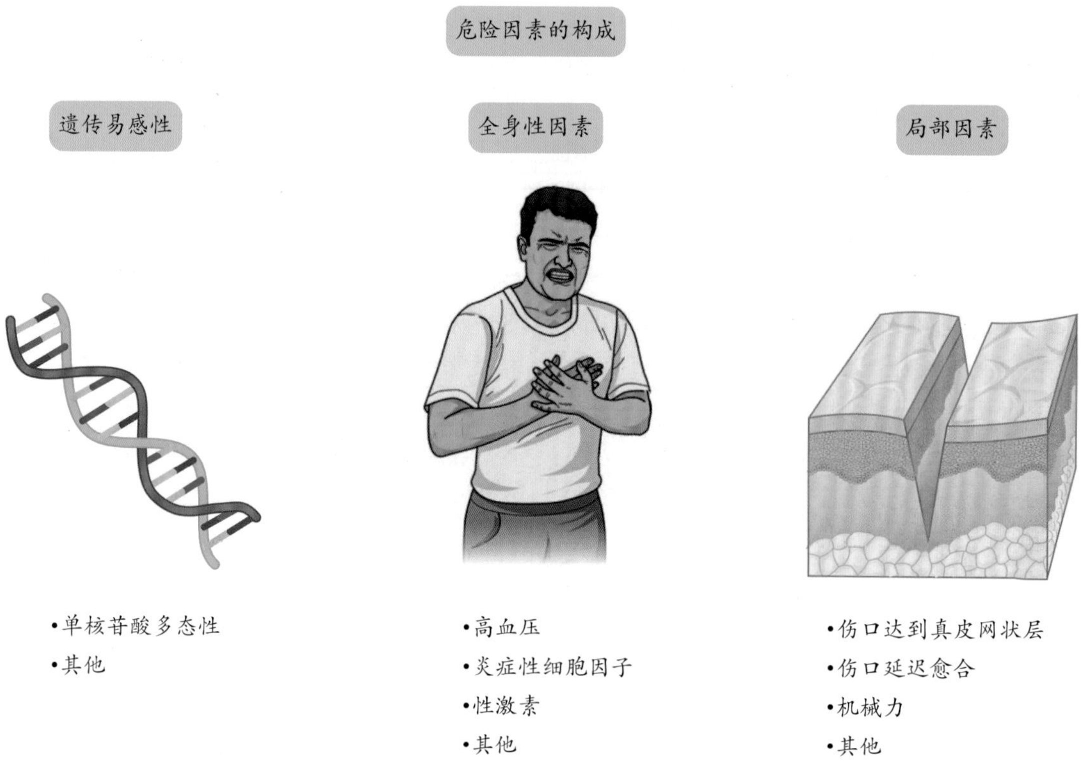

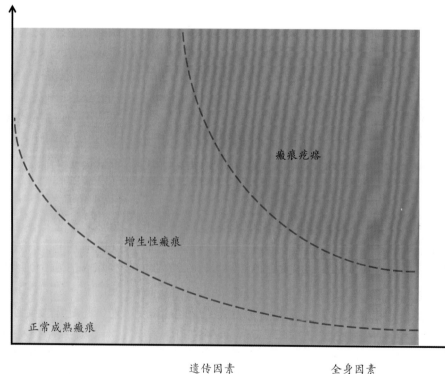

危险因素的构成

遗传易感性   全身性因素   局部因素

•单核苷酸多态性   •高血压   •伤口达到真皮网状层
•其他   •炎症性细胞因子   •伤口延迟愈合
                •性激素   •机械力
                •其他   •其他

图5.5　瘢痕疙瘩和增生性瘢痕是多因素性疾病。遗传易感性、全身情况和局部伤口状况等多种因素驱动着瘢痕疙瘩和增生性瘢痕的炎症。

局部因素
✓伤口达到真皮网状层
✓伤口延迟愈合
✓机械力
✓其他

图5.6　病理性瘢痕的发病模型。遗传易感性、全身情况和局部伤口状况之间的平衡可能决定伤口发展为瘢痕疙瘩、增生性瘢痕还是正常瘢痕。横轴为遗传性和全身性危险因素，纵轴为局部因素。(This figure is from reference [7]. It is reproduced here with the approval of the publisher)

瘢痕疙瘩

增生性瘢痕

正常成熟瘢痕

遗传因素   全身因素
✓单核苷酸多态性   ✓高血压
✓其他   ✓炎症性细胞因子
                ✓性激素
                ✓其他

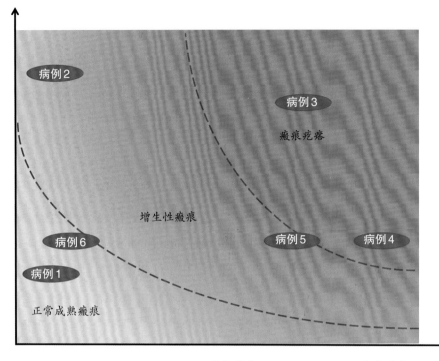

图 5.7　病例 1~6 在病理性瘢痕发病模型中的位置。图 5.8 至图 5.13 描述了这 6 个病例。它们在瘢痕发病模型中的位置是基于其局部危险因素的程度（位于胸壁、主要关节或耳垂）、遗传因素的程度（从其他病理性瘢痕的数量可以看出），以及全身性因素的程度[是否有高血压、妊娠、青春期和（或）炎症情况]来排序的。

域的遗传性及全身性危险因素较低，但局部危险因素较高（见图 5.7）。所以其治疗策略应侧重于释放张力。事实上，进行多次 Z 字整形手术后，瘢痕很容易成熟，术后 18 个月几乎不可见。

病例 3（图 5.10）是一位 68 岁女性，其在接受了心血管手术后，于胸部中线上出现了瘢痕疙瘩。该患者患有高血压和动脉粥样硬化，但全身没有其他瘢痕疙瘩。本例似乎缺乏遗传因素，但衰老增加了全身性因素。全身性因素与创伤所在的高张力的前胸壁区域相结合导致了瘢痕疙瘩的发生。故该患者被放置在瘢痕发病模型的右上角（即"瘢痕疙瘩"区域），该区域的遗传/全身因素中等，但局部因素较高（见图 5.7）。因此，治疗策略应侧重于释放张力和有效抑制炎性反应。在切除瘢痕疙瘩并进行放疗后 18 个月，瘢痕完全成熟。

病例 4（图 5.11）是一位 23 岁男性，其在青少年时期打耳洞后，耳垂上形成了一个巨大的瘢痕疙瘩。其患有家族性高血压，身上还有许多其他增生性瘢痕和瘢痕疙瘩。然而耳垂并不会受到显著的张力。这个病例有很高的全身性因素，但没有明显的局部因素可以

解释瘢痕疙瘩的发生。因此，该患者被放置于瘢痕发病模型的右下角（即"瘢痕疙瘩"区域），该区域的遗传/全身性因素很高，而局部因素低（见图 5.7）。患者接受了手术和放疗，治疗后 18 个月瘢痕完全成熟。

病例 5（图 5.12）是一位 32 岁女性，打耳洞后出现轻度瘢痕疙瘩。该患者没有任何明显的全身因素（雌激素水平未查），也没有其他病理性瘢痕。鉴于瘢痕疙瘩较轻，没有明显全身性、瘢痕疙瘩的因素，而且损伤位于低张力的耳垂部位，该患者被放置于瘢痕发病模型中"瘢痕疙瘩"和"增生性瘢痕"区域的交界处（见图 5.7）。患者接受了外科手术和放疗，治疗后 18 个月，瘢痕完全成熟。

病例 6（图 5.13）是一名 22 岁女性，打耳洞后在皮下形成了一个结节。该患者没有任何明显的全身性因素（雌激素水平未查），也没有其他病理性瘢痕。由于病变很小，患者缺乏明显的全身性、遗传性因素，且损伤在低张力的耳垂部位，因此，将其置于瘢痕发病模型中"正常成熟瘢痕"和"增生性瘢痕"区域交界处的较低位置（见图 5.7）。进行外科手术和放疗后 18 个月，瘢痕完全成熟。

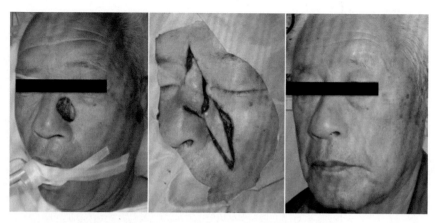

图 5.8　病例 1　患者，男，77 岁。该病例缺乏危险因素，伤口愈合形成正常的成熟瘢痕。该患者在切除皮肤癌后形成了正常的成熟瘢痕，右图是其术后 18 个月的面部照片。正常的瘢痕反映了其没有病理性瘢痕和高血压，伤口周围皮肤松弛。因此，该病例被放在瘢痕发病模型的左下方（见图 5.7）。

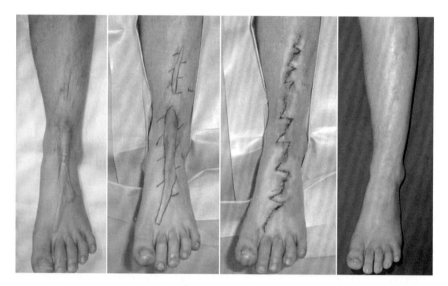

图 5.9　病例 2　患者，女，12 岁。该患者步行了很远的路程，其关节部位有一个增生性瘢痕。该患者在烧伤后的足踝上出现了增生肥厚的瘢痕，没有其他病理性瘢痕，但必须步行很远的路去上学。因此，局部危险因素较高，而遗传/系统因素较低，该病例被放置于瘢痕发病模型的左上角（见图 5.7）。在进行了多次 Z 字整形手术后，瘢痕很容易成熟，术后 18 个月几乎不可见。

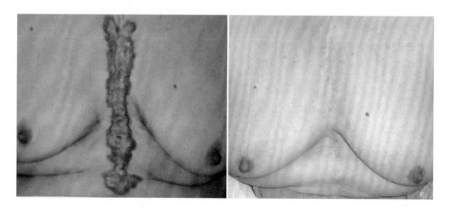

图 5.10　病例 3　患者，女，68 岁。该患者患有高血压：其在心血管手术后胸部出现瘢痕疙瘩。虽然该患者全身没有其他病理性瘢痕，但其患有高血压和动脉硬化，而且瘢痕部位处于易生长瘢痕疙瘩的区域。因此，患者的局部和全身性风险因素都很高，该病例被放置于瘢痕发病模型的右上角（见图 5.7）。手术切除和放疗后 18 个月，瘢痕完全成熟。

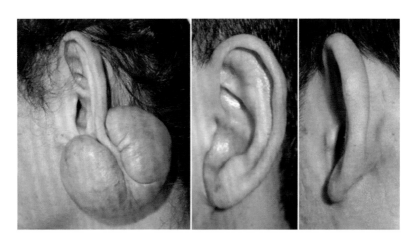

图 5.11　病例 4　患者，男，23 岁。该患者在青少年时期打耳洞后出现耳垂瘢痕疙瘩。患者有家族性高血压且身上有多处病理性瘢痕。耳垂不是高张力部位，但患者的遗传和全身性因素非常高，因此，该病例被放置于瘢痕发病模型的右侧边缘（见图 5.7）。患者接受了手术和放疗，治疗后 18 个月，瘢痕完全成熟。(This figure is part of a figure in reference#. It was reproduced with the approval of the publisher)

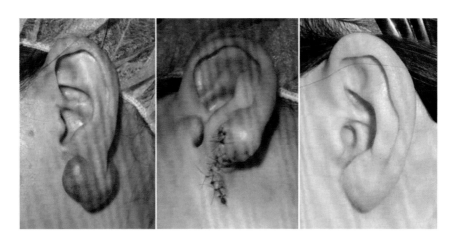

图 5.12　病例 5　患者，女，32 岁。该患者没有明显的危险因素，其在打耳洞后在耳垂上出现了轻度的瘢痕疙瘩。该瘢痕疙瘩位于无明显皮肤张力的部位，且无明显全身性因素，无其他病理性瘢痕。因此，该病例被放置于瘢痕发病模型中"增生性瘢痕"和"瘢痕疙瘩"区域的交界处（见图 5.7）。进行手术后和放疗后 18 个月，瘢痕完全成熟。(This figure is part of a figure in reference#. It was reproduced with the approval of the publisher)

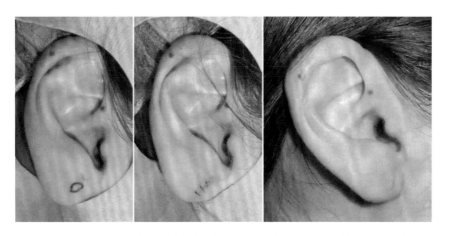

图 5.13　病例 6　患者，女，22 岁。该患者没有危险因素，其在打耳洞后在皮下形成一个结节。由于病灶很小，患者没有明显的全身或遗传因素，而且损伤在低张力的耳垂部位，因此，将患者置于瘢痕发病模型中"正常成熟瘢痕"和"增生性瘢痕"区域交界处的较低位置（见图 5.7）。进行手术和放疗后 18 个月，瘢痕完全成熟。

5.6　炎症严重程度决定治疗策略:"重启原理"

瘢痕疙瘩和增生性瘢痕可以比喻为山上燃烧的房子,强烈的风吹(日常身体活动对伤口/瘢痕产生拉伸张力)和(或)不良的建筑材料(系统和遗传因素)持续煽动初始的火焰(皮肤损伤),直到整个房子被烧毁(广泛的炎症)。这时,几桶甚至很多桶水(微弱的抗感染治疗如类固醇软膏)都不起作用。需要根据火焰(炎症)的凶猛程度使用水炮车(放射线)才可能能够扑灭大火。然而,有时必须动用推土机将整个房屋拆除(手术)后再用水炮车(放射线)浇灭燃烧的残余物(图5.14)。随后,对小火苗和阴燃区域应一直使用浇水壶和水桶来处理(保守疗法)直到火(炎症)被完全熄灭,并且没有死灰复燃(复发)的危险(图5.15)。这时才可以原地(正常成熟的瘢痕)重建[手术、点阵激光治疗和(或)化妆疗法](图5.16)。这个比喻是想说明成功治疗病理性瘢痕的关键是根据瘢痕的严重程度、炎症和驱动因

素慎重地选择治疗方式。

这个比喻还想说明通过手术去除病理性瘢痕将有助于将皮肤"重置"到炎症尚未失控的状态,作者称之为"重启原理"[22]。一旦强烈而持久的炎症被消除,我们就可以转向控制促炎因子的治疗方法,这些促炎因子促使病理性瘢痕的形成(尤其是机械应力,它比全身和遗传性因素更容易被控制)。因此,该方法是预防而不是治疗。值得注意的是,不同于内脏器官的纤维化,皮肤瘢痕的治疗优势在于它们可以通过手术被去除。

5.7　结论

近年来,人们对瘢痕疙瘩和增生性瘢痕发生发展的病理机制的认识迅速提高。瘢痕本质上是真皮网状层慢性炎症的病变,炎症的程度由遗传易感性、全身性因素和局部因素决定。因此,治疗策略应侧重于评估炎症的严重程度,选择能够充分缓解炎症的抗炎疗法,并积极控制瘢痕的张力。

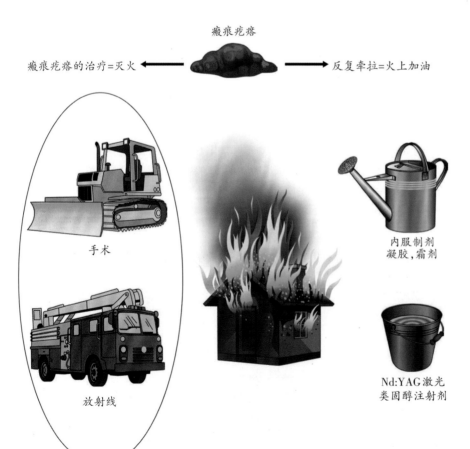

图5.14　严重炎症时瘢痕疙瘩和增生性瘢痕的治疗策略。瘢痕疙瘩和增生性瘢痕可以比作山上燃烧的房子,最初的火焰(皮肤损伤)一直被强风气流(局部机械张力)不断煽动。糟糕的建筑材料(系统和遗传因素)促使火焰(炎症)继续蔓延。最终,整个房子都在燃烧(非常强烈的炎症)。洒水壶(内服药,凝胶和霜剂)或水桶(Nd:YAG激光和类固醇注射剂)对火焰只是杯水车薪。有时使用来自水炮车(放射线)的大量水可以将火扑灭(炎症)。但有时不得不用推土机将整座房子推倒(手术切除),再用水炮车(放射线)浇灭燃烧的残余物。

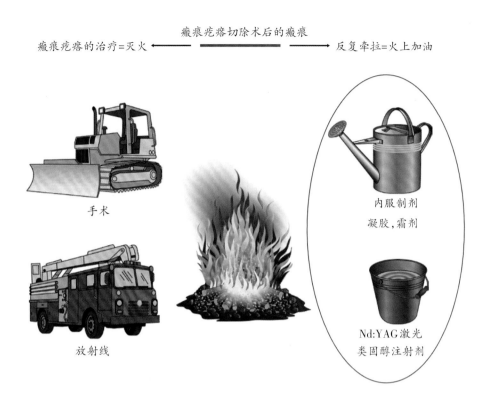

图5.15　手术和(或)放疗去除瘢痕疙瘩和增生性瘢痕的复发预防策略。用推土机(手术)和(或)水炮车(放射线)清除燃烧的房屋(强烈发炎的病理性瘢痕)后,应使用洒水壶(内服药、凝胶或霜剂)或水桶(Nd:YAG激光治疗或类固醇注射剂)处理阴燃区域,直到火(炎症)被完全熄灭并且没有死灰复燃(复发)的风险。

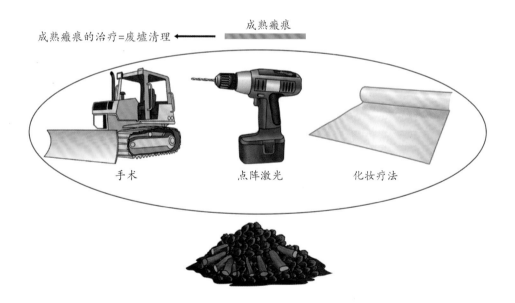

图5.16　手术和(或)放疗去除瘢痕疙瘩和增生性瘢痕后成熟瘢痕的治疗策略。一旦火(炎症)被熄灭就可以在原地(成熟瘢痕)进行重建[进一步手术、点阵激光治疗和(或)化妆疗法]。

（曹翠香 万苗坚 译　张舒 审校）

参考文献

1. Ogawa R. Keloid and hypertrophic scars are the result of chronic inflammation in the reticular dermis. Int J Mol Sci. 2017;18(3):E606.

2. Huang C, Murphy GF, Akaishi S, Ogawa R. Keloids and hypertrophic scars: update and future directions. Plast Reconstr Surg Glob Open. 2013;1(4):e25.

3. Huang C, Akaishi S, Hyakusoku H, Ogawa R. Are keloid and hypertrophic scar different forms of the same disorder? A fibroproliferative skin disorder hypothesis based on keloid findings. Int Wound J. 2014;11(5):517–22.

4. Ogawa R. Mechanobiology of scarring. Wound Repair Regen. 2011;19(Suppl 1):s2–9.

5. Ogawa R, Akaishi S. Endothelial dysfunction may play a key role in keloid and hypertrophic scar pathogenesis: keloids and hypertrophic scars may be vascular disorders. Med Hypotheses. 2016;96:51–60.

6. Huang C, Liu L, You Z, Zhao Y, Dong J, Du Y, Ogawa R. Endothelial dysfunction and mechanobiology in pathological cutaneous scarring: lessons learned from soft tissue fibrosis. Br J Dermatol. 2017;177:1248–55.

7. Akaishi S, Akimoto M, Ogawa R, Hyakusoku H. The relationship between keloid growth pattern and stretching tension: visual analysis using the finite element method. Ann Plast Surg. 2008;60(4):445–51.

8. Ogawa R, Okai K, Tokumura F, Mori K, Ohmori Y, Huang C, Hyakusoku H, Akaishi S. The relationship between skin stretching/contraction and pathologic scarring: the important role of mechanical forces in keloid generation. Wound Repair Regen. 2012;20(2):149–57.

9. Moustafa MF, Abdel-Fattah MA, Abdel-Fattah DC. Presumptive evidence of the effect of pregnancy estrogens on keloid growth. Case report. Plast Reconstr Surg. 1975;56(4):450–3.

10. Mendelsohn ME, Karas RH. Estrogen and the blood vessel wall. Curr Opin Cardiol. 1994;9(5):619–26.

11. Deitch EA, Wheelahan TM, Rose MP, Clothier J, Cotter J. Hypertrophic burn scars: analysis of variables. J Trauma. 1983;23(10):895–8.

12. Arima J, Huang C, Rosner B, Akaishi S, Ogawa R. Hypertension: a systemic key to understanding local keloid severity. Wound Repair Regen. 2015;23(2):213–21.

13. Huang C, Ogawa R. The link between hypertension and pathological scarring: does hypertension cause or promote keloid and hypertrophic scar pathogenesis? Wound Repair Regen. 2014;22(4):462–6.

14. Noishiki C, Takagi G, Kubota Y, Ogawa R. Endothelial dysfunction may promote keloid growth. Wound Repair Regen. 2017;25:976–83.

15. Quong WL, Kozai Y, Ogawa R. A case of keloids complicated by Castleman's disease: interleukin-6 as a keloid risk factor. Plast Reconstr Surg Glob Open. 2017;5(5):e1336.

16. Miller MC, Nanchahal J. Advances in the modulation of cutaneous wound healing and scarring. BioDrugs. 2005;19(6):363–81.

17. Baisch A, Riedel F. Hyperplastic scars and keloids. Part I: basics and prevention. HNO. 2006;54(11):893–904.

18. Nakashima M, Chung S, Takahashi A, Kamatani N, Kawaguchi T, Tsunoda T, Hosono N, Kubo M, Nakamura Y, Zembutsu H. A genome-wide association study identifies four susceptibility loci for keloid in the Japanese population. Nat Genet. 2010;42(9):768–71.

19. Ogawa R, Watanabe A, Than Naing B, Sasaki M, Fujita A, Akaishi S, Hyakusoku H, Shimada T. Associations between keloid severity and single-nucleotide polymorphisms: importance of rs8032158 as a biomarker of keloid severity. J Invest Dermatol. 2014;134(7):2041–3.

20. Marneros AG, Norris JE, Watanabe S, Reichenberger E, Olsen BR. Genome scans provide evidence for keloid susceptibility loci on chromosomes 2q23 and 7p11. J Invest Dermatol. 2004;122:1126–32.

21. Chen Y, Gao JH, Yan X, Song M, Liu XJ. Location of predisposing gene for one Han Chinese keloid pedigree. Zhonghua Zheng Xing Wai Ke Za Zhi. 2007;23:137–40.

22. Ogawa R. The latest in keloid and hypertrophic scar pathophysiology and treatment strategies: keloids can be treated by employing up-to-date surgical management. Plastic surgery pulse news 5. Quality Medical Publishing, Inc.: St Louis; 2013.

第2部分　瘢痕的临床治疗

第 6 章
瘢痕评估

Satoko Yamawaki

瘢痕可以导致容貌受损、功能障碍和心理问题,而瘢痕的治疗对于整形外科医生而言极具挑战性。对于瘢痕目前的治疗方法有外科切除、类固醇注射、硅酮凝胶敷料、压力疗法和激光治疗。因此,准确评估瘢痕治疗的效果显得非常重要。瘢痕的评估方法主要分为两类:应用瘢痕等级量表的主观评估,以及应用设备的客观评估。本章介绍一些常用的评估方法。

6.1 主观评估

6.1.1 瘢痕外观缺陷量表

20世纪50年代,许多瘢痕等级量表是从烧伤瘢痕评估量表发展而来。烧伤瘢痕往往会呈现明显的发红、发硬及局部的牵拉感,并明显高出周围的皮肤。有的时候烧伤瘢痕会发展为增生性瘢痕,最后导致瘢痕挛缩。对于大部分儿童患者,严重的烧伤瘢痕可能会因为关节挛缩而导致患儿生长受限,并带来严重的心理创伤。Smith等[1]报道了一个针对烧伤后瘢痕的等级量表,包括以下5个方面内容,烧伤瘢痕的边界、深度/

厚度、皮肤颜色,以及在穿衣服时和不穿衣服时的整体外观缺陷(表6.1)。作者评估了量表的一致性,并认为一份可靠的评估需要4位不同的评估人来评估。

6.1.2 汉密尔顿瘢痕量表

Crowe等[2]进一步完善了Smith等人的量表,称之为汉密尔顿瘢痕量表(表6.2)。该量表评估瘢痕的厚度/高度,瘢痕区域的不规则性、瘢痕的血管分布和颜色/色素沉着。设计该量表的目的是仅需一名评估者就可以高度可靠地评估瘢痕。

6.1.3 温哥华瘢痕量表

目前最常用的量表是温哥华瘢痕量表(VSS)[3]。VSS适合用于门诊患者,评估瘢痕的典型特征,包括色素沉着、血管分布、柔软度和高度(表6.3)。在评估色素沉着时,用透明塑料片轻压皮肤来消除血管的影响。血管化的评估类似毛细血管充盈试验,按压局部皮肤再放松,评估血流回流的速度。用手指挤压瘢痕评估柔韧性。如果瘢痕产生挛缩畸形,那么评估是5分(最严重等

表6.1　Smith等于1988年报道针对烧伤后瘢痕外观缺陷量表

1	烧伤瘢痕边界			
	1:平滑	2:部分不规则	3:大部分不规则	
2	瘢痕的深度或厚度			
	1:轻度	2:中度	3:重度	
3	与正常皮肤相比,烧伤瘢痕的肤色			
	1:无区别	2:轻微加深	3:加深	4:非常深
4	如果患者穿戴整齐,会造成整体的外观缺陷			
	1:无	2:非常轻微	3:轻微	4:中度	5:重度
5	患者衣服未覆盖区域整体外观受损程度(如果患者不穿衣服,会造成整体的外观缺陷)			
	1:非常轻微	2:轻度	3:中度	4:重度	5:非常严重

表6.2 Crowe等于1998年报道的汉密尔顿瘢痕量表

总分0~14				
1	瘢痕厚度或高度			
	0:无厚度或隆起	1:轻度	2:中度	3:重度
2	高度都一样吗？还是有不规则区域？			
	0:全部平整	1:大约1/4瘢痕面积	2:大约1/2	3:大约3/4	4:大多数
3	评价瘢痕的血管分布:与正常皮肤相比,瘢痕的颜色(粉红色/红色)			
	0:正常	1:轻到中度的粉红	2:深粉红到浅红色	3:中重度红色	4:紫色
4	与正常皮肤进行比较,瘢痕的颜色/色素沉着情况			
	0:正常或发白	1:轻微加深	2:加深	3:非常加深

表6.3 Sullivan等于1990年报道的VSS

总分0~12					
1	色素沉着情况				
	0:正常	1:色素减退	2:色素沉着		
2	血管分布				
	0:正常	1:粉色	2:红色	3.:紫色	
3	柔软度				
	0:正常	1:柔软	2:柔韧	3:质硬	4:弯曲	5:挛缩
4	高度				
	0:正常	1:低于2mm	2:低于5mm	3:超过5mm	

级）。VSS的一致性和可靠性是可以肯定的,但是也存在一些问题。烧伤后的瘢痕有时表现为色素减退或色素增加,混合性色素瘢痕很难通过VSS进行评估。此外,此量表没有纳入患者的主观感受。

后来有好几个关于VSS修改版本的报道。Baryza和Baryza[4]报道VSS有很高的组内相关系数(ICC)和评估者间信度,但是以κ值评估量表分类中的色素沉着和高度仅仅是公平和适度的。因此,作者修改了瘢痕关于色素和高度的评估,并使用Plexiglas评估表来评估这些分量表(表6.4)。

Nedelec等[5]评估了每一方面的变化,发现瘢痕高度很少随着时间推移而变化。因此,他们修改了瘢痕高度的评估。此外,他们增加了患者关于瘙痒、疼痛等自我症状的评估(表6.5)。Forbes-Duchart等[6]提出评

估高加索人和澳大利亚土著人群的皮肤颜色稍有难度。他们的文章中显示了典型皮肤颜色的图片。他们总结了修改后的VSS量表,它在瘢痕评估中更有意义。

6.1.4 患者和观察者瘢痕评估量表(POSAS)

Draaijer等发明了POSAS。这个量表纳入了患者自我评价症状(表6.6)及每一项10个等级的评分。观察者项目包括血管分布、色素沉着情况、厚度、张力和柔软度。而患者评估项目包括疼痛、瘙痒、颜色、硬度和厚度。所有评估项目在统一评价等级下评分,所以每一项评分再相加,可以方便地得到可靠的总分。有趣的是,瘙痒和高度相比其他项目是影响患者自我评价的重要影响因素。此量表被证实适用于所有类型的瘢痕。

表6.4 Baryza和Baryza(1995年)修改后的VSS:色素及高度

总分0~15					
1	色素沉着情况				
	0:正常	1:色素减退	2.混合色素	3:色素增加	
4	高度				
	0:正常	1:0~1mm	2:1~2mm	3:2~4mm	4:超过

表6.5　Nedelec等[5]采用连续评分模式增加了患者意见

总分0～14				
1	柔软度			
	0：正常	1：柔软	2：柔软	3：坚硬	4：粘着
2	高度			
	0：正常	1：1～2mm	2：3～4mm	3：5～6mm	4：超过6mm
3	血管化			
	0：正常	1：粉色	2：红色	3：紫色	
4	色素分布			
	0：正常	1：轻度	2：中度	3：重度	
	无疼痛			难以想象的疼痛	
	无瘙痒			难以想象的瘙痒	

表6.6　Draaijer等于2004年报道的POSAS量表

观察者瘢痕评估量表		总分5～50		
	正常	1 2 3 4 5	6 7 8 9 10	严重瘢痕
1	血管分布			
2	色素沉着情况			轻度/中度/重度
3	厚度			
4	张力			
5	柔软度			
患者瘢痕评估量表		总分6～60		
	无	1 2 3 4 5	6 7 8 9 10	非常严重
1	瘢痕疼痛吗			
2	瘢痕瘙痒吗			
	正常皮肤	1 2 3 4 5	6 7 8 9 10	非常不同
3	瘢痕颜色			
4	瘢痕硬度			
5	瘢痕厚度			
6	瘢痕规则度			

6.1.5　西雅图量表

Yeong等[8]介绍了一个专注于瘢痕和周边正常皮肤差异性的量表。它由四部分组成，包括表面是否规则、周边的高度、厚度和颜色变化。每一项评分为6个等级，从-1分至4分（表6.7）。此表称为西雅图量表。此外，作者推荐使用拍照瘢痕和周围正常皮肤，这些"教学图片"有利于清晰、简单并可靠地评估瘢痕组织。

6.1.6　曼彻斯特瘢痕量表

为了获得定量评估，Beausang等[9]人提出结合组织病理学和临床表现来对瘢痕进行评估。这个量表称为曼彻斯特瘢痕量表（表6.8）。他们通过手术将瘢痕切除后检查瘢痕的表皮和真皮。此外，还需要分别检查真皮乳突层和网状层。检查真皮层时，需要评估胶原蛋白的方向、密度和成熟度。这是因为更成熟的瘢痕更薄，胶原蛋白的方向是杂乱无章的，就像编织篮子一样的模式使用手术切除瘢痕后获得的标本，借助组织病理学手段检查表皮和真皮。在真皮中，主要评估胶原纤维的走向、密度和成熟度。更成熟的瘢痕显示出更细、更随机排列的胶原纤维。而增生性瘢痕中真皮网状层变化最大，但是表皮和真皮乳头层反映出瘢痕的外观。他们推荐组织病理学检查的可靠性如下：很差的临床病例几乎没有很好的组织病理学检查结果。

表6.7　Yeong 等于1997年报道的西雅图量表

总分-4 ~ 16					
1	烧伤瘢痕表面				
	−1:光滑　0:正常	1:粗糙	2:粗糙	3:粗糙	4:粗糙
2	烧伤瘢痕边缘高度				
	−1:凹陷　0:正常	1:隆起	2:隆起	3:隆起	4:隆起
3	烧伤瘢痕厚度				
	−1:变薄　0:正常	1:变厚	2:变厚	3:变厚	4:变厚
4	瘢痕和周边正常皮肤的颜色差异				
	−1:色素减退　0:正常	1:色素增加	2:色素增加	3:色素增加	4:色素增加

表6.8　Beausang 等于1998年报道的曼彻斯特瘢痕量表

临床评估表					
视觉模拟量表					
	极好		−	差	
总肤色	更浅	更暗			
1	颜色				
	1:与周围皮肤一致	2:轻度不匹配	3:明显不匹配	4:严重不匹配	
2	有无光泽				
	1:无光泽	2:有光泽			
3	轮廓				
	1:与周围皮肤齐平	2:略微凸出/凹痕	3:肥大	4:瘢痕疙瘩	
4	畸形				
	1:无	2:轻度	3:中度	4:重度	
5	质地				
	1:异常	2:轻度异常	3:僵硬	4:坚硬	
组织学评估量表	总分0 ~ 32				
1	表皮				
	0:正常	1:表皮突的轻度恢复	2:无表皮突		
2	真皮				
	A	胶原纤维走向			
	0:正常	1:低于25%的胶原纤维异常	2:26%~50%	3:51%~75%	4:76%~100%　5:瘢痕疙瘩样
	B	胶原纤维密度			
	0:正常	1:低于25%的胶原纤维异常	2:26%~50%	3:51%~75%	4:76%~100%　5:瘢痕疙瘩样
	C	胶原纤维密度			
	0:正常	1:低于25%的胶原纤维异常	2:26%~50%	3:51%~75%	4:76%~100%　5:瘢痕疙瘩样

曼彻斯特瘢痕量表的新指标是对瘢痕的光泽程度进行评级,并采用视觉模拟量表(VAS)来获取每例患者对其症状的主观评分。他们根据普通人的常识估计,无光泽的瘢痕比有光泽的要好。VAS最初用于在疼痛研究领域测量和评估疼痛,此后被广泛用于各种临床环境。

Quinn等描述了用VAS评估瘢痕的第一份报告[10]。4名整形外科医生将瘢痕分为3类,即不可接受、尚可接受和满意。随后,相同的观察者使用VAS对相同的瘢痕进行评级,将其标记测量为0~100mm作为连续数据。他们将分类评价结果与VAS评分相关联,并提出VAS上"差"瘢痕的临界点为35mm。VAS具有重现性和可靠性,但很难确定所有类别的临界点。这是因为VAS是概念性的,没有确切的阈值。本报告后,Moiemen等人[11]安排使用VAS来评估人工皮肤治疗瘢痕的疗效。他们的量表包括7个项目，即运动范围、柔软度、外观、瘙痒、干燥、出汗和感觉。患者用-10(更差)至+10(更好)评估每个项目。使用VAS对患者的症状进行评分，如疼痛和瘙痒[12]，并对每种症状进行量化患者意见。例如，为了评价患者关于他人对其瘢痕的看法，如果患者认为其瘢痕不令人反感，则他/她的评分为0分。相反，如果他/她认为瘢痕不引人注目，则患者的回答为10分[13]。他们还引入了一个新的量表，称为瘢痕和照片的匹配评估。他们通过了Yeong等人[8]报告的量表，通过使用VAS评估每例患者的症状，并提出了更长期可靠性的量表。

6.1.7 石溪瘢痕评价量表

Singer等人[14]使用VAS评分与观察者临床评估量表结合创建了一个新的量表，称为石溪瘢痕评价量表(SBSES)。这是将VAS评分与临床瘢痕量表相结合来评估每个瘢痕的详细特征的几个量表之一。SBSES由5个类别组成，即宽度、高度、颜色、阴影标记/缝合标记和整体外观，每个类别都是二分变量(表6.9)。在该量表中，总分越高，临床结局越好。与之前的报告不同，它们不仅证明了较高的评定者的可靠性，还证明了瘢痕评价量表评分和VAS评分之间的良好相关性。与之前的报表不同，阴影标记/缝合标记包含在分量表中，因此该量表适用于术后瘢痕的短期评估[15]。此外，该量表被美国食品与药物监督管理局(FDA)推荐使用。

在VSS中，功能性关节活动障碍被评估为柔韧性分量表上的"挛缩"。Schneider等人[16,17]重点研究了瘢痕挛缩影响的关节活动度。他们旨在检查关节挛缩的发生率和严重程度，并确定烧伤后发生挛缩的主要预测因素。例如，使用测角仪和倾斜仪在所有平面测量肘关节的主动活动范围，即屈曲、伸展、旋前和旋后。根据活动度障碍，将挛缩的严重程度分为轻度、中度和重度(表6.10)。最常受累的关节是肩关节，其次是肘关节和膝关节。住院时间和烧伤及移植的总烧伤表面积(TBSA)是挛缩发生的主要预测因素。挛缩严重程度的主要预测因素是移植面积、截肢和吸入性损伤。住院时间、烧伤和移植的总烧伤表面积也与挛缩数量相关。总之，他们提出对烧伤患者进行康复的早期干预可预防挛缩的发生。

几年后，Fearmonti等人[18]引用了Schneider等人的概念，提出并制定了一种新的POSAS，目的是区分病理性瘢痕和非病理性瘢痕，因为识别病理性瘢痕对其进行治疗非常重要。先前报告的Kyoto瘢痕评估量表[19]，由客观和主观症状共同组成，客观评估为发红、发硬和隆起，主观评估症状为疼痛和瘙痒。根据总分将瘢痕分为4类，即优、良、可、差。

6.1.8 日本瘢痕研讨会(JSW)瘢痕量表

上面提到的所有量表都客观评估瘢痕的治疗效果，但最佳治疗方式取决于瘢痕的类型。瘢痕疙瘩与顽固增生性瘢痕很难鉴别，这两种瘢痕治疗策略截然不同。瘢痕疙瘩在手术切除后常需要额外的放疗。因此，在开始治疗前鉴别瘢痕疙瘩和增生性瘢痕是有重要意义的。遵循这一观点，JSW制定了JSW瘢痕量

表6.9　Singer等于2007年报道的石溪瘢痕评价量表

总分0~5		
1	宽度	
	0:>2mm	1:≤2mm
2	高度	
	0:相对于周围皮肤升高或降低	1:平整
3	颜色	
	0:较深，包括红色、紫色、棕色或黑色	1:与正常皮肤一致
4	阴影标记/缝合标记	
	0:有	1:无
5	整体外观	
	0:差	1:好
VAS	0~100mm	

表 6.10　Schneider 等[16,17]重点研究了每个关节的活动范围

	关节	肌肉活动	挛缩严重程度		
			轻度	中度	重度
1	肩关节	屈曲	120~180	60~119	<60
		伸展	32~50	16~31	<16
		外展	120~180	60~119	<60
		内收	32~50	16~31	<16
2	肘关节	屈曲	93~140	4~92	<46
		伸展	−140~93	−46~92	>−46
		旋前	53~80	26~52	<26
		旋后	53~80	26~52	<26
3	髋关节	屈曲	67~100	34~66	<34
		伸展	20~30	10~19	<10
		外展	26~40	13~25	<13
		内收	13~20	7~12	<7
4	膝关节	屈曲	100~150	50~99	<50
		伸展	(−150)~100	(−99)~50	>−50

表[20],将瘢痕分为成熟瘢痕、增生性瘢痕和瘢痕疙瘩,并评价其特征(图 6.1),评估 12 项指标,即种族、家族倾向、病变数目、区域是否为瘢痕常见部位、发病年龄、病因、大小、垂直生长、水平生长、形状、瘢痕周围红斑、主观症状出现频率。采用标准化照片评估垂直生长、水平生长、形状和瘢痕周围红斑的分量表。根据量表总分,将瘢痕分为成熟瘢痕(0～5 分)、增生性瘢痕(6～15 分)、瘢痕疙瘩(16～25 分),并基于这一结果制订治疗策略。评估包括 6 个子量表,即硬度、隆起、红斑、瘢痕周围红斑、自发痛/按压痛和瘙痒。所有子量表均在 4 分量表上分级为无、轻度、中度或重度。评价者可以参考典型病例的照片来帮助评价。JSW 瘢痕量表可用于开始治疗前的瘢痕分类及治疗后的评估。在临床中使用简单、有用且可行。

已经有很多瘢痕评定量表。VSS 和 POSAS 已被广泛应用,其可评估瘢痕的主要特征,具有方法简单、使用方便、无创、快速、价廉等优点,适合在临床上使用。可靠的瘢痕评定量表的推荐指南如下。首先,每次评估的区域和面积都应该是相同的。Sullivan 等人[3]提出面积应为 4 cm²,而 Tyack 等人[21]提出评估面积应为 3 cm×3 cm。其次,我们选择评定的区域,然后选择合适的控制面。最后,与总分较小的量表相比,项目多且总分较大的量表更有可能识别瘢痕之间的较小差异。

6.2　客观评估

所有瘢痕的共同特征包括颜色、厚度、柔韧性和表面积。有多种设备可用于评估瘢痕的这些特征。在表 6.11 中介绍了用于测量每个瘢痕特征的设备概述。

6.2.1　颜色

颜色异常是瘢痕患者的主诉之一。瘢痕的颜色反映了皮肤中血红蛋白和黑色素的含量。测量肤色的工具有以下三类。

首先,三色反射率比色法通过照射皮肤并收集反射光以测量 3 个参数。L*:亮度(反映皮肤的光泽度);a*:绿色和红色的量(反映红斑);b*:黄色和蓝色的量(反映色素沉着)。Chroma Meter®(CR-400,Konica Minolta,日本,东京,图 6.2)和 LabScan®(HunterLab,雷斯顿,弗吉尼亚州)是广泛使用的设备,通过上述机制去测量红斑和色素沉着。已证明 Chroma Meter® 可靠且与主观瘢痕评估量表(如 VSS 和 POSAS)一致[22,23]。LabScan® 可测量人眼识别的光波长,性能可靠。该设备通常用于研究。应该意识到,在使用这些设备时,瘢痕中丰富的血管有时会掩盖色素沉着。相比 LabScan®,Chroma Meter® 操作更简单,价格更低。

JSW 瘢痕量表 2015（瘢痕疙瘩和增生性瘢痕的分类和评估）

分类（用于分级和选择恰当的治疗方法）			评估（用于判断治疗结果和随访）			
危险因素			**1. 硬度**			
1. 种族	黑种人	2	0：无	1：轻度	2：中度	3：重度
	其他	1				
	白种人	0	**2. 隆起**			
2. 家族倾向	明显	1	0：无	1：轻度	2：中度	3：重度
	不明显	0				
3. 病变数量	多发	2	**3. 红斑**			
	孤立	0	0：无	1：轻度	2：中度	3：重度
4. 区域	前胸、肩胛骨、肩部、外阴	2				
	其他部位	0	**4. 瘢痕周围红斑**			
5. 发病年龄	0~30岁	2	0：无	1：轻度	2：中度	3：重度
	31~60岁	1				
	>60岁	0	**5. 自发痛和按压痛**			
6. 发病原因	未知	3	0：无	1：轻度	2：中度	3：重度
	特定的皮肤损伤类型，如手术	0				
症状			**6. 瘙痒**			
7. 大小（cm²）	>20	1	0：无	1：轻度	2：中度	3：重度
	<20	0				
8. 垂直生长	明显	2				
	不明显	0				总分 0~18
9. 水平生长	明显	3	备注			
	不明显	0	轻度：症状存在于不到1/3的瘢痕区域，或者是间歇性的			
10. 形状	特定形状	3	重度：症状存在于整个区域，或持续存在			
	无特定形状	0	中度：介于强弱之间			
11. 瘢痕周围是否有红晕	明显	2				
	不明显	0				
12. 主观症状	持续	2				
	间断	1				
	无	0				
		总分 0~25				

备注

0~5	如成熟瘢痕样	（低风险）
6~15	如增生性瘢痕样	（中度风险）
16~25	如瘢痕疙瘩样	（高风险）

图 6.1　用于瘢痕分类和评估的 JSW 瘢痕量表。[Ogawa R, Akaishi S, Akita S, Okabe K, Shimizu T, Sunaga A, Tosa Y, Nagao M, Yamawaki S. JSW Scar Scale Working Group. Japan Scar Workshop（JSW）Scar Scale 2015. Available online at: http://www.scarkeloid.com/en/index. html]

表6.11 可用来评估瘢痕特征的设备概述

颜色	厚度	柔韧性	表面积	体积
Chroma Meter®	超声检查	超声检查	追踪技术	模型技术
LabScan®	皮肤活检	压力计	摄影技术	三维摄像机
DermaSpectrometer®		硬度计	三维摄像机	
Mexameter®		气压计		
激光多普勒血流仪		Cutometer®		
		Elastometer®		

其次,窄带分光光度法根据血红蛋白和黑色素对红光和绿光的吸收差异,分别计算红斑指数和黑色素指数。DermaSpectrometer®(Cortex Technology,海松,丹麦,图6.3)与Chroma Meter®和主观瘢痕评估量表相比,具有公认的有效性和可靠性[22,23]。Oliveira 等人[23]的研究表明,当血流指数截断值为2.5时,其具有较高的敏感性和特异性,分别为73%和83.3%。Mexameter®(Courage and Khazaka,科隆,德国,图6.4)用568nm、660nm和880nm 3种不同波长照射评估区域。然后,测量皮肤反射的光,从而评估红斑和色素沉着。Mexameter®的探针较小,易于操作。此外,它显示出较高的观察者间可靠性和与温哥华瘢痕量表(VSS)的强相关性[24]。

第三,激光多普勒血流仪(图6.5)评价皮肤血流灌注情况,它能测量约 1mm² 区域中的红细胞灌注量[25-27]。增生性瘢痕的血流量高于成熟瘢痕,在烧伤后18~24个月明显下降[23,26]。也就是说,激光多普勒血流仪测量的数据可以提供关于瘢痕特征和成熟度的信息。Ehrlich 和 Kelley[26]认为该技术可用于预测是否形成增生性瘢痕。此外,激光多普勒血流仪已被用于确定烧伤的深度。Merz 等人[28]得出结论,激光多普勒

血流仪读数超过100AU的伤口将在3周内愈合。

6.2.2 厚度

在临床上,通过将瘢痕与相邻的正常皮肤进行比较来测量瘢痕厚度。瘢痕是由真皮中胶原蛋白和成纤维细胞的增殖引起的,可以使用适当的设备或技术测量瘢痕的突出程度和深度。皮肤活检是测量这些瘢痕

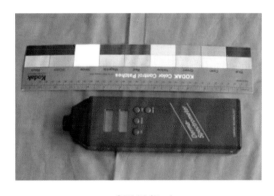

图 6.3 DermaSpectrometer®测量仪。(Cortex Technology, publication permission given by Wolters Kluwer Health)

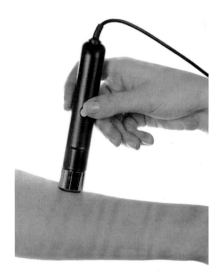

图 6.4 Mexameter®测量仪。(Courage and Khazaka, provided by Integral Corporation)

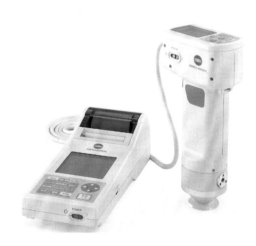

图 6.2 Chroma Meter®测量仪。(CR-400, provided by Konica Minolta, Tokyo, Japan)

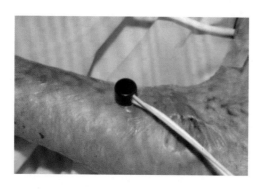

图 6.5   激光多普勒血流仪。(publication permission given by Wolters Kluwer Health)

特征的一种解决方法[9,29]。但该技术是侵入性的,经多聚甲醛固定后会使皮肤皱缩。皮肤活检术适用于瘢痕的组织学检查。确定瘢痕厚度的另一种解决方法是超声检查(US)[30,31]。Nedelec 等人[24,32]使用了 DermaScan®C(Cortex Technology,图 6.6),它专门用于通过 US 测量皮肤特征。作者建议将厚度超过 2.034mm 的部位归类为增生性瘢痕。最近,由于超声检查技术的进步使得利用普通超声进行皮肤检查成为可能。在临床中,超声检查已经被广泛应用于瘢痕进行检查,具有良好的可重复性、低侵入性和高精度。此外,超声检查最近已被用于评估皮肤病变的僵硬度。将在下一节中进一步讨论使用超声检查进行皮肤柔韧性的测量。

6.2.3   柔韧性

与正常皮肤相比,瘢痕通常柔韧性降低。瘢痕硬度增加有时会引起疼痛和瘙痒,因为其柔韧性与邻近

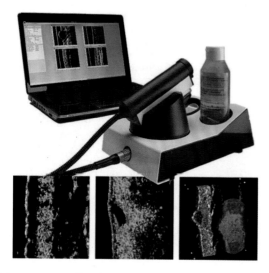

图 6.6   DermaScan®C。(Cortex Technology, provided by Integral Corporation)

正常皮肤相比存在差异。此外,瘢痕的硬度会加重瘢痕挛缩,导致关节活动受限。有几种基于不同机制的设备用于测量瘢痕的柔韧性。压力计最初是在眼科领域开发的,用于评估眼内压[31,35]。它在垂直方向上提供了压痕载荷。气压计和硬度计(图 6.7)是通过气流系统测量压力的压力计类型。这些设备与 VSS 具有高度一致性[23]。在硬度 40 以下,硬度计的灵敏度为 87%,特异性为 91.7%。在硬度为 20 以下时,气压计的灵敏度为 87.5%,特异性为 100%。作者意识到眼压计受瘢痕下层硬组织的影响[36]。Cutometer®(Courage 和 Khazaka,图 6.8)通过对皮肤施加 500mbar 的负压 1s 后,再施加常压 1s,分析皮肤表面的垂直变形来测量皮肤的柔韧性,并将数据上传至计算机。Cutometer®使用直径范围为 2~8mm 的手持式探头,其中 6mm 探头适用于测量皮肤弹性[37]。该设备获得了几个参数的数据(图 6.9),在测得的参数中,认为 Uf 和 Ue 是可靠的弹性测量指标[22,38-40]。Cutometer®已被广泛使用,许多文章显示了其有用性、可靠性和有效性[22,32,40,41]。值得注意的是,Cutometer®受湿度、温度和评估部位的影响,应该设立对照组。此外,可用于测量柔韧性的设备具有天花板效应[24,40],很难在一定水平以上区分硬度差异。超声检查技术也可用于测量皮肤硬度,它有两种技术。第一种是应变弹性成像,其工作原理是施加力时病变会发生变形,僵硬的病变比柔软组织变形少。通过计算病变与正常真皮组织变形的相对比值来估计病变的硬度。测量皮肤硬度的第二种皮肤超声技术是剪切波弹性成像,剪切波弹性成像发出短时的声脉冲,引起组织压缩,并随后产生剪切波,该剪切波以垂直于声脉冲的方向传播到组织中。仪器自动计算出该剪切波速度,这种参数可以反映瘢痕硬度。可以选择瘢痕中的感兴趣区来自动计算速度。因此,硬度由波传播速度揭示。在较硬的组织中,波以较高的速度传播,组织病理学分析显示,胶原异常聚集的未成熟瘢痕中,波也以较高的速度传播,高于在成熟瘢痕中的波[33,34]。

6.2.4   表面积

瘢痕的表面积与瘢痕的严重程度有关,尤其是烧伤。长久以来,随访瘢痕轮廓的变化已经是评估瘢痕严重度的一种方法。目前,通常将瘢痕的照片与计算图像分析工具相结合。虽然,追踪技术、摄影技术和结合计算分析既可靠又可重复,特别是对于表面积小于

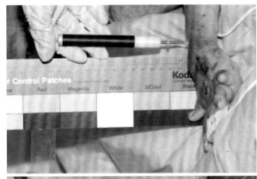

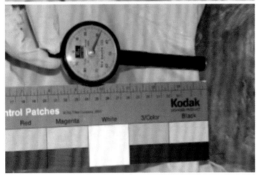

图 6.7　气压计/硬度计。(publication permission given by Wolters Kluwer Health)

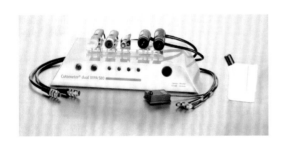

图 6.8　Cutometer®。(Courage and Khazaka, provided by Integral Corporation)

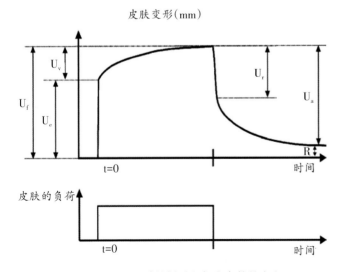

图 6.9　Cutometer®的例子和每个参数的定义。

25cm²的区域,后者更容易操作也更容易获取数据[42]。关于表面积的测量有几个缺点,首先,当瘢痕扩展或挛缩时,瘢痕的表面积可能会发生变化。因此,很难根据瘢痕面积估计原始伤口的面积。其次,烧伤后接受植皮的患者表面积增加。最后,即使使用计算图像分析方法,身体的曲率也会干扰表面积测量的准确性。

6.2.5　体积

过去曾使用过牙科模具[5,43,44]来测量瘢痕的体积,使用这种方法很烦琐,因为测量体积需要几个步骤,即倒模、正模和测量体积。将模具直接放在瘢痕上,会发生皮肤变形导致结果变得不准确。三维摄影术作为一种替代方法逐渐变得流行[45-47]。使用这种方法时,在拍照时任选3个点,系统连接计算机,应用软件自动计算体积。它不仅可以测量瘢痕表面积,还可以测量瘢痕的体积,并且不需要与患者进行身体接触。此外,它可以计算出身体表面的倾斜度,因此,可以解决前述关于身体弯曲的问题。Ardehali等人[45]发现,在大多数情况下,使用这种设备注射类固醇8周可将瘢痕的体积减小50%以上。三维摄影术的局限性在于设备的成本很高,同时分析步骤费时,这使得在临床中使用这种方法具有挑战性。

疗效的评估对确定合适的治疗方式非常重要。瘢痕的客观评估是定量、准确、可靠、可重复和有效的。每种设备都是精确的。例如,VECTRA®三维成像系统(Canfield Scientific,西波尼市,新泽西州)可以测量瘢痕体积,测量误差小于1mm³。但是,上述几乎所有设备都只能评估瘢痕的一个特征,即使瘢痕有反映其严重程度的几个特征,如颜色、硬度、表面积和厚度。此外,患者是否会对使用此类设备测量瘢痕后带来的微小改善感兴趣仍存在疑问。另一个问题是,这些设备价格昂贵且分析步骤耗时。因此,使用这些设备评估瘢痕通常更适合研究,而不是日常的临床实践。目前,应根据给定研究或临床评价程序的目的选择适当的设备。

（付思祺 杨艳辉 译　韩兵 审校）

参考文献

1. Smith GM, Tompkins DM, Bigelow ME, et al. Burn-induced cosmetic disfigurement: can it be measured reliably? J Burn Care Rehabil. 1988;9(4):371–5.
2. Crowe JM, Simpson K, Johnson W, et al. Reliability of photo-

graphic analysis in determining change in scar appearance. J Burn Care Rehabil. 1998;19(2):183–6.

3. Sullivan T, Smith J, Kermode J, et al. Rating the burn scar. J Burn Care Rehabil. 1990;11(3):256–60.

4. Baryza MJ, Baryza GA. The Vancouver Scar Scale: an administration tool and its interrater reliability. J Burn Care Rehabil. 1995;16(5):535–8.

5. Nedelec B, Shankowsky HA, Tredget EE. Rating the resolving hypertrophic scar: comparison of the Vancouver Scar Scale and scar volume. J Burn Care Rehabil. 2000;21(3):205–12.

6. Forbes-Duchart L, Mrashall S, Strock A, et al. Determination of inter-rater reliability in pediatric burn scar assessment using a modified version of the Vancouver Scar Scale. J Burn Care Res. 2007;28(3):460–7.

7. Draaijers LJ, Tempelman FR, Botman YA, et al. The patient and observer scar assessment scale: a reliable and feasible tool for scar evaluation. Plast Reconstr Surg. 2004b;113(7);1960–5. discussion 1966–1967.

8. Yeong EK, Mann R, Engrav LH, et al. Improved burn scar assessment with use of a new scar-rating scale. J Burn Care Rehabil. 1997;18(4):353–5. discussion 352.

9. Beausang E, Floyd H, Dunn KW, et al. A new quantitative scale for clinical scar assessment. Plast Reconstr Surg. 1998;102(6):1954–61.

10. Quinn JV, Drzewiecki AE, Stiell IG, et al. Appearance scales to measure cosmetic outcomes of healed lacerations. Am J Emerg Med. 1995;13(2):229–31. https://doi.org/10.1016/0735-6757(95)90100-0.

11. Moiemen NS, Staiano JJ, Ojeh NO, et al. Reconstructive surgery with a dermal regeneration template: clinical and histologic study. Plast Reconstr Surg. 2001;108(1):93–103.

12. Masters M, McMahon M, Svens B. Reliability testing of a new scar assessment tool, Matching Assessment of Scars and Photographs (MAPS). J Burn Care Rehabil. 2005;26(3):273–84.

13. Martin D, Umraw N, Gomez M, et al. Changes in subjective vs objective burn scar assessment over time: does the patient agree with what we think? J Burn Care Rehabil. 2003;24(4):239–44. discussion 238. https://doi.org/10.1097/01.BCR.0000075842.55039.03.

14. Singer AJ, Arora B, Dagum A, et al. Development and validation of a novel scar evaluation scale. Plast Reconstr Surg. 2007;120(7):1892–7. https://doi.org/10.1097/01.prs.0000287275.15511.10.

15. Bae SH, Bae YC. Analysis of frequency of use of different scar assessment scales based on the scar condition and treatment method. Arch Plast Surg. 2014;41(2):111–5. https://doi.org/10.5999/aps.2014.41.2.111.

16. Schneider JC, Holavanahalli R, Helm P, et al. Contractures in burn injury: defining the problem. J Burn Care Res. 2006;27(4):508–14. https://doi.org/10.1097/01.BCR.0000225994.75744.9D.

17. Schneider JC, Holavanahalli R, Helm P, et al. Contractures in burn injury part II: investigating joints of the hand. J Burn Care Res. 2008;29(4):606–13. https://doi.org/10.1097/BCR.0b013e31817db8e1.

18. Fearmonti R, Bond J, Erdmann D, et al. A review of scar scales and scar measuring devices. Eplasty. 2010;10:e43.

19. Yamawaki S, Naitoh M, Ishiko T, et al. Keloids can be forced into remission with surgical excision and radiation, followed by adjuvant therapy. Ann Plast Surg. 2011;67(4):402–6. https://doi.org/10.1097/SAP.0b013e31820d684d.

20. Ogawa R, Akaishi S. Endothelial dysfunction may play a key role in keloid and hypertrophic scar pathogenesis—keloids and hypertrophic scars may be vascular disorders. Med Hypotheses. 2016;96:51–60. https://doi.org/10.1016/j.mehy.2016.09.024.

21. Tyack Z, Simons M, Spinks A, et al. A systematic review of the quality of burn scar rating scales for clinical and research use. Burns. 2012;38(1):6–18. https://doi.org/10.1016/j.burns.2011.09.021.

22. Draaijers LJ, Botman YA, Tempelman FR, et al. Skin elasticity meter or subjective evaluation in scars: a reliability assessment. Burns. 2004a;30(2):109–14. https://doi.org/10.1016/j.burns.2003.09.003.

23. Oliveira GV, Chinkes D, Mitchell C, et al. Objective assessment of burn scar vascularity, erythema, pliability, thickness, and planimetry. Dermatol Surg. 2005;31(1):48–58.

24. Nedelec B, Correa JA, Rachelska G, et al. Quantitative measurement of hypertrophic scar: intrarater reliability, sensitivity, and specificity. J Burn Care Res. 2008b;29(3):489–500. https://doi.org/10.1097/BCR.0b013e3181710869.

25. Atiles L, Mileski W, Purdue G, et al. Laser Doppler flowmetry in burn wounds. J Burn Care Rehabil. 1995;16(4):388–93.

26. Ehrlich HP, Kelley SF. Hypertrophic scar: an interruption in the remodeling of repair—a laser Doppler blood flow study. Plast Reconstr Surg. 1992;90(6):993–8.

27. Perry DM, McGrouther DA, Bayat A. Current tools for noninvasive objective assessment of skin scars. Plast Reconstr Surg. 2010;126(3):912–23. https://doi.org/10.1097/PRS.0b013e3181e6046b.

28. Merz KM, Pfau M, Blumenstock G, et al. Cutaneous microcirculatory assessment of the burn wound is associated with depth of injury and predicts healing time. Burns. 2010;36(4):477–82. https://doi.org/10.1016/j.burns.2009.06.195.

29. Verhaegen PD, van der Wal MB, Middelkoop E, et al. Objective scar assessment tools: a clinimetric appraisal. Plast Reconstr Surg. 2011;127(4):1561–70. https://doi.org/10.1097/PRS.0b013e31820a641a.

30. Fong SS, Hung LK, Cheng JC. The cutometer and ultrasonography in the assessment of postburn hypertrophic scar—a preliminary study. Burns. 1997;23(Suppl 1):S12–8.

31. Katz SM, Frank DH, Leopold GR, et al. Objective measurement of hypertrophic burn scar: a preliminary study of tonometry and ultrasonography. Ann Plast Surg. 1985;14(2):121–7.

32. Nedelec B, Correa JA, Rachelska G, et al. Quantitative measurement of hypertrophic scar: interrater reliability and concurrent validity. J Burn Care Res. 2008a;29(3):501–11. https://doi.org/10.1097/BCR.0b013e3181710881.

33. Aya R, Yamawaki S, Muneuchi G, et al. Ultrasound elastography to evaluate keloids. Plast Reconstr Surg Glob Open. 2014;2(2):e106. https://doi.org/10.1097/GOX.0000000000000048.

34. Aya R, Yamawaki S, Yoshikawa K, et al. The shear wave velocity on elastography correlates with the clinical symptoms and histopathological features of keloids. Plast Reconstr Surg Glob Open. 2015;3(7):e464. https://doi.org/10.1097/GOX.0000000000000445.

35. Esposito G, Ziccardi P, Scioli M, et al. The use of a modified tonometer in burn scar therapy. J Burn Care Rehabil. 1990;11(1):86–90.

36. Falanga V, Bucalo B. Use of a durometer to assess skin hardness. J Am Acad Dermatol. 1993;29(1):47–51.

37. van Zuijlen PP, Angeles AP, Kreis RW, et al. Scar assessment tools: implications for current research. Plast Reconstr Surg. 2002;109(3):1108–22.

38. Lee KC, Dretzke J, Grover L, et al. A systematic review of objective burn scar measurements. Burns Trauma. 2016;4:14. https://doi.org/10.1186/s41038-016-0036-x.

39. Matsuzaki K, Kumagai N, Fukushi S, et al. Cultured epithelial autografting on meshed skin graft scars: evaluation of skin elasticity. J Burn Care Rehabil. 1995;16(5):496–502.

40. Rennekampff HO, Rabbels J, Reinhard V, et al. Comparing the Vancouver Scar Scale with the cutometer in the assessment of donor site wounds treated with various dressings in a randomized trial. J Burn Care Res. 2006;27(3):345–51. https://doi.org/10.1097/01.BCR.0000216311.61266.00.

41. van Zuijlen PP, Vloemans JF, van Trier AJ, et al. Dermal substitution in acute burns and reconstructive surgery: a subjective and objective long-term follow-up. Plast Reconstr Surg. 2001;108(7):1938–46.

42. van Zuijlen PP, Angeles AP, Suijker MH, et al. Reliability and accuracy of techniques for surface area measurements of wounds and scars. Int J Low Extrem Wounds. 2004;3(1):7–11. https://doi.org/10.1177/1534734604263200.

43. Ahn ST, Monafo WW, Mustoe TA. Topical silicone gel for the prevention and treatment of hypertrophic scar. Arch Surg. 1991;126(4):499–504.

44. Sawada Y. A method of recording and objective assessment of hypertrophic burn scars. Burns. 1994;20(1):76–8.

45. Ardehali B, Nouraei SA, Van Dam H, et al. Objective assessment of keloid scars with three-dimensional imaging: quantifying response to intralesional steroid therapy. Plast Reconstr Surg. 2007;119(2): 556–61. https://doi.org/10.1097/01.prs.0000252505.52821.76.

46. Taylor B, McGrouther DA, Bayat A. Use of a non-contact 3D digitiser to measure the volume of keloid scars: a useful tool for scar assessment. J Plast Reconstr Aesthet Surg. 2007;60(1):87–94. https://doi.org/10.1016/j.bjps.2005.12.051.

47. van der Aa T, Verhiel SH, Erends M, et al. A simplified three-dimensional volume measurement technique in keloid scars: Validity and reliability. J Plast Reconstr Aesthet Surg. 2015;68(11):1574–80. https://doi.org/10.1016/j.bjps.2015.07.001.

第 7 章

瘢痕的临床和病理学诊断

Chenyu Huang, Longwei Liu, Zhifeng You, Zhaozhao Wu, Yanan Du, Rei Ogawa

皮肤瘢痕经常出现在皮肤科门诊,它们可能是由创伤或手术引发的。偶尔,它们的原因也是未知的。大多数关于皮肤瘢痕病因学的研究都集中在遗传、内分泌学、免疫学和营养学等因素[1]。直到最近,当来自不同领域的联合证据表明,局部力学[2,3]、内皮功能障碍[4]和脂质代谢[5]也可能导致瘢痕形成时,这一焦点发生了变化。然而,虽然已经努力阐明后一种病因因素促进瘢痕形成的分子机制[6],但这些机制目前主要由间接的理论证据而不是直接数据支持。这些关于瘢痕病因学的不确定性意味着现今对个体瘢痕的各种治疗方式的选择仍然取决于目前的瘢痕诊断,这些诊断基于医生的临床评估和病理学家在显微镜下的研究结果。本章将概述目前存在的各种瘢痕类别。具体来讲,将详细介绍这些不同类型瘢痕的临床表现、诊断、鉴别诊断及并发症。

7.1 表皮瘢痕分类

表皮瘢痕(也被称为皮肤瘢痕)本质上是由细胞和细胞外基质过度积累,导致伤口愈合异常的结果。根据不同的分类标准,瘢痕可以有不同的分类方式。具体地说,可以根据发病原因(如创伤、烧伤、痤疮、疫苗接种和切口)、形状和外观(如线状和网状瘢痕)、损害功能的畸形(如粘连和挛缩)、严重程度(如退化和肥厚)及其潜在并发症(如溃疡和恶性肿瘤)进行分类。本章将根据其临床和病理特征将瘢痕分为正常瘢痕、萎缩性瘢痕、增生性瘢痕、瘢痕疙瘩和瘢痕恶性溃疡。

7.2 评估瘢痕严重度的评估量表

无论选择了哪种分类标准,都必须准确地评估瘢痕的严重程度,因为这将有助于医生选择最合适的治疗策略。Smith等人于1988年报告了第一种关于评估瘢痕严重程度的方法:通过4名或4名以上医院工作人员组成的小组检查瘢痕的彩色幻灯片照片,评估了关于瘢痕严重程度的不同变量,如瘢痕的不规则、厚度和颜色[7]等。此后,人们逐渐提出了各种瘢痕评估量表,包括温哥华瘢痕量表(VSS)[8]、西雅图量表[9]、曼彻斯特瘢痕量表[10]、汉密尔顿量表[11]、患者和观察者瘢痕评估量表(POSAS)[12]、瘢痕和照片匹配评估(MAPS)工具[13]、石溪瘢痕评估量表(SBSES)[14]及北卡罗来纳大学"4P"瘢痕量表(UNC4P)[15,16]。每种量表自身的优缺点均被探讨并于数个具体综述中进行了详细介绍[17,18]。最常用的是温哥华瘢痕评估量表,以及患者和观察者瘢痕评估量表。VSS评分是基于治疗者对瘢痕色泽、血管扩张性、硬度和高度/厚度的半定量估计。POSAS评分是基于患者和观察者的评估。因此,患者瘢痕评估量表(P-SAS)用于评估瘢痕的疼痛和瘙痒的程度,以及相对于正常皮肤的颜色、硬度、厚度和不规则性,而观察者瘢痕评估量表(O-SAS)用于评估血管化的程度、色素沉着、厚度、缓解和柔软性。此外,在2015年,于JSW上报道了一个新的评分系统——JSW瘢痕评估量表,用于专门评估诊断病理性瘢痕,其依据是增生性瘢痕和瘢痕疙瘩依次代表皮肤炎症的不同严重阶段[19,20]。

这些不同的瘢痕评估量表和临床经验表明,瘢痕的严重程度由一些关键变量决定。不管是什么类型的瘢痕,包括病因、病程及部位等,对所有这些变量都应该进行最准确的评估。这些变量与瘢痕所引起的客观外观和功能损伤,以及患者所经历的瘢痕对身体和心理社会方面的主观影响有关。客观评估主要包括视觉和触觉变量,包括颜色(色素沉着和血管的扩张性)、高度或厚度、宽度、硬度和表面粗糙度,瘢痕对局部毛发生长的影响(少毛症或多毛症)、变形情况(如挛缩)及瘢痕相关的并发症,包括慢性创面、感染、淋巴水肿和皮肤癌。在主观评估中,会询问患者是否有疼痛、瘙痒或感觉障碍,以及瘢痕对社会心理的影响(表7.1)。这些变量可以进行定性测量(如是或否)、半定量分级(如轻度、中度和重度)或定量估计(例如,mm或mm²)。

无论选择哪种瘢痕评估量表、工具或方法,都应评估瘢痕的严重程度,以便根据患者的预期(由主观变量表示)和临床可行性(由医生的客观评估决定),确定最合适的治疗方法。

7.3　皮肤瘢痕的临床和病理学诊断

在本章中,将皮肤瘢痕分为正常瘢痕、萎缩性瘢痕、增生性瘢痕、瘢痕疙瘩和瘢痕恶性溃疡。虽然个别患者可能会同时有多种不同类型的瘢痕(甚至在同一瘢痕内),但这些不同类型的瘢痕将作为独立病变进行讨论,可根据其临床表现(如病史、症状、体征和特征)和病理特征(如细胞和细胞外基质变化)进行诊断。还将讨论如何区分瘢痕疙瘩和与它们相似的增生性瘢痕,从而确保对这两种类型的瘢痕采取最合适的治疗方法。

7.3.1　正常瘢痕

正常瘢痕(也被称为成熟瘢痕)通常表现为表浅和成熟的瘢痕,具有柔韧的质地,外观扁平或略微隆起。色素沉着的变化可有可无,最初的损伤通常发生在1年或多年前。临床上,它们可以是线形(图7.1 a)或是桥形(图7.1 b),不会引起功能障碍或明显的外观问题。这种正常瘢痕的色素减退可能非常轻微,甚至连医生也很难区分它们与邻近正常皮肤的确切边界。然而,在病理上与正常皮肤相比,有明显的变化。首先,正常瘢痕的表皮较薄,有扁平的网状纹。其次,其真皮胶原蛋白束更宽,更倾向于与表皮平行排列。第三,真皮深层的胶原蛋白表现出明显的碎片化,难以区分真皮浅层(乳头层)和真皮深层(网状层)。第四,真皮浅层的弹性纤维直径比正常皮肤的弹性纤维小(0.54μm对1.08μm);在真皮深层中也是这样(1.16μm对1.99μm)($P<0.05$)[21]。

通过体视学分析表明,在正常瘢痕中由纤维蛋白-1和弹性蛋白组成的弹性系统遭受破坏。具体来

表7.1　在皮肤瘢痕严重程度的综合评估期间所评估的临床变量

客观(外观和功能)	主要变量	视觉	颜色: 高度/厚度: 宽度	色素沉着、血管扩张性 轮廓线,不规则性
		触觉	硬度;柔韧度 粗糙度	
	次要变量	毛发	少毛症或多毛症	
		变形程度:挛缩		
	并发症	慢性创面、感染、淋巴水肿、皮肤癌		
主观		身体		
		社会心理		

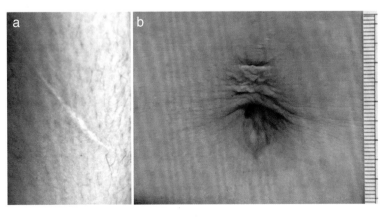

图7.1　正常的瘢痕可以形成的不同形状。(a)左前臂上的线形瘢痕。(b)脐上方的桥形瘢痕。

说,在真皮浅层和深层,正常瘢痕中含纤维蛋白-1的纤维所占的体积比正常皮肤中更少(如较低的纤维蛋白-1体积密度所示)。然而,正常瘢痕中的真皮纤维蛋白-1的体积密度高于增生性瘢痕和瘢痕疙瘩。在真皮浅层中的弹性蛋白纤维也可以观察到这种模式(即弹性蛋白体积密度:正常皮肤>正常瘢痕>增生性瘢痕≈瘢痕疙瘩)。然而,在真皮深层,正常皮肤、正常瘢痕和增生性瘢痕都具有相似的弹性蛋白纤维体积,尽管在真皮深层的弹性蛋白体积密度都比瘢痕疙瘩低[22]。

7.3.2　萎缩性瘢痕

萎缩性瘢痕(也被称为凹陷性瘢痕)是指在皮肤上表现出低于周围组织水平的凹陷或压痕的瘢痕。可能存在色素沉着或色素减退。它们通常是由囊肿性痤疮、手术、烧伤和创伤引起的。

在临床上,萎缩瘢痕最常发生在面部、头部和胫骨上方的皮肤。这些瘢痕明显凹陷的外观与胶原蛋白的损伤或胶原蛋白的合成异常,以及皮下组织的损伤、萎缩或缺失有关。它们通常出现在面部的痤疮瘢痕和胫骨上方的瘢痕(图7.2)。Goodman提出,根据炎症的深度和程度,可以将痤疮后萎缩性瘢痕分为3种亚型:即浅表性黄斑瘢痕、较深的真皮瘢痕和毛周瘢痕。这些亚型的主要特征分别为有色素脱失的斑点、尖壁/冰锥/槽状的外观和色素减退的丘疹性瘢痕[23]。通常,靠近骨的萎缩性瘢痕(如胫骨上方的瘢痕)往往因为表面薄而脆弱的皮肤,容易受到摩擦和伤害。这种不稳定性可导致反复出现的溃疡或继发性慢性溃疡,后者甚至可能会导致恶变(请参见7.4章节)。

从病理学上来说,萎缩性瘢痕的特征是上皮细胞的吸收、真皮层的过度萎缩和皮下脂肪的萎缩。在显微镜下表现为,胶原蛋白束明显萎缩,弹性蛋白纤维稀薄和破碎(图7.3)[24]。这些病理模式可能反映了明胶溶解的变化:用ELISA和明胶酶谱学分析正常人类皮肤和各种瘢痕类型中的基质金属蛋白酶(MMP)-2的原形和活性形式表明,萎缩性瘢痕中的MMP-2水平(0.006ng/mg蛋白)远低于正常皮肤(0.216ng/mg蛋白)、增生性瘢痕(0.407ng/mg蛋白)和瘢痕疙瘩(1.223ng/mg蛋白)。因此,萎缩性瘢痕的活性/pro-MMP-2比率(0.48)低于正常皮肤(0.54)、增生性瘢痕(0.69)和瘢痕疙瘩(0.97)[25]。MMP-2通常在各种非炎症细胞中具有基线表达,并在正常皮肤中发挥维持作用。这些发现表明,明胶溶解活性失调参与了萎缩性瘢痕的重塑阶段[26]。

7.3.3　增生性瘢痕

增生性瘢痕是指由烧伤、创伤或切口引起的明显伤口立即或在几个月内形成的病理性隆起瘢痕。这些瘢痕的特点是保持在原始伤口的边界内,并可能在出现后的1~2年自动变平(图7.4 a)。这些瘢痕是影响美观的,当它们位于身体暴露部位时,可能会产生心理后果。此外,如果它们位于关节上方或附近,会因其挛缩而影响关节功能(图7.4 b)。在这种情况下,需要通过手术来解除挛缩,从而恢复关节功能。

在病理上,人们一直认为增生性瘢痕与其他瘢痕

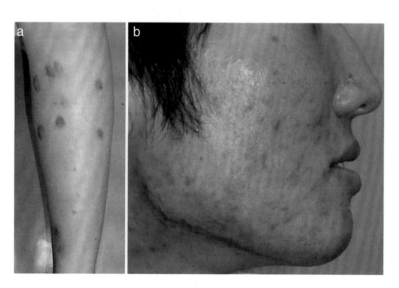

图7.2　骨折或痤疮外固定后的萎缩性瘢痕。(a)骨折外固定后的萎缩性瘢痕。注意内侧的增生性瘢痕。(b)面部痤疮后的萎缩性瘢痕。注意下颌的瘢痕是增生性瘢痕。

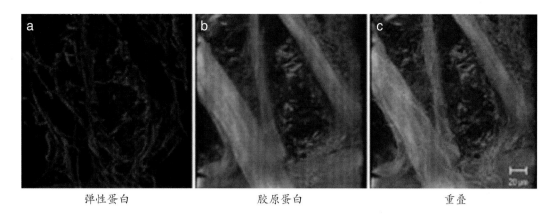

弹性蛋白　　　　　　　　胶原蛋白　　　　　　　　重叠

图7.3　对未经固定和切片的未染色萎缩性瘢痕中弹性蛋白和胶原蛋白的评估。采用双光子激发荧光(TPEF)来识别弹性蛋白纤维(a,红色),而二次谐波产生(SHG)技术则用于表示胶原纤维(b,绿色)。三维TPEF和SHG图像重叠(c)。The images are from Zhu et al. with permission[Quantification of scar margin in keloid different from atrophic scar by multiphoton microscopic imaging Scanning 2001;33 (4):195-200]

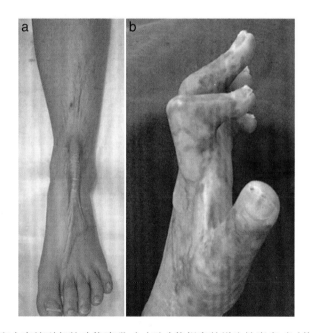

图7.4　增生性瘢痕和由挛缩引起的功能障碍。(a)无功能损害的增生性瘢痕。(b)烧伤后的典型爪形手。

类型(包括瘢痕疙瘩)的区别,是因为存在真皮结节[27]。这些界限分明的结节由成纤维细胞的局部聚集和随机定向的胶原纤维组成[28]。增生性瘢痕的病理诊断进一步得到α-平滑肌肌动蛋白(α-SMA)的表达模式支持;人们认为,增生性瘢痕具有α-SMA的弥漫性表达,而瘢痕疙瘩则很少或只有α-SMA的局限性表达[27]。值得注意的是,与正常的瘢痕相比,增生性瘢痕的表皮表现为角蛋白K6和K16的表达增强。这说明角质形成细胞的激活,可能会延迟再上皮化并延长表皮炎症的时间[29]。事实上,增生性瘢痕表现出朗格汉斯细胞数量增加,表皮白细胞介素-4表达增加,表皮白细胞介素-1α表达减少[30,31]。此外,Rossiello等人发现增生性

瘢痕表皮比正常皮肤和瘢痕疙瘩表皮表达更高的环氧酶-1[32]。这些发现也支持了来自表皮的过度、长期和(或)异常的炎症/免疫信号可能会促进异常的真皮重塑,从而导致增生性瘢痕的形成这一观点[33]。

与正常皮肤相比,增生性瘢痕的真皮明显扩张,而排列松散的波浪状胶原束更平,界限不太清晰,有些碎片化,而且更短。然而,大部分胶原束仍然与上皮表面平行[34]。Friedman等人表示,Ⅰ/Ⅲ型胶原蛋白的平均比例为7.73,这与正常皮肤(6.28)或正常瘢痕(5.97)的比例相似,且远低于瘢痕疙瘩(17.28)[35]。透明质酸是一种ECM成分,在正常皮肤中更多的分布在真皮乳头层中,在成熟的瘢痕中更薄,只在增生性瘢痕中以狭窄

的条带出现。瘢痕疙瘩则显示更少的真皮乳头状透明质酸[36]。真皮中的纤维连接蛋白在成熟的瘢痕中逐渐减少，在增生性瘢痕中持续存在，呈弥漫性或卷曲状[37]。然而，增生性瘢痕并没有比正常的瘢痕表现出更多的肥大细胞[30]。

7.3.4　瘢痕疙瘩

瘢痕疙瘩是由伤口过度愈合导致的病理性瘢痕。这里的"过度"一词与它们显著的临床特征一致。首先，即使是轻微的创伤，如"蚊子叮咬"或轻微的局部毛囊炎，也会导致瘢痕疙瘩。其次，由于大量和长期的炎症，瘢痕疙瘩持续生长，特别是在前进的边缘，通常是红斑。第三，瘢痕疙瘩的生长超出了原来伤口的范围，从而导致它们侵袭到邻近的健康皮肤中。它们永远不会随着时间的推移而消退，即使手术切除也很少能阻止它们的生长，而且确实与高复发率有关。然而由于瘢痕疙瘩的临床症状需要时间表现出来，医生需要在伤口后3个月至1年的时间，才能将这些瘢痕与正常的瘢痕区分开来，而正常的瘢痕大约在这个时候成熟。

瘢痕疙瘩的患病率从英国的0.09%至刚果的16%不等[38,39]。基于483例日本患者的1500个解剖区域的流行病学数据显示，瘢痕疙瘩主要出现在前胸（48.9%）、肩胛骨区（26.9%）和下颌-颈部区域（12.1%）[40]（图7.5）。值得注意的是，这些区域活动度大和（或）有经常性拉伸；相比之下，瘢痕疙瘩很少发生在皮肤拉伸/收缩很少的顶骨区域或小腿伸侧等区域[40]。此外，瘢痕疙瘩通常在身体的特定部位呈现出典型的形状。例如，胸部瘢痕疙瘩类似蟹足，肩胛骨区域的瘢痕疙瘩有蝴蝶形或哑铃形，耳垂瘢痕疙瘩呈球形。这些形状在很大程度上取决于身体不同区域皮肤张力的主要方向和分布[41]（图7.6）。这一概念进一步得到了一项体外研究的支持，该研究表明，在瘢痕疙瘩中存在大量的真皮成纤维细胞，对循环拉伸模拟高度敏感：当以这种方式受到刺激时，它们会对细胞凋亡产生抵抗力，并沿垂直于拉伸的方向快速迁移和重新定向[42]。

从病理学上说，瘢痕疙瘩最明显的特征是网状真皮层中存在透明化的胶原蛋白。此外，与正常瘢痕或正常皮肤相比，瘢痕疙瘩表现出明显的炎症细胞浸润，即T细胞、B细胞和替代巨噬细胞（M2）。值得注意的是，它们的表皮内有正常朗格汉斯细胞数[43]。瘢痕疙瘩也表现出肥大细胞的激活，通过上调特异性激活标

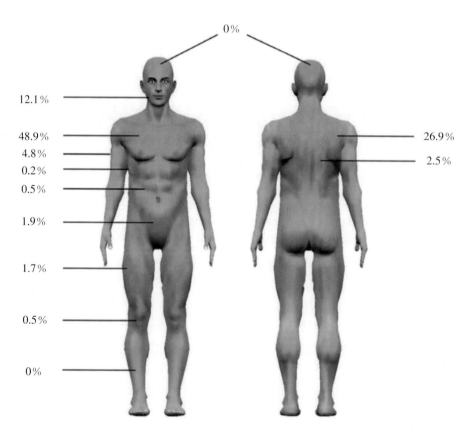

图7.5　瘢痕疙瘩的部位特定分布。病理瘢痕与皮肤拉伸/收缩有关：张力在瘢痕疙瘩的发病机制中起着关键作用。［From Ogawa et al. Wound Repair Regen. 2012;20（2）:149－57］

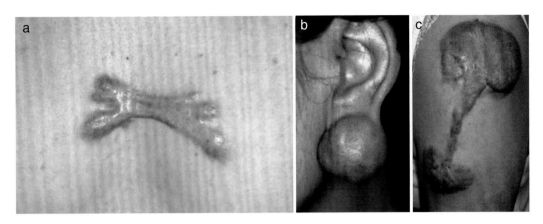

图 7.6　典型的在特定部位因为皮肤张力形成的瘢痕疙瘩形状。(a)胸口的蟹足状。(b)耳垂上的球形(c)肩胛骨区域上的哑铃状。

记物 MCβ-胰蛋白酶的表达得以证实[44]。一些研究表明，与增生性瘢痕一样，上皮-间质的相互作用可能会导致瘢痕疙瘩的发病机制。首先，体外研究表明，瘢痕疙瘩表皮的角质形成细胞诱导成纤维细胞分泌结缔组织生长因子。该因子通过作为转化生长因子β的辅助因子或下游介质来增强纤维化[45]。其次，Rossiello 等人发现瘢痕疙瘩表皮表达的环氧合酶-2 水平高于正常皮肤和增生性瘢痕的表皮[32]。对皮肤标本的增殖细胞核抗原表达分析表明，瘢痕疙瘩真皮中的成纤维细胞（75.1%±8.1%）比增生性瘢痕（45.6%±10.6%，$P<0.01$）和正常皮肤（38.8%±6.3%，$P<0.01$）的成纤维细胞增殖更多[46]。此外，如上所述，Friedman 等人表明瘢痕疙瘩中的 I/Ⅲ 型胶原蛋白比率远高于正常皮肤（17.28 对 6.28）[35]。Uitto 等人观察到，由于 I 型原胶原 mRNA 的表达升高，而Ⅲ型原胶原 mRNA 表达没有改变，导致瘢痕疙瘩中 I/Ⅲ 型原胶原 mRNA（22.1+7.8）高于正常人类皮肤（5.2±2.1）[47]。瘢痕疙瘩也比正常皮肤[48]表达出更高的纤维连接蛋白，透明质酸主要表达在表皮增厚的颗粒层和棘状层，在真皮乳头层中表达最少[36]。

如果患者有典型的临床病史，病变位于容易形成瘢痕疙瘩的部位，且伴有瘙痒或疼痛，那么一般不难诊断瘢痕疙瘩。有时医生会把瘢痕疙瘩误认为是其他具有相似外观的疾病，如软骨样汗管瘤[49]。医生很少建议对瘢痕疙瘩病变进行活检，这就增加了误诊概率。此外，医生有时没有认识到，一些瘢痕疙瘩的出现是由于患者患有未被发现的炎性疾病（例如，结节性/瘢痕性硬皮病[50]）。这些误诊中，最严重的是恶性肿瘤［例如，恶性隆突性皮肤纤维肉瘤（DFSP）］或传染病（瘢痕疙瘩性芽生菌病）。这是有问题的，因为用作为处理瘢痕疙瘩的常见方法——类固醇注射来治疗这些病变，不仅会延迟正确的诊断，还可能会加重病情。

在这些误诊的疾病中，DFSP 是一种真皮中的纺锤形细胞肿瘤，类似于瘢痕疙瘩，特别是其硬化型[51]或萎缩型[52]（图 7.7）。鉴别诊断取决于 DSFP 的典型特征，即在纤维状基质中呈星形排列的纺锤状细胞[51]，以及免疫组织化学中 CD34 表达，瘢痕疙瘩不表达 CD34，而 75% 的 DFSP 肿瘤细胞表达[53–55]。

瘢痕疙瘩性芽生菌病是一种由 Lacazia loboi 引起的慢性皮肤真菌感染，在南美洲/中美洲的农村地区流行（图 7.8）。临床表现为创伤后皮肤结节[56]或瘢痕疙瘩样病变，最初表现为单个斑块、丘疹或结节[57]，多发生在高暴露的感染部位。因为真菌感染被怀疑是瘢痕疙瘩发病机制的一个促成因素，因此，使这些疾病容易与瘢痕疙瘩混淆[58]。然后，在显微镜下通过病变刮片可以确定是否有真菌和（或）其他真菌结构（如串珠状或 Rosario 珠状分布），可以很容易地确定瘢痕疙瘩性芽生菌病的诊断[59]。

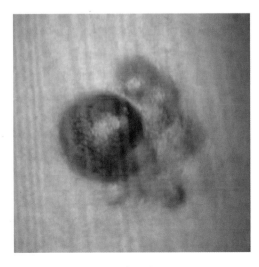

图 7.7　腹部上的 DFSP。

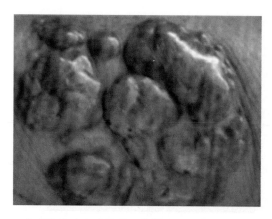

图7.8　典型的瘢痕疙瘩性芽生菌病的原发性纤维状外观。这些病变表现为结节性斑块，被光滑和闪亮的皮肤覆盖，并有小的溃疡性区域和可见的毛细血管扩张。(From Francesconi et al. Lobomycosis: epidemiology, clinical presentation, and management options. Therapeutics and Clinical Risk Management 2014;10:851 –860)

7.3.5　增生性瘢痕与瘢痕疙瘩的相似处与差异

增生性瘢痕和瘢痕疙瘩都是病理性瘢痕。然而，瘢痕疙瘩与增生性瘢痕的不同之处在于它们从未停止生长，治疗后表现出高复发率。尤其是瘢痕疙瘩对治疗的耐受使临床医生和病理学家花费了大量的精力来区分增生性瘢痕和瘢痕疙瘩：他们希望这将为治疗这两个病理瘢痕提供有序和有效的指导方针。然而，这一领域的最新进展已经颠覆了增生性瘢痕和瘢痕疙瘩是不同瘢痕类型的模式，相反，越来越多的证据表明，增生性瘢痕和瘢痕疙瘩实际上是同一纤维增生性皮肤疾病的不同阶段。

典型的增生性瘢痕和瘢痕疙瘩之间确实有明显的临床差异。增生性瘢痕通常有明确的创伤，而瘢痕疙瘩则由微小的伤口产生，如"蚊子叮咬"、接种疫苗或者毛囊炎；事实上，它们有时看起来没有任何皮肤损伤。增生性瘢痕没有特定发生部位，尽管它们因导致髋关节收缩、损害关节功能、需要重建手术而臭名昭著。相比之下，瘢痕疙瘩发生在身体中局部受力的部位。增生性瘢痕的生长也限制在原来的伤口内，而瘢痕疙瘩的生长则超出原来的伤口。此外，增生性瘢痕往往会逐渐停止生长，术后复发率较低；然而，瘢痕疙瘩不会自然消退，手术后经常复发（表7.2）。

病理学家还提出一些增生性瘢痕和瘢痕疙瘩的区别，即α-SMA（增生性瘢痕，大量；瘢痕疙瘩，少量）、真皮结节（存在于增生性瘢痕，瘢痕疙瘩缺失）和胶原蛋

表7.2　增生性瘢痕与瘢痕疙瘩的临床区别

临床特点	增生性瘢痕	瘢痕疙瘩
准确损伤病史	+	±
流行病学	取决于伤害本身	0.9%~16%
好发部位	无特定部位	受力相关的（如胸部、三角肌、耳垂）
具体形状	–	与张力相关（例如，蝴蝶状、哑铃状、球形）
是否挛缩	+	–
是否过度生长	在原始伤口边界内	超出原伤口边界
自然消退	±	–
切除后复发概率	低	高

白（瘢痕疙瘩存在，增生性瘢痕缺失）。然而，多条证据表明，这些病理上的区别并不像人们曾经认为的那么明确。首先，关于α-SMA，作者发现一些增生性瘢痕的胶原结节不含表达α-SMA的肌成纤维细胞[60]，而45%的瘢痕疙瘩确实表达。实际上，在瘢痕疙瘩中发现了最强和最弥漫的染色，而在增生性瘢痕病变中未发现[61]。病理瘢痕可同时显示真皮结节（增生性瘢痕的特征）内的α-SMA+染色和大量的透明化胶原蛋白（瘢痕疙瘩的特征）[61]。这些发现表明，α-SMA染色不能被认为是真正的增生性瘢痕的病理标志物。

透明化胶原是瘢痕疙瘩的病因的观点也受到了质疑。Lee仅在55%的瘢痕疙瘩标本[61]中检测到了这种诊断标志物。此外，在许多情况下，透明化的瘢痕疙瘩纤维在同一个瘢痕疙瘩样本中可以表现出完全不同的特征。因此，在瘢痕疙瘩中心，纤维通常大而厚，并表现出强烈的嗜酸性染色，并与上皮细胞表面平行排列。此外，胶原蛋白间的纤维很薄，而且分散稀疏。相比之下，在瘢痕疙瘩周围，胶原蛋白往往没有透明化，它们的直径很薄，密度低，方向随机。此外，胶原蛋白间纤维比中心的纤维更正常[62]。

特别重要的是，同一个瘢痕疙瘩样本也可以同时携带瘢痕疙瘩透明化的胶原蛋白和真皮结节，后者被认为是增生性瘢痕的特征。如图7.9 a所示。有趣的是，在许多场合观察到这些模棱两可的病变表现出从增生性特征到瘢痕疙瘩特征的空间转变。首先，如上所述，透明化胶原纤维主要在病变中心，病变边缘越来越稀疏。相比之下，真皮结节向病变外围逐渐增大，界限模糊，直到它们成为主要特征（图7.9 a）。其次，真皮结节本身通常是由局灶性成纤维细胞聚集而成，包含随机定向的胶原纤维。然而，这些结节也含有透明

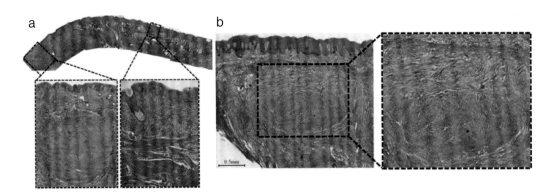

图 7.9　从增生性瘢痕形态到瘢痕疙瘩形态的样本。像这样的样本支持增生性瘢痕和瘢痕疙瘩是同一纤维增生性皮肤病的连续阶段的观点。[From: Huang et al. Are keloid and hypertrophic scar different forms of the same disorder? A fibroproliferative skin disorder hypothesis based on keloid findings. Int Wound J. 2014;11(5):517‑22.]。(a)相同的瘢痕疙瘩样本可以同时携带瘢痕疙瘩胶原蛋白和真皮结节。这张 HE 染色幻灯片显示了一个瘢痕疙瘩患者切除的病变的横截面。病变中心位于切片的中部和右侧,而病变外围位于左侧。瘢痕疙瘩的网状真皮大量扩张,就像通常瘢痕疙瘩表现的一样。透明化的瘢痕疙瘩状胶原主要位于病变的中心,并在病变的周围变得越来越稀疏。相比之下,真皮结节的结节状大小和细胞粒度增加,结节状轮廓定义较少,样本周围胶原的数量和厚度减少。(b)真皮结节由局灶性成纤维细胞聚集物和随机定向的胶原纤维组成,顶部分散有透明的胶原。这些透明化胶原纤维的性质随位置而变化:在结节基部,纤维短、呈波浪状,与表皮有随机的方向。它们也是非嗜酸性的。相比之下,结节顶部的纤维长、直,与表皮平行。它们也具有强烈的嗜酸性粒细胞。

化的纤维,随着观察从结节的底部移动到其顶部,它们的外观会发生变化。因此,结节底部的透明化纤维是短的、波浪形的、随机定向的和非嗜酸性的。相比之下,顶部的透明纤维是长的、直的,平行于表皮的方向,具有强烈的嗜酸性(图 7.9 b)[62]。

可根据这些发现做出假设,增生性瘢痕和瘢痕疙瘩是同一纤维增生性皮肤疾病的连续阶段(图 7.9)。伤口可能(即增生性瘢痕或瘢痕疙瘩)的结果取决于产生了多少炎症。与正常皮肤相比,瘢痕疙瘩具有更多活化的炎症细胞(如巨噬细胞)和更高的 CD4/CD8 比值,这一事实支持了这一点[63]。这一观点也得到了以下事实的支持,即明显的炎症也与瘢痕疙瘩的特征有关,它们向周围的正常组织生长,因为其边缘往往表现出比其核心更多的炎症(红斑和瘙痒)[62]。

7.4　恶性溃疡

在先前存在的瘢痕中出现的恶性溃疡被称为马乔林溃疡。它们继发于瘢痕中的慢性溃疡(图 7.10)。瘢痕后恶性溃疡的相关危险因素包括瘢痕的脆弱性,增加了对创伤的敏感性;瘢痕形状不规则,难以清洁等增加了溃疡和感染的风险。从瘢痕后溃疡发展到恶性肿瘤的时间从 6 周[64]到 70 年[65]不等。平均潜伏期约为 35 年[66]。这种恶性转化发生在近 2% 的烧伤瘢痕[67]中。瘢痕内的淋巴管堵塞可能在一定程度上延缓肿瘤细胞

的扩散,从而抑制局部和全身转移。然而,如果马乔林溃疡中的恶性细胞到达淋巴管,肿瘤将迅速扩散[65]。

对病史超过 6 周的慢性溃疡应进行活检,以确定是否为马乔林溃疡。诊断取决于瘢痕和溃疡病史及临床和实验室检查[68]。

• 病史:患者在瘢痕边缘内有慢性溃疡,且病史超过 3 个月。

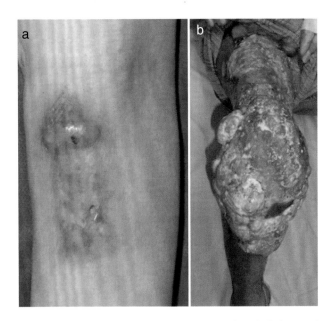

图 7.10　继发于烧伤瘢痕的恶性溃疡。活检证实瘢痕已经发展为鳞状细胞癌。(a)右下肢瘢痕发展形成烧伤后的马乔林溃疡。(b)由右下肢大面积烧伤瘢痕形成的马乔林瘢痕。

•症状三联征:结节的形成、硬化和溃疡。

•临床表现:肉芽组织过度,伤口边缘卷曲,接触性出血,恶臭、结痂、体积增大和疼痛。

•分期和分级:马乔林溃疡可根据分化细胞的频率进行分级。Ⅰ级≥75%,Ⅱ级=75%~25%,Ⅲ级≤25%。分级越高,转移风险越大,预后越差[69,70]。

•形态学形式:常见的形式是扁平、凹痕、浸润性、溃疡性变异,分化较差。较少见的形式是外生乳头状,分化良好,预后较好[65]。

•病理类型:马乔林溃疡中最常见的肿瘤是鳞状细胞癌(71%),其次是基底细胞癌(12%)、黑色素瘤(6%)、肉瘤(5%)和其他罕见的肿瘤,如纤维肉瘤、脂肪肉瘤和隆突性纤维肉瘤[71]。

7.5　结论

鉴于目前的瘢痕研究阶段,临床中常见的瘢痕可分为正常瘢痕、萎缩性瘢痕、增生性瘢痕和瘢痕疙瘩。各种瘢痕量表和工具中的客观与主观的临床变量可用来诊断瘢痕,从而确定治疗方案,保证在局部外观和功能方面的最佳结果,避免恶性溃疡等并发症的发生。然而,活检是明确诊断的最佳方法。在病理方面,伤口过度愈合导致的胶原蛋白积累是皮肤瘢痕的共同特征。瘢痕的细胞和ECM成分也有所不同,进而会导致不同的病理特征。例如,透明化纤维通常见于瘢痕疙瘩,而真皮结节通常出现在增生性瘢痕中。虽然这些特征曾经被认为分别是瘢痕疙瘩和增生性瘢痕的病理

特征,但越来越多的证据表明,这些区别并不像以前认为的那么明确。尤其是同一个病理瘢痕样本可以同时具有透明的胶原纤维和真皮结节。此外,由于这种模糊的样本经常同时表现出这些特征,所以增生性瘢痕和瘢痕疙瘩可能是同一软组织纤维增生性疾病的不同阶段。

目前,还没有临床或病理或其他明确指标,可以让医生明确地区分各种瘢痕类型,特别是在伤口愈合的早期阶段。有些会更加复杂,一些患者同时有不止一种瘢痕类型,每一种瘢痕都表现出不同程度的局部炎症(图7.11),建议进行活检。此外,特别是那些有并发症的瘢痕,诊疗目的最好是改善功能和同时美化治疗,从而提供更好的生活质量。因此,瘢痕的诊治不仅是基于医生的角度,还应该遵从患者的偏好。

到目前为止,研究人员已经努力分辨临床和病理特征及标志物,这有助于对瘢痕患者选择最佳治疗方法。但是这些变量和标志物在诊断上也有局限性,为了改善这种情况,需要进一步研究不同瘢痕类型的病因。这项研究可能揭示瘢痕诊断的实验标志物,可以改善瘢痕诊断和(或)作为治疗药物的靶点。在这一方面的有效途径是研究局部力学在瘢痕形成中的作用。对软组织纤维增生性疾病的机械生物学机制的进一步研究很可能发现[72]新的实验室标志物,从而有助于对瘢痕进行诊断,并且针对瘢痕发现新的治疗干预方法[73]。从而在分子、细胞或组织水平上,促进伤口正常愈合,进而预防、改善或逆转病理瘢痕的形成或发展。

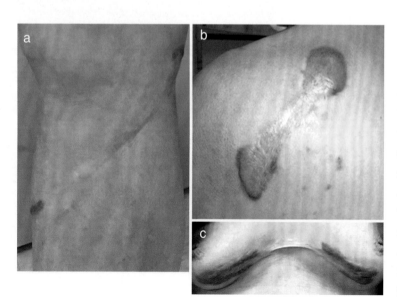

图7.11　在同一患者病变内有各种类型的瘢痕。(a)最初在右下肢前内侧受伤,多年后患者瘢痕中央部分愈合正常,两端出现瘢痕疙瘩。值得注意的是,正常愈合的瘢痕部分表现出轻微的脱色。(b)该患者的左肩胛骨瘢痕中心愈合正常,两端的瘢痕疙瘩愈合正常。特别是红斑显示的不同程度的炎症从中心到四周的过渡。(c)该患者的中心瘢痕正常,两端各有增生性瘢痕和瘢痕疙瘩。

（戴海英 译　姚春丽 审校）

参考文献

1. Huang C, Murphy GF, Akaishi S, Ogawa R. Keloids and hypertrophic scars: update and future directions. Plast Reconstr Surg Glob Open. 2013;1(4):e25.

2. Huang C, Ogawa R. The link between hypertension and pathological scarring: does hypertension cause or promote keloid and hypertrophic scar pathogenesis? Wound Repair Regen. 2014;22(4):462–6.

3. Huang C, Liu L, You Z, Wang B, Du Y, Ogawa R. Keloid progression: a stiffness gap hypothesis. Int Wound J. 2017;14(5):764–71.

4. Huang C, Liu L, You Z, Zhao Y, Dong J, Du Y, Ogawa R. Endothelial Dysfunction and mechanobiology in pathological cutaneous scarring: lessons learned from soft tissue fibrosis. Br J Dermatol. 2017;177(5):1248–55.

5. Huang C, Ogawa R. Roles of lipid metabolism in keloid development. Lipids Health Dis. 2013;12:60.

6. Huang C, Akaishi S, Ogawa R. Mechanosignaling pathways in cutaneous scarring. Arch Dermatol Res. 2012;304(8):589–97.

7. Smith GM, Tompkins DM, Bigelow ME, Antoon AY. Burn-induced cosmetic disfigurement: can it be measured reliably? J Burn Care Rehabil. 1988;9(4):371–5.

8. Sullivan T, Smith J, Kermode J, McIver E, Courtemanche DJ. Rating the burn scar. J Burn Care Rehabil. 1990;11(3):256–60.

9. Yeong EK, Mann R, Engrav LH, Goldberg M, Cain V, Costa B, Moore M, Nakamura D, Lee J. Improved burn scar assessment with use of a new scar-rating scale. J Burn Care Rehabil. 1997;18(4):353–5.

10. Beausang E, Floyd H, Dunn KW, Orton CI, Ferguson MW. A new quantitative scale for clinical scar assessment. Plast Reconstr Surg. 1998;102(6):1954–61.

11. Crowe JM, Simpson K, Johnson W, Allen J. Reliability of photographic analysis in determining change in scar appearance. J Burn Care Rehabil. 1998;19(2):183–6.

12. Draaijers LJ, Tempelman FR, Botman YA, Tuinebreijer WE, Middelkoop E, Kreis RW, van Zuijlen PP. The patient and observer scar assessment scale: a reliable and feasible tool for scar evaluation. Plast Reconstr Surg. 2004;113(7):1960–5.

13. Masters M, McMahon M, Svens B. Reliability testing of a new scar assessment tool, Matching Assessment of Scars and Photographs (MAPS). J Burn Care Rehabil. 2005;26(3):273–84.

14. Singer AJ, Arora B, Dagum A, Valentine S, Hollander JE. Development and validation of a novel scar evaluation scale. Plast Reconstr Surg. 2007;120(7):1892–7.

15. Hultman CS, Friedstat JS, Edkins RE, Cairns BA, Meyer AA. Laser resurfacing and remodeling of hypertrophic burn scars: the results of a large, prospective, before-after cohort study, with long-term follow-up. Ann Surg. 2014;260(3):519–29.

16. Hultman CS, Edkins RE, Lee CN, Calvert CT, Cairns BA. Shine on: review of laser- and light-based therapies for the treatment of burn scars. Dermatol Res Pract. 2012;2012:243651.

17. Nguyen TA, Feldstein SI, Shumaker PR, Krakowski AC. A review of scar assessment scales. Semin Cutan Med Surg. 2015;34(1):28–36.

18. Idriss N, Maibach HI. Scar assessment scales: a dermatologic overview. Skin Res Technol. 2009;15(1):1–5.

19. Ogawa R, Akaishi S, Akita S, Okabe K, Shimizu T, Sunaga A, Tosa Y, Nagao M, Yamawaki S. JSW Scar Scale Working Group. Japan Scar Workshop (JSW) Scar Scale 2015. Available online at. http://www.scarkeloid.com/en/index.html.

20. Ogawa R. Keloid and hypertrophic scars are the result of chronic inflammation in the reticular dermis. Int J Mol Sci. 2017;18(3):606.

21. Zhu X, Zhuo S, Zheng L, Lu K, Jiang X, Chen J, Lin B. Quantified characterization of human cutaneous normal scar using multiphoton microscopy. J Biophotonics. 2010;3(1-2):108–16.

22. Amadeu TP, Braune AS, Porto LC, Desmoulière A, Costa AM. Fibrillin-1 and elastin are differentially expressed in hypertrophic scars and keloids. Wound Repair Regen. 2004;12(2):169–74.

23. Goodman GJ. Postacne scarring: a review of its pathophysiology and treatment. Dermatol Surg. 2000;26(9):857–71.

24. Zhu X, Zhuo S, Zheng L, Jiang X, Chen J, Lin B. Quantification of scar margin in keloid different from atrophic scar by multiphoton microscopic imaging. Scanning. 2011;33(4):195–200.

25. Tanriverdi-Akhisaroglu S, Menderes A, Oktay G. Matrix metalloproteinase-2 and -9 activities in human keloids, hypertrophic and atrophic scars: a pilot study. Cell Biochem Funct. 2009;27(2):81–7.

26. Gillard JA, Reed MW, Buttle D, Cross SS, Brown NJ. Matrix metalloproteinase activity and immunohistochemical profile of matrix metalloproteinase-2 and -9 and tissue inhibitor of metalloproteinase-1 during human dermal wound healing. Wound Repair Regen. 2004;12(3):295–304.

27. Ehrlich HP, Desmoulière A, Diegelmann RF, Cohen IK, Compton CC, Garner WL, Kapanci Y, Gabbiani G. Morphological and immunochemical differences between keloid and hypertrophic scar. Am J Pathol. 1994;145(1):105–13.

28. Clark JA, Turner ML, Howard L, Stanescu H, Kleta R, Kopp JB. Description of familial keloids in five pedigrees: evidence for autosomal dominant inheritance and phenotypic heterogeneity. BMC Dermatol. 2009;9:8.

29. Machesney M, Tidman N, Waseem A, Kirby L, Leigh I. Activated keratinocytes in the epidermis of hypertrophic scars. Am J Pathol. 1998;152(5):1133–41.

30. Niessen FB, Schalkwijk J, Vos H, Timens W. Hypertrophic scar formation is associated with an increased number of epidermal Langerhans cells. J Pathol. 2004;202(1):121–9.

31. Niessen FB, Andriessen MP, Schalkwijk J, Visser L, Timens W. Keratinocyte-derived growth factors play a role in the formation of hypertrophic scars. J Pathol. 2001;194(2):207–16.

32. Rossiello L, D'Andrea F, Grella R, Signoriello G, Abbondanza C, De Rosa C, Prudente M, Morlando M, Rossiello R. Differential expression of cyclooxygenases in hypertrophic scar and keloid tissues. Wound Repair Regen. 2009;17(5):750–7.

33. Mustoe TA, Gurjala A. The role of the epidermis and the mechanism of action of occlusive dressings in scarring. Wound Repair Regen. 2011;19(Suppl 1):s16–21.

34. Rockwell WB, Cohen IK, Ehrlich HP. Keloids and hypertrophic scars: a comprehensive review. Plast Reconstr Surg. 1989;84(5):827–37.

35. Friedman DW, Boyd CD, Mackenzie JW, Norton P, Olson RM, Deak SB. Regulation of collagen gene expression in keloids and hypertrophic scars. J Surg Res. 1993;55(2):214–22.

36. Bertheim U, Hellström S. The distribution of hyaluronan in human skin and mature, hypertrophic and keloid scars. Br J Plast Surg. 1994;47:483–9.

37. Nagata H, Ueki H, Fibronectin MT. Localization in normal human skin, granulation tissue, hypertrophic scar, mature scar, progressive systemic sclerotic skin, and other fibrosing dermatoses. Arch Dermatol. 1985;121:995–9.

38. Louw L. Keloids in rural black South Africans. Part 1: general overview and essential fatty acid hypotheses for keloid formation and prevention. Prostaglandins Leukot Essent Fatty Acids. 2000;63(5):237–45.

39. Sun LM, Wang KH, Lee YC. Keloid incidence in Asian people and its comorbidity with other fibrosis-related diseases: a nationwide population-based study. Arch Dermatol Res. 2014;306(9):803–8.

40. Ogawa R, Okai K, Tokumura F, Mori K, Ohmori Y, Huang C, Hyakusoku H, Akaishi S. The relationship between skin stretching/contraction and pathologic scarring: the important role of mechanical forces in keloid generation. Wound Repair Regen. 2012;20(2):149–57.

41. Ogawa R, Akaishi S, Huang C, Dohi T, Aoki M, Omori Y, Koike S, Kobe K, Akimoto M, Hyakusoku H. Clinical applications of basic research that shows reducing skin tension could prevent and treat abnormal scarring: the importance of facial/subcutaneous tensile reduction sutures and flap surgery for keloid and hypertrophic scar

reconstruction. J Nippon Med Sch. 2011;78:68–76.

42. Huang C, Miyazaki K, Akaishi S, Watanabe A, Hyakusoku H, Ogawa R. Biological effects of cellular stretch on human dermal fibroblasts. J Plast Reconstr Aesthet Surg. 2013;66(12):e351–61.

43. Bagabir R, Byers RJ, Chaudhry IH, et al. Site-specific immunophenotyping of keloid disease demonstrates immune upregulation and the presence of lymphoid aggregates. Br J Dermatol. 2012;167:1053–66.

44. Ong CT, Khoo YT, Mukhopadhyay A, et al. Comparative proteomic analysis between normal skin and keloid scar. Br J Dermatol. 2010;162:1302–15.

45. Khoo YT, Ong CT, Mukhopadhyay A, et al. Upregulation of secretory connective tissue growth factor (CTGF) in keratinocyte-fibroblast coculture contributes to keloid pathogenesis. J Cell Physiol. 2006;208:336–43.

46. Nakaoka H, Miyauchi S, Miki Y. Proliferating activity of dermal fibroblasts in keloids and hypertrophic scars. Acta Derm Venereol. 1995;75:102–4.

47. Uitto J, Perejda AJ, Abergel RP, et al. Altered steady-state ratio of type I/III procollagen mRNAs correlates with selectively increased type I procollagen biosynthesis in cultured keloid fibroblasts. Proc Natl Acad Sci U S A. 1985;82:5935–9.

48. Kischer CW, Hendrix MJ. Fibronectin (FN) in hypertrophic scars and keloids. Cell Tissue Res. 1983;231:29–37.

49. Ogawa R, Akaishi S, Hyakusoku H. Differential and exclusive diagnosis of diseases that resemble keloids and hypertrophic scars. Ann Plast Surg. 2009;62(6):660–4.

50. James WD, Berger TG, Butler DF, Tuffanelli DL. Nodular (keloidal) scleroderma. J Am Acad Dermatol. 1984;11(6):1111–4.

51. Sabater-Marco V, Pérez-Vallés A, Berzal-Cantalejo F, Rodriguez-Serna M, Martinez-Diaz F, Martorell-Cebollada M. Sclerosing dermatofibrosarcoma protuberans (DFSP): an unusual variant with focus on the histopathologic differential diagnosis. Int J Dermatol. 2006;45(1):59–62.

52. Martin L, Combemale P, Dupin M, Chouvet B, Kanitakis J, Bouyssou-Gauthier ML, Dubreuil G, Claudy A, Grimand PS. The atrophic variant of dermatofibrosarcoma protuberans in childhood: a report of six cases. Br J Dermatol. 1998;139(4):719–25.

53. Kamath NV, Ormsby A, Bergfeld WF, House NS. A light microscopic and immunohistochemical evaluation of scars. J Cutan Pathol. 2002;29(1):27–32.

54. Aiba S, Tabata N, Ishii H, Ootani H, Tagami H. Dermatofibrosarcoma protuberans is a unique fibrohistiocytic tumour expressing CD34. Br J Dermatol. 1992;127(2):79–84.

55. Altman DA, Nickoloff BJ, Fivenson DP. Differential expression of factor XIIIa and CD34 in cutaneous mesenchymal tumors. J Cutan Pathol. 1993;20(2):154–8.

56. Burns RA, Roy JS, Woods C, Padhye AA, Warnock DW. Report of the first human case of lobomycosis in the United States. J Clin Microbiol. 2000;38(3):1283–5.

57. Paniz-Mondolfi AE, Reyes Jaimes O, Dávila Jones L. Lobomycosis in Venezuela. Int J Dermatol. 2007;46(2):180–5.

58. Okada E, Maruyama Y. Are keloids and hypertrophic scars caused by fungal infection? Plast Reconstr Surg. 2007;120(3):814–5.

59. Francesconi VA, Klein AP, Santos AP, Ramasawmy R, Francesconi F. Lobomycosis: epidemiology, clinical presentation, and management options. Ther Clin Risk Manag. 2014;10:851–60.

60. Moshref SS, Mufti ST. Keloid and hypertrophic scars: comparative histopathological and immunohistochemical study. JKAU: Med Sci. 2010;17(3):3–22.

61. Lee JY, Yang CC, Chao SC, Wong TW. Histopathological differential diagnosis of keloid and hypertrophic scar. Am J Dermatopathol. 2004;26(5):379–84.

62. Huang C, Akaishi S, Hyakusoku H, Ogawa R. Are keloid and hypertrophic scar different forms of the same disorder? A fibroproliferative skin disorder hypothesis based on keloid findings. Int Wound J. 2014;11(5):517–22.

63. Boyce DE, Ciampolini J, Ruge F, Murison MS, Harding KG. Inflammatory-cell subpopulations in keloid scars. Br J Plast Surg. 2001;54:511–6.

64. Mohammadi AA, Seyed Jafari SM, Hosseinzadeh M. Early Marjolin's ulcer after minimal superficial burn. Iran J Med Sci. 2013;38:69–70.

65. Aydoğdu E, Yildirim S, Aköz T. Is surgery an effective and adequate treatment in advanced Marjolin's ulcer? Burns. 2005;31:421–31.

66. Copcu E. Marjolin's ulcer: a preventable complication of burns? Plast Reconstr Surg. 2009;124:156e–64e.

67. Gul U, Kilic A. Squamous cell carcinoma developing on burn scar. Ann Plast Surg. 2006;56(4):406–8.

68. Pekarek B, Buck S, Osher LA. Comprehensive review on Marjolin's ulcers: diagnosis and treatment. J Am Col Certif Wound Spec. 2011;3(3):60–4.

69. Ogawa B, Chen M, Margolis J, Schiller FJ, Schnall SB. Marjolin's ulcer arising at the elbow: a case report and literature review. Hand (N Y). 2006;1(2):89–93.

70. Smith J, Mello LF, Nogueira Neto NC, Meohas W, Pinto LW, Campos VA, Barcellos MG, Fiod NJ, Rezende JF, Cabral CE. Malignancy in chronic ulcers and scars of the leg (Marjolin's ulcer): a study of 21 patients. Skeletal Radiol. 2001;30(6):331–7.

71. Kowal-Vern A, Criswell BK. Burn scar neoplasms: a literature review and statistical analysis. Burns. 2005;31:403–13.

72. Huang C, Ogawa R. Fibroproliferative disorders and their mechanobiology. Connect Tissue Res. 2012;53(3):187–96.

73. Huang C, Holfeld J, Schaden W, Orgill D, Ogawa R. Mechanotherapy: revisiting physical therapy and recruiting mechanobiology for a new era in medicine. Trends Mol Med. 2013;19(9):555–64.

第 8 章

痤疮瘢痕：如何形成与如何治疗

Mi Ryung Roh, Kee Yang Chung

8.1 引言

痤疮是一种非常常见的皮肤病,在青春期的患病率估计>80%[1]。痤疮是青少年短期内主要关注的问题之一,但是如果因为炎症没有控制而导致瘢痕形成,则其后果可能成为终身问题。瘢痕往往会对患者的社交和社会心理产生实质性的负面影响[2]。痤疮瘢痕会导致患者缺乏自信,包括就业能力下降及自卑情绪的累积,并因此影响患者的社会交往能力[3,4],因此有必要及早采取有效的治疗。尽管所有类型的痤疮都可能形成瘢痕[5],但炎症性和结节性痤疮的早期治疗对于预防痤疮瘢痕尤为重要。青少年痤疮早期形成的瘢痕可能会持续终身,在某些情况下,会随着衰老或光损伤而恶化[6]。瘢痕一旦形成,治疗就可能会非常困难、耗时,且会加重经济负担,往往只能半途而废。根据痤疮瘢痕类型选择的治疗方式决定了痤疮瘢痕治疗的效果。因此,了解不同的痤疮瘢痕类型与皮肤解剖和组织学的关系,以及各种治疗方式对做出恰当的治疗决策至关重要。

8.2 与瘢痕形成相关的痤疮发病机制

痤疮是毛囊皮脂腺单位的一种慢性炎性疾病。目前将痤疮的发病机制归结于多种因素,如皮脂生成增加、皮脂成分的改变、皮肤类固醇生成的调节、雄激素活性、与神经肽的相互作用、促炎和抗炎特性的表现、毛囊角化过度及毛囊内痤疮丙酸杆菌的增殖[7,8]。皮脂分泌增加是与痤疮发病相关的一个主要因素。皮脂腺脂质具有直接的促炎和抗炎特性,而在皮脂腺细胞中通过5-脂氧合酶和环氧合酶-2途径诱导产生促炎脂质[9]。此外,某些激素(如雄激素等)控制着皮脂腺的

大小和皮脂的分泌。痤疮丙酸杆菌可能通过Toll样受体(TLR)、CD14、CD1分子激活角质形成细胞和皮脂腺细胞[10],刺激毛囊角质形成细胞分泌白细胞介素(IL)-6和IL-8,巨噬细胞分泌IL-8、IL-12等细胞因子,从而引起炎症[11]。某些痤疮丙酸杆菌可能通过刺激皮脂腺细胞和角质形成细胞抗菌肽的产生而引起免疫反应,这些抗菌肽在毛囊的天然免疫中发挥重要作用[12]。炎症性病变在愈合时容易形成瘢痕。在某些情况下,炎症过程中胶原酶和弹性蛋白酶的过量产生会导致胶原蛋白和弹性纤维的过度分解,从而导致皮肤表面凹陷,形成萎缩性瘢痕[13,14]。或者,胶原蛋白本身也可能过度产生,导致增生性瘢痕或瘢痕疙瘩形成[13,14]。瘢痕的类型和严重程度因炎症程度、组织损伤的程度和持续时间而异[15,16]。因此,治疗任何类型的瘢痕都需要了解炎症过程的病理生理学机制。

8.3 痤疮瘢痕的分类

痤疮瘢痕分为萎缩性、增生性和瘢痕疙瘩,其中萎缩性最常见,占所有痤疮瘢痕的75%[13]。萎缩性瘢痕根据其外观进一步分为"冰锥"型、"滚动"型和"箱车"型(图8.1)[14,17]。"冰锥"型瘢痕直径较小(<2mm),较深,边缘锐利的上皮面垂直延伸至真皮深部或皮下组织。瘢痕从表面到最深的顶点处逐渐变细,表面开口通常(但并非总是)比更深的漏斗部宽。"滚动"型瘢痕是由于真皮系带牵拉原本外观相对正常的皮肤而形成的,通常宽度>5mm。真皮与皮下组织的异常纤维粘连形成滚动或波浪形的皮肤外观,从而产生浅表阴影。此类瘢痕虽然表浅,但治疗成功的关键是要松解皮下异常组织牵拉。"箱车"型瘢痕是圆形至椭圆形的凹陷,具有清晰界限的垂直边缘,类似于水痘瘢痕。此类瘢痕的表面比"冰锥"型瘢痕更宽,并且不会向底部逐渐变细为一个点。其可能较浅(0.1~0.5mm)或较深(≥5mm),通

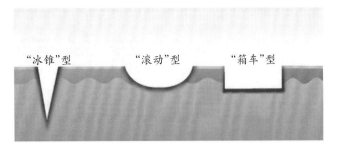

图8.1　萎缩性痤疮瘢痕的分类。

常直径为1.5~4.0mm。其他不太常见的瘢痕类型（如增生性瘢痕或者瘢痕疙瘩）和窦道可能发生更严重和更深层的炎性反应。

8.4　痤疮瘢痕的治疗

有许多措施用以改善和治疗痤疮瘢痕。然而，痤疮瘢痕的治疗必须根据每例患者所表现的瘢痕类型进行个体化治疗。因为患者通常表现为不止一种瘢痕类型，甚至同时有萎缩性瘢痕、增生性瘢痕和瘢痕疙瘩，并伴有活动性炎症病变，往往需要综合治疗才能获得最佳效果[13,18]。以往认为，询问患者病史，同时评估其近期异维A酸使用史和瘢痕疙瘩或增生性瘢痕的形成过程是必不可少的。最近，一篇综述对服用异维A酸的同时进行或在停药后立即进行程序化干预的安全性进行了系统性回顾。根据现有文献，不建议在系统性异维A酸治疗的同时使用机械皮肤磨削术和全剥脱激光；然而，没有足够的证据支持应推迟大多数痤疮治疗方法（包括部分剥脱和非剥脱激光术、浅层化学剥脱术和手工皮肤磨削术）的观点[19]。因此，根据这些信息，对于某些患者，在某种情况下进行果断干预可以更早、更有效地治疗痤疮瘢痕。

8.5　激光疗法

激光疗法是一种不断发展的痤疮瘢痕治疗手段。尽管激光具有巨大的治疗潜力，但在疗效和副作用之间取得最佳平衡一直是一个挑战。传统的剥脱激光发射的激光的波长靶目标是皮肤中的水分子。其产生的热效应可以消除上皮层及真皮乳头层，在某些情况下，可达到真皮网状层[20]，并最终刺激创面的再上皮化、胶原合成和重塑（图8.2）。剥脱性10 600nm CO_2激光和2940nm Er：YAG激光单次治疗痤疮瘢痕的临床效果显著且持久（图8.3）[21,22]。然而，尽管这些激光治疗是有效的，但是皮肤表层全部剥脱导致恢复期较长，这使得该方法在要求快速恢复的患者中受到了限制。并且治疗后出现的持续性红斑、水肿、渗液、结痂也比较常见，在肤色较深的患者中常出现炎症后的色素沉着[23]。

因此，应用最广泛的治疗萎缩性痤疮瘢痕的方法是点阵激光皮肤重建技术。点阵激光产生大量的、离散的热损伤柱，其周围是未治疗区域。每个治疗区域称为微治疗区（MTZ），其直径为10~300μm，并深入组织中最高可达1500μm（图8.2）[24,25]。通过这些MTZ，点

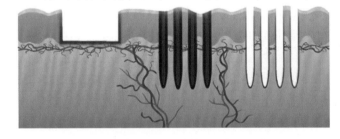

图8.2　剥脱激光和点阵激光损伤区示意图。

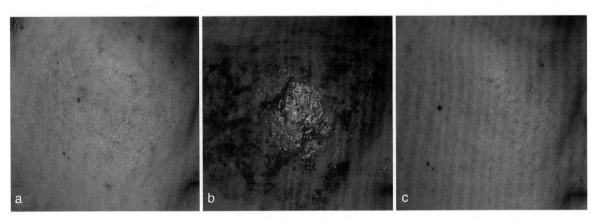

图8.3　既往有痤疮瘢痕的患者的临床照片（a），行2940nm Er：YAG剥脱性激光治疗后即刻（b）及激光治疗后（c）。

阵激光诱导真皮重塑,在使用剥脱性点阵激光时,同时诱导再上皮化。未受影响的角质形成细胞从未治疗区域迁移而促进愈合[25]。在这些技术中,非剥脱性点阵激光、剥脱性点阵 CO_2 和 Er:YAG 激光,以及点阵射频(RF)在改善痤疮瘢痕方面最为有效。然而,在大多数情况下,患者需要接受一系列治疗,当激光治疗与其他治疗方式相结合时,往往会获得最佳效果[18]。1550nm 点阵掺铒激光器是世界上最早的点阵激光系统,其已被证实有利于痤疮瘢痕的治疗[26]。由于该系统是一种非剥脱激光器,1550nm 的点阵激光使表皮保持完整,因此,与剥脱性点阵激光相比,其术后的红斑、水肿、出血、结痂、感染和瘢痕形成的风险更低。然而,该技术与其他非剥脱性激光相同,需要多次治疗。点阵 1550nm 铒激光也可以安全地用于所有皮肤类型的患者,但对于肤色较深的患者,临床效果可能有限[27]。剥脱性点阵激光包括点阵 10 600nm CO_2 激光、点阵 2940nm Er:YAG 激光和点阵 2790nm 钇钪镓石榴石(YSGG)激光。其中,剥脱性点阵 10 600nm CO_2 激光在痤疮瘢痕治疗中应用最为广泛,并取得了良好的效果(图 8.4)[24]。一项综述发现,使用剥脱性激光(CO_2 或 Er:YAG 激光)治疗萎缩性瘢痕的成功率可能更高,但红斑持续时间和炎症后色素沉着的发生率也更高(92%),非剥脱性激光治疗的炎症后色素沉着发生率为 13%[28]。痤疮瘢痕通常表现为红斑,可以用 585nm 或 595nm 脉冲染料激光治疗 Ⅰ~Ⅴ 型皮肤的红斑问题,或用强脉冲光(IPL)治疗 Ⅰ~Ⅳ 型皮肤的红斑问题[29]。在所有皮肤类型中,与痤疮相关的异色或炎症后色素沉着(PIH)都可以用 Q 开关(QS)激光或 Nd:YAG 激光治疗。

8.6 点阵射频治疗

点阵射频(RF)治疗[30]是一种无创的紧肤方法,可用于所有类型的萎缩性瘢痕。高频能量被输送至皮肤,导致其中的水分升温,从而刺激创伤愈合反应。由此产生的胶原重塑、胶原新生和弹性组织生成可改善

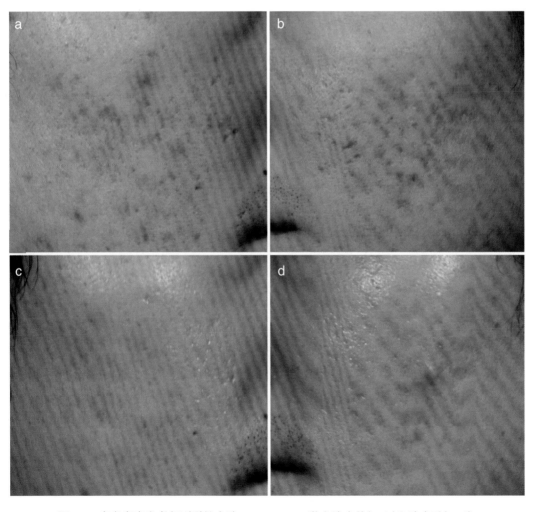

图 8.4 痤疮瘢痕患者行剥脱性点阵 10 600nm CO_2 激光治疗前(a,b)和治疗后(c,d)。

皮肤的外观。RF使用一组小型双极电极，进一步降低了治疗过程中的不适感。单用射频治疗痤疮瘢痕3~4个疗程可改善25%~75%的病情[31]。虽然该方法的治疗结果并不像单独使用点阵 CO_2 激光那样显著，但炎症后色素沉着等副作用并不常见，据此，射频与其他激光联合治疗可以获得更好的效果。射频和非剥脱激光联合治疗对各种类型的痤疮瘢痕都有显著的效果，并且没有大的副作用，同时也比单独使用射频治疗恢复更快，因此能治疗更深的瘢痕。

8.7　皮肤瘢痕化学重建（CROSS）技术

CROSS技术是使用涂抹器将高浓度三氯醋酸（TCA）涂于深部治疗萎缩性痤疮瘢痕的技术。使用该技术诱导真皮成分（如胶原蛋白、弹性蛋白和基质）的新合成[32]。该项技术主要是将浸透了TCA的涂抹器紧压在萎缩性痤疮瘢痕上，以产生一种融合霜。使用65% TCA治疗5~6个疗程后，80%~85%的患者获得了较好的治疗效果，而使用100% TCA治疗后，90%~95%的患者获得了较好的临床效果（图8.5）[33]。为了获得更好的疗效，需要多次治疗。其主要副作用包括治疗后红斑（会在2~8周消退），以及炎症后色素沉着（约在6周内自然消失）。该技术可与其他治疗方法联合用于较深而边界清晰的瘢痕，如"冰锥"型和"箱车"型瘢痕。

8.8　皮肤磨削术

自20世纪初以来，皮肤磨削术已被用于从根本上去除皮肤表层组织，使之愈合后达到更美观的效果。该技术通过使用带钢丝刷的旋转电动机头或钻石头机头，磨去表皮和部分真皮。由于疼痛明显，因此该操作需要局部麻醉，有时需要全身麻醉[23]。皮肤磨削术对治疗表浅的萎缩性瘢痕有效，如"滚动"型或"箱车"型瘢痕。然而，该操作有许多潜在的并发症，这些并发症往往与操作者和操作技术有关。某些并发症，如红斑、光敏感、炎症后色素沉着改变（尤其是色素减退）和术后增生性瘢痕可能会长期存在[34]。尽管这种方法随着表面激光重建技术的出现而逐渐没落，但在没有其他治疗方法的情况下仍然是有用的选择。

8.9　皮下分离术

皮下分离术是一项简单的外科技术，其通过各种各样的针头（图8.6）穿破皮肤表面，在皮下进行往复切割，破坏导致瘢痕凹陷形成的纤维系带而达到治疗凹陷瘢痕的目的。切割分离后，创伤愈合过程中形成的切口与新生结缔组织的释放作用可以增加局部容积，有助于形成更平坦、更规则的表面（图8.7）。在治疗萎缩性痤疮瘢痕时，皮下分离术结合皮肤填充剂、点阵激光或CROSS技术可以应用于滚动型瘢痕。

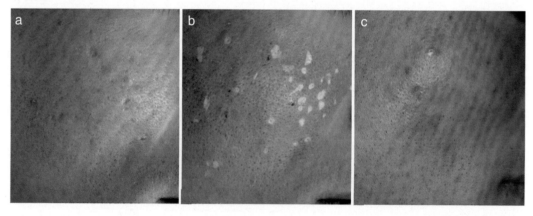

图8.5　痤疮瘢痕患者接受CROSS技术（a）治疗前；（b）治疗后；（c）CROSS治疗。

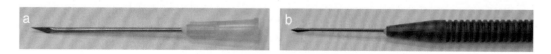

图8.6　用于皮下分离的针头：（a）Nokor针；（b）白内障穿刺针。

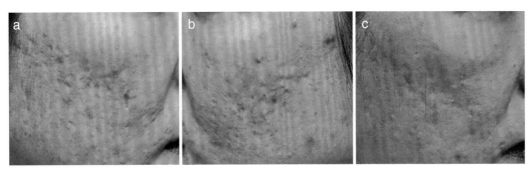

图8.7 滚动型瘢痕行皮下分离术前(a,b)和术后(c)的改善情况。

8.10 皮肤填充剂

注射皮肤填充剂以填充软组织而改善痤疮瘢痕。透明质酸填充剂(HAF)是治疗萎缩性痤疮瘢痕最常用的填充剂。HAF可诱导典型的细胞外基质(ECM)反应,从而刺激胶原蛋白的生成[35]。皮肤填充剂可以单独使用,也可以与其他操作(如皮下分离术、微针、点阵激光和化学剥脱术)联合应用。组织填充的效果和持续时间不仅取决于填充剂的类型和注射技术,还取决于瘢痕的类型。对于滚动型和箱车型瘢痕,使用填充剂可获得最佳效果[36]。

8.11 环钻技术

环钻切除术已被证明对深的非扩张性的"冰锥"型和"箱车"型瘢痕有效[13,18]。该方法是用一次性直壁式打孔器或毛发移植打孔器去除凹陷的瘢痕,这种打孔器略比将要去除的瘢痕大。该方法的目标是用一个更大、更深的瘢痕替代一个更小的线性闭合伤口,这种伤口不太明显,可能随着时间的推移而逐渐消退[5]。环钻升提术结合了环钻切除和移植术,且无须担心皮肤颜色或质地不匹配。这种技术通常用于"箱车"型瘢痕,瘢痕从皮肤中分离出来后,会被抬升到稍高于周围组织的位置。分离的组织在愈合阶段发生收缩,使得表面变平[16]。在环钻移植术中,瘢痕组织被稍大的全层皮肤移植物代替,通常从耳后区域取皮。该技术适用于边界清晰或较深的"冰锥"型瘢痕[37]。

8.12 微针治疗

微针治疗,又称为经皮胶原诱导术(PCI),是一种使用细针穿刺表皮的微创操作。新式微针装置是一个

有许多细针的滚筒,细针通常长度为0.5~1.5mm,当其在皮肤上滚动时,可在角质层和真皮乳头层形成大量穿刺孔[38]。这一过程造成了均匀分布的针尖样出血,导致皮肤中出现多个微挫伤,从而引发了一系列生长因子的级联反应,最终导致胶原蛋白的生成。微针治疗痤疮瘢痕的研究最为广泛。最近的一项综述认为,尽管分析研究在设计上存在异质性,但仍有相当多的证据支持将微针治疗作为痤疮瘢痕(尤其是滚动型瘢痕)的单一疗法[39,40]。微针治疗的副作用少且很短暂,最常见的是短时的术后红斑。

8.13 联合治疗

瘢痕的治疗方法众多,治疗方法的选择主要取决于瘢痕的类型。大多数痤疮患者表现为多种类型的瘢痕同时发生。因此,单一方法治疗痤疮瘢痕效果并不理想,需要联合应用多种方法。剥脱点阵激光可能在疗效和不良反应之间取得了最佳的平衡。对于瘢痕较轻或存在剥脱性治疗禁忌的患者,可以考虑使用非剥脱激光。PDL和强脉冲光系统可用于红斑性或增生性痤疮瘢痕的治疗,并可与其他方法联合,以更彻底地解决萎缩性缺损。对于面部所有类型的痤疮瘢痕,均可采用剥脱性点阵激光、点阵射频治疗或微针治疗作为初始治疗方式。对于红斑性痤疮瘢痕,可使用PDL或IPL治疗。与痤疮相关的皮肤变色或炎症后色素沉着可通过色素激光(如美白激光)来减轻。对于特定类型的痤疮,当以上治疗方法改善不明显时,可使用以下治疗方法:"冰锥"型瘢痕可以使用CROSS技术和环钻技术,"滚动"型瘢痕可以使用皮下分离术联合或者不联合使用皮肤填充剂;在"箱车"型瘢痕治疗中,还可以联合CROSS技术或环钻技术。由于痤疮瘢痕的表现非常复杂多变(即使是对于同一个患者来说),因此选择合适的治疗方式应考虑到瘢痕的程度、类型和形

态,以及患者的皮肤类型。为了优化治疗体验和提高患者满意度,关于治疗过程、治疗次数、恢复期时长和预期结果等,应与患者明确讨论。

（张慧明 译　付思祺 韩兵 审校）

参考文献

1. Goulden V, Stables GI, Cunliffe WJ. Prevalence of facial acne in adults. J Am Acad Dermatol. 1999;41:577–80.
2. Koo JY, Smith LL. Psychologic aspects of acne. Pediatr Dermatol. 1991;8:185–8.
3. Dreno B, Tan J, Kang S, Rueda MJ, Torres Lozada V, Bettoli V, et al. How people with facial acne scars are perceived in society: an online survey. Dermatol Ther (Heidelb). 2016;6:207–18.
4. Chuah SY, Goh CL. The impact of post-acne scars on the quality of life among young adults in Singapore. J Cutan Aesthet Surg. 2015;8:153–8.
5. Goodman GJ, Baron JA. The management of postacne scarring. Dermatol Surg. 2007;33:1175–88.
6. Rivera AE. Acne scarring: a review and current treatment modalities. J Am Acad Dermatol. 2008;59:659–76.
7. Zouboulis CC. Acne and sebaceous gland function. Clin Dermatol. 2004;22:360–6.
8. Zouboulis CC, Bohm M. Neuroendocrine regulation of sebocytes—a pathogenetic link between stress and acne. Exp Dermatol. 2004;13(Suppl 4):31–5.
9. Alestas T, Ganceviciene R, Fimmel S, Muller-Decker K, Zouboulis CC. Enzymes involved in the biosynthesis of leukotriene B4 and prostaglandin E2 are active in sebaceous glands. J Mol Med (Berl). 2006;84:75–87.
10. Nagy I, Pivarcsi A, Kis K, Koreck A, Bodai L, McDowell A, et al. *Propionibacterium acnes* and lipopolysaccharide induce the expression of antimicrobial peptides and proinflammatory cytokines/chemokines in human sebocytes. Microbes Infect. 2006;8:2195–205.
11. Kurokawa I, Danby FW, Ju Q, Wang X, Xiang LF, Xia L, et al. New developments in our understanding of acne pathogenesis and treatment. Exp Dermatol. 2009;18:821–32.
12. Koreck A, Pivarcsi A, Dobozy A, Kemeny L. The role of innate immunity in the pathogenesis of acne. Dermatology. 2003;206:96–105.
13. Fabbrocini G, Annunziata MC, D'Arco V, De Vita V, Lodi G, Mauriello MC, et al. Acne scars: pathogenesis, classification and treatment. Dermatol Res Pract. 2010;2010:893080.
14. Jacob CI, Dover JS, Kaminer MS. Acne scarring: a classification system and review of treatment options. J Am Acad Dermatol. 2001;45:109–17.
15. Rao J. Treatment of acne scarring. Facial Plast Surg Clin North Am. 2011;19:275–91.
16. Thiboutot D, Gollnick H, Bettoli V, Dreno B, Kang S, Leyden JJ, et al. New insights into the management of acne: an update from the Global Alliance to Improve Outcomes in Acne group. J Am Acad Dermatol. 2009;60:S1–50.
17. Lacarrubba F, Verzi AE, Tedeschi A, Catalfo P, Nasca MR, Micali G. Clinical and ultrasonographic correlation of acne scars. Dermatol Surg. 2013;39:1683–8.
18. Fife D. Practical evaluation and management of atrophic acne scars: tips for the general dermatologist. J Clin Aesthet Dermatol. 2011;4:50–7.
19. Spring LK, Krakowski AC, Alam M, Bhatia A, Brauer J, Cohen J, et al. Isotretinoin and timing of procedural interventions: a systematic review with consensus recommendations. JAMA Dermatol.

20. 2017;153:802–9.
20. Fitzpatrick RE, Rostan EF, Marchell N. Collagen tightening induced by carbon dioxide laser versus erbium: YAG laser. Lasers Surg Med. 2000;27:395–403.
21. Walia S, Alster TS. Prolonged clinical and histologic effects from CO2 laser resurfacing of atrophic acne scars. Dermatol Surg. 1999;25:926–30.
22. Woo SH, Park JH, Kye YC. Resurfacing of different types of facial acne scar with short-pulsed, variable-pulsed, and dual-mode Er:YAG laser. Dermatol Surg. 2004;30:488–93.
23. Alster TS, Lupton JR. Prevention and treatment of side effects and complications of cutaneous laser resurfacing. Plast Reconstr Surg. 2002;109:308–16. discussion 17–8.
24. Cho SB, Lee SJ, Kang JM, Kim YK, Chung WS, Oh SH. The efficacy and safety of 10,600-nm carbon dioxide fractional laser for acne scars in Asian patients. Dermatol Surg. 2009;35:1955–61.
25. Geronemus RG. Fractional photothermolysis: current and future applications. Lasers Surg Med. 2006;38:169–76.
26. Alster TS, Tanzi EL, Lazarus M. The use of fractional laser photothermolysis for the treatment of atrophic scars. Dermatol Surg. 2007;33:295–9.
27. Mahmoud BH, Srivastava D, Janiga JJ, Yang JJ, Lim HW, Ozog DM. Safety and efficacy of erbium-doped yttrium aluminum garnet fractionated laser for treatment of acne scars in type IV to VI skin. Dermatol Surg. 2010;36:602–9.
28. Ong MW, Bashir SJ. Fractional laser resurfacing for acne scars: a review. Br J Dermatol. 2012;166:1160–9.
29. Zaleski-Larsen LA, Fabi SG, McGraw T, Taylor M. Acne scar treatment: a multimodality approach tailored to scar type. Dermatol Surg. 2016;42(Suppl 2):S139–49.
30. Cameli N, Mariano M, Serio M, Ardigo M. Preliminary comparison of fractional laser with fractional laser plus radiofrequency for the treatment of acne scars and photoaging. Dermatol Surg. 2014;40:553–61.
31. Simmons BJ, Griffith RD, Falto-Aizpurua LA, Nouri K. Use of radiofrequency in cosmetic dermatology: focus on nonablative treatment of acne scars. Clin Cosmet Investig Dermatol. 2014;7:335–9.
32. Cho SB, Park CO, Chung WG, Lee KH, Lee JB, Chung KY. Histometric and histochemical analysis of the effect of trichloroacetic acid concentration in the chemical reconstruction of skin scars method. Dermatol Surg. 2006;32:1231–6. discussion 6.
33. Lee JB, Chung WG, Kwahck H, Lee KH. Focal treatment of acne scars with trichloroacetic acid: chemical reconstruction of skin scars method. Dermatol Surg. 2002;28:1017–21. discussion 21.
34. Hirsch RJ, Lewis AB. Treatment of acne scarring. Semin Cutan Med Surg. 2001;20:190–8.
35. Wang F, Garza LA, Kang S, Varani J, Orringer JS, Fisher GJ, et al. In vivo stimulation of de novo collagen production caused by cross-linked hyaluronic acid dermal filler injections in photodamaged human skin. Arch Dermatol. 2007;143:155–63.
36. Wollina U, Goldman A. Fillers for the improvement in acne scars. Clin Cosmet Investig Dermatol. 2015;8:493–9.
37. Goodman G. Post acne scarring: a review. J Cosmet Laser Ther. 2003;5:77–95.
38. Aust MC, Reimers K, Repenning C, Stahl F, Jahn S, Guggenheim M, et al. Percutaneous collagen induction: minimally invasive skin rejuvenation without risk of hyperpigmentation-fact or fiction? Plast Reconstr Surg. 2008;122:1553–63.
39. Alam M, Han S, Pongprutthipan M, Disphanurat W, Kakar R, Nodzenski M, et al. Efficacy of a needling device for the treatment of acne scars: a randomized clinical trial. JAMA Dermatol. 2014;150:844–9.
40. Hou A, Cohen B, Haimovic A, Elbuluk N. Microneedling: a comprehensive review. Dermatol Surg. 2017;43:321–39.

Mark Fisher

9.1 引言

生长发育期儿童的基础生物学特性、潜能和限制因素常导致儿童时期的伤口愈合不尽如人意，因此，内、外科医生治疗和照护瘢痕患儿时，熟悉这些影响因素颇为重要。

这些因素大致包括：

- 瘢痕本身。
- 身体的生长发育。
- 认知、社会和情感发展。

对于瘢痕本身而言，儿童和成人在生物学和自然史上大致相同。儿童瘢痕转归的核心在于瘢痕与身体发育的相互作用方式。儿童生长发育的各个节点都影响着瘢痕的自然转归及治疗方案。图 9.1 为该时间线的概述，部分考量了外科手术时机。

9.2 发展概况

婴幼儿的生长发育在生后第 1 年最为迅速，第 2 年开始一定程度地减缓。同样显著的是，1 岁以内的婴幼儿的头部占总体表面积达 19%，而下肢比例相对较小。这种比例构成使得占总体表面积更大的头面部瘢痕的治疗更为困难。在整个生命过程中，躯干（包括臀部和会阴）占总体表面积最大，约为 1/3。到了青春期，由于大腿和头部大小的相对变化，身体比例进一步变化。就重建而言，从 9~10 岁开始，大腿成为更大的供区，头部则因其占总体表面积的下降而相对更少使用重建（图 9.2）[1]。事实上，此时头部的体表占比已从 19% 下降近半至 10%。

大脑则生长迅速，3 岁时的颅穹隆已达成人的 85%。耳部也迅速发育，4 岁时达成人的 85%。然而，就重建而言，全耳再造至少要等到 10 岁，以便从发育完善的肋骨中获取充足的肋软骨，而此时对侧耳也完全发育。女孩和男孩的青春期分别在 10 岁和 11 岁左右开始，生长速度则分别在 12 岁和 14 岁左右达到峰值。在该快速生长发育期，患儿可能出现瘢痕病情加重和张力增大，并出现活动受限。骨骼发育则大多在青春期开始 2~4 年内完成，到 18 岁时最终成熟。女孩在 14 岁左右，男孩在 17 岁左右骨骼发育成熟，此时面部也基本发育完成，可行正颌和鼻部手术。

9.3 认知、社交和情感因素

除身体因素外，从社交、情感和认知角度理解瘢痕及手术对生长发育期儿童的影响也尤为重要。由于儿童的身心应对外界刺激的能力尚不成熟，因此无论瘢痕本身还是治疗过程都会给患儿造成巨大的身心压力[2]。而 6 个月到 4 岁是进行医疗干预可能造成的身心压力最大的年龄段。

近来，麻醉药物的神经毒性对生长发育期大脑的影响引起了广泛关注。发育期的大鼠脑模型证实全身麻醉会导致神经细胞凋亡和突触减少[3]。瑞典一项基于人群的研究显示，4 岁之前接受过全身麻醉的青少年，平均智商比对照组下降了近 1%。但 2015 年的一项循证医学级别更高的研究发现，对新生儿随机采用全身麻醉与椎管内麻醉（GAS）行疝修补术，两组患儿术后 2 年的贝利婴幼儿发展量表数据没有统计学差异[4]。因此，我们有可靠的证据证明，如果有强适应证，即使最小的患儿也可考虑择期手术，包括使用全身麻醉。

文献中充分证实瘢痕会对儿童心理产生影响。烧伤患儿出现心理行为问题的比例较高，而健康相关的生活质量评分，尤其是外观相关评分较低[5]。特别是面部瘢痕，与社交和社会关系发展障碍紧密相关[6,7]。显然，毁容性瘢痕会导致巨大的痛苦，但预测瘢痕对某个特定患者的影响仍然较难。

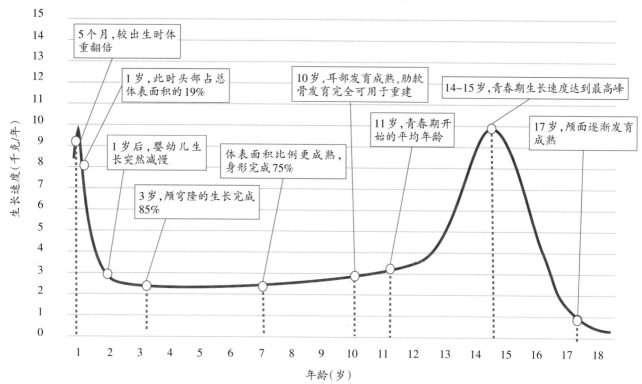

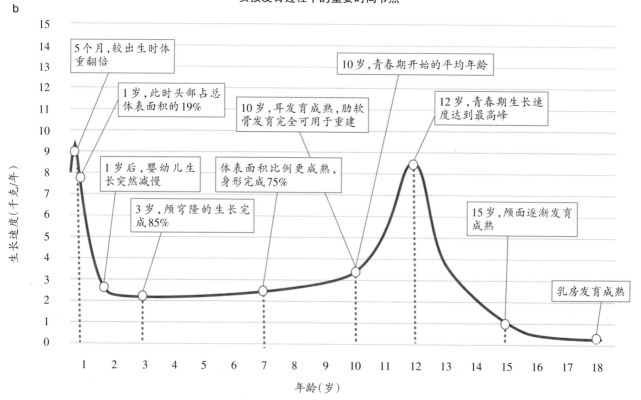

图9.1   在长期的重建修复规划中,生长发育的关键节点最为重要。

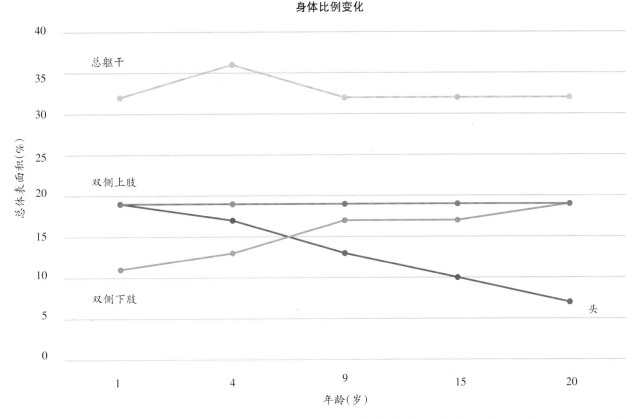

图 9.2　应持续关注体表面积的变化:记住伦德-布劳德图代表性的两点,其中,躯干和上肢随着时间的推移相对稳定,儿童则头大下肢小,而成年人头部相对较小,下肢较大。(Adapted from the Lund Browder Baby Surface Area Chart)

　　2011 年的一篇综述对瘢痕的影响进行了系统回顾,结果显示,身体形象认知的结果错综复杂,一些烧伤儿童的身体形象评分甚至高于对照组的未烧伤儿童[8]。这样的结果让人们对该测量方法的有效性提出了质疑,并推动了新测量方法的发展,而新方法还有待完善[9-11]。归根结底,瘢痕对儿童的社交和情感的影响不容忽视。除上述考虑外,儿童特有的解剖和生理特征同样重要。

9.4　儿童皮肤

　　众所周知,发育期胎儿具有无瘢痕愈合的能力。但在妊娠 24 周时,这种能力开始消失[12]。因此,新生儿的伤口也会形成瘢痕。图 9.3 显示先天性皮肤发育不全的新生儿痊愈后留下了巨大的瘢痕。

　　尽管新生儿皮肤与成人有很大区别,但其已包含 5 层成熟的皮肤结构。婴儿早期的皮肤娇嫩且抗拉能力弱,对机械刺激也很敏感,这一点已被新生儿皮瓣的血管痉挛现象证实[13]。新生儿皮肤的表面积与体积比高,皮肤屏障功能相对较弱,因此更易干燥。6 月龄始,多种因素可致婴幼儿外伤后遗留明显瘢痕。深层

的真皮网状层的损伤和炎症本身与增生性瘢痕和瘢痕疙瘩的形成相关[14,15]。由于儿童表皮薄,真皮网状层更易受伤,因此病理性瘢痕形成的风险增加。持续的张力也会通过多种促炎机制(包括机械传导途径)导致伤口纤维化[16]。儿童生长发育迅速,皮肤相对较紧,即使小伤口周围也有可能形成病理性张力。因此,张力是导致儿童病理性瘢痕形成的主要因素。此外,瘢痕疙瘩可以发生在儿童时期,但少见于儿童早期[17]。另一方面,从一些常规手术(如唇裂修复术)中发现,进行伤口减张可以非常好地促进伤口愈合并使瘢痕最小化。图 9.4 显示在患儿 4 月龄时进行的一个单侧不完全性唇裂修复术,术后几乎没有明显的瘢痕。

　　总之,多种因素使得病理性瘢痕成为儿童损伤的自然转归。儿童的皮肤很薄,真皮层易受伤,容易产生张力,而且儿童的生长储备也会使瘢痕随生长发育变大。认识到这些因素与生长发育间的相互作用非常重要。

9.5　儿童瘢痕评估原则

　　根据解剖区域对瘢痕进行的评估将在后文进行更详细的讨论,本小节将讨论总体原则。如前所述,目前

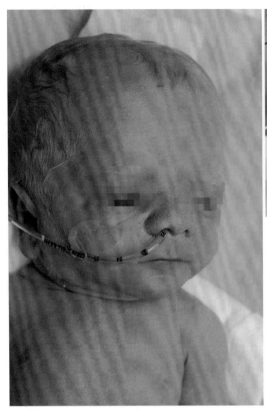

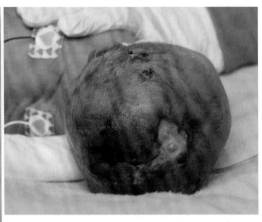

图9.3　无瘢痕愈合的能力在新生儿期就已经消失。先天性皮肤发育不全的患儿的伤口愈合后有相当大的瘢痕。

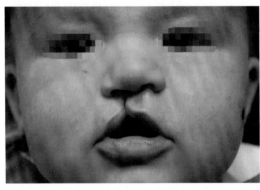

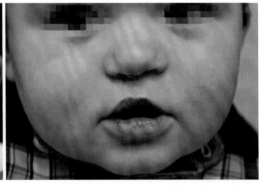

图9.4　虽然生长中的儿童由于组织张力容易产生增生性瘢痕，但理想的条件下仍可使瘢痕最小化，例如，唇腭裂术后所见。

尚无公认的儿童瘢痕评估方法。现在最常用的是温哥华瘢痕量表，包括血管分布、色泽、柔软度和厚度4个指标，此外还应标记瘢痕所在的具体解剖位置。对儿童来说，应关注瘢痕可能对生长发育造成的所有影响。在量化组织的缺损时应注意缺损的体表面积占比。最后还必须记录患儿和其家属对瘢痕的感觉，包括疼痛或瘙痒等症状。图9.5提供了按上述方法进行的瘢痕评估示例。

瘢痕的紧绷感虽然有价值，但主观性强。Bilmire注意到，快速生长期的烧伤患儿在主诉瘢痕的紧绷感时，也常反映这种感觉会随着时间推移自然改善，这表明人体皮肤在张力下能够逐渐延展和生长[18]。几乎所有瘢痕治疗的关键问题都在于组织缺损的大小，没有组织缺损的病理性瘢痕可通过保守治疗改善，如压力治疗、夹板固定、按摩、外用类固醇、硅酮凝胶贴及放疗。部分瘢痕病例若因技术条件不允许或术后减张不充分所致，可以考虑直接切缝。术前可以结合触诊和被动活动来评估运动受限的范围，以便确定是否需要额外的组织进行修复，通常缺损大小的评估可精确到平方厘米。这有助于评估切除瘢痕组织后，完全恢复运动幅度和张力缓解的情况下形成的创面缺损的大小。由于儿童容易紧张且害怕疼痛，因此临床上很难用上述方式对患儿进行检查评估。但医生仍应努力对患儿进行充分的术前评估，以便优化治疗方案。儿童生长发育专家在这方面的作用不容小觑。

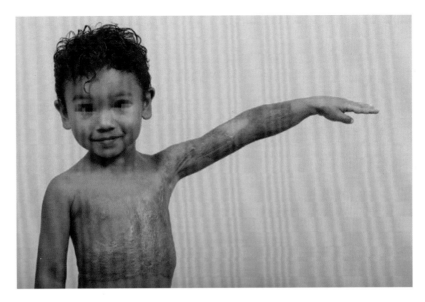

图9.5 儿童瘢痕评估应考虑社会心理学因素和身体生长发育这两个独特变量。

基本瘢痕评估样例:

• 位置:前胸延伸至腋窝前褶、肱二头肌和前臂背侧,形成一个连续的带。

• 涉及的结构:皮肤、皮下脂肪,延伸至胸部和腋下的深筋膜。

• 组织缺损:腋下约10cm²。

温哥华瘢痕量表:

• 血管分布:粉红色。

• 色泽:色素沉着过度。

• 柔软度:柔软。

• 厚度:<5mm。

生长发育:

• 乳头乳晕复合体缺失,但无生长受限。

患儿及其家属报告:患儿腋下的瘢痕看上去很紧绷,但似乎并未令其困扰。患儿在泳池里脱衣服时略显尴尬。虽无疼痛,但有时会进行抓挠。

照护严重瘢痕患儿,如烧伤患儿时,沟通顺畅的多学科团队可以达到最好的效果。当广博和有深度的专业知识与流畅、快速、高效的护理相结合时,就形成了一个真正卓越的医疗中心。

在制订治疗计划时,儿童瘢痕的阶梯式修复理念也很有意义。针对性解决问题的原则是以简为美,优先考虑复杂性较低的方案,然后再考虑复杂性高的方案。但瘢痕问题往往较复杂,最好采用不同复杂程度的多种方式进行综合治疗。因此,可采用不同阶梯方案进行同步或系列化的治疗。由于不同时期患者病情和治疗需求存在变化,因此我们可能还会发现自己在治疗阶梯上不断往复。例如,某例患者可能在同一次治疗中同时进行激光和局部组织重排。

9.6 面部和头皮

9.6.1 生长和发育

发育期的颅面骨架通过膜内和软骨内骨化相结合的方式生长,大部分穹隆的生长在儿童早期完成,而大部分面部的生长则持续到青少年时期。颅面发育期的瘢痕畸形若累及面部,尤其是鼻部和下颌,则可能导致反𬌗、开𬌗、牙弓形态狭窄,以及下颌运动和语言障碍[19,20]。因此,儿童面部瘢痕管理的原则是:

• 在生长发育期,及时干预预防生长受限和畸形。

• 在发育完成后，进行最终矫正（如骨骼发育成熟后）。

9.6.2　面部瘢痕的分析

一旦瘢痕导致儿童身体出现明显畸形，对问题的正确分析就非常关键。严重的面部瘢痕是一个复杂的、令人生畏的相互关联的问题网络。将问题系统地分解开来，有助于确定可行的重建目标，并确定优先级。对面部瘢痕的系统疗法应分析瘢痕在以下方面的影响：

• 被覆系统
• 面部关键特征点
• 面部表情
• 容积
• 呼吸
• 进食
• 言语

必须有效地处理以上每一个问题，并有适当的优行次序。典型的错误包括优先考虑浅表瘢痕，而忽略了患者面部特征点的变形，最终导致畸形。

9.6.2.1　被覆系统

头面部被覆系统包括皮肤和筋膜层的复合系统，后者包括帽状腱膜、浅表肌腱膜系统（SMAS）和颈阔肌。当然，该系统本质上与头面颈部的深筋膜层各结构相

关。篇幅所限，本章不进行深入讨论，但面临深部瘢痕和累及范围更广等问题时，则须充分理解上述内容。

9.6.2.2　面部关键特征点

面部关键特征点包括高对比度的点和轮廓，观察者的眼睛会自然地被这些点和轮廓吸引，从而定义面部。每个肖像画家都明白把这些关键特征点画好的重要性。如果面部关键特征点是正确的，则可以忽略许多其他不完美之处。反之，如果面部特征点被扭曲，畸形就显而易见。面部高对比度的关键点如下：

• 睑裂，特别是与虹膜相交的部分。
• 眉毛。
• 鼻孔和鼻翼底部及其阴影。
• 口角和上唇下方的阴影。

当张力导致瘢痕性睑外翻、内眦赘皮牵拉、鼻翼不对称，或由于牙齿骨骼畸形、小口畸形或口腔直接畸形而导致上唇轮廓丧失时，这些面部关键特征点的重要性就变得明显。

图9.6表明，仅保留面部关键的高对比度特征点也能保持其相似性，因此即使这些特征点的微小变形也会导致面部畸形。

9.6.2.3　面部容积

面部容积是指面部的三维形态。其取决于牙齿骨骼的支持和软组织的体积，这些部分构成了面部的基

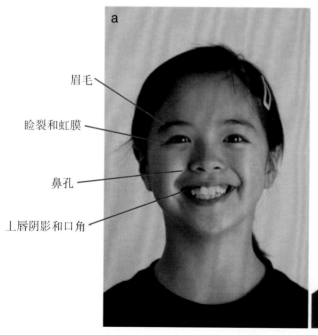
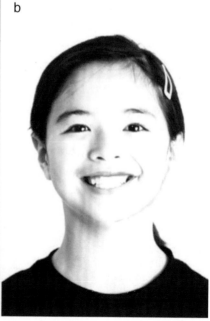

眉毛

睑裂和虹膜

鼻孔

上唇阴影和口角

图9.6　高对比度图（b）简化显示了面部关键特征点。眼睑、鼻孔、口角的微小变形也会对外观产生巨大的影响。

础。发育时期严重的面部瘢痕会造成变形和生长受限。此时,在计划矫正面部容积时必须把瘢痕考虑在内。例如,在对由瘢痕导致安氏Ⅲ类错𬌗的儿童进行Le Fort Ⅰ前移截骨术时,需要对其中的瘢痕进行矫正,给予正颌手术充分的空间,并减少复发风险。

图9.7中的患者病例情况:密集的瘢痕限制了上下颌骨的生长,导致错𬌗和安氏Ⅲ类错𬌗,需进行正颌手术。同时须进行瘢痕治疗以维持疗效。

图9.8中的是1例患有Treacher Collins综合征的女孩,治疗的重点是纠正畸形的容积关系,包括正颌手术、PEEK定制化颧骨植入物、眶周脂肪移植及鼻整形术。

9.6.2.4　面部表情

瘢痕会导致面部表情相关的浅深层结构硬化,从而影响面部表情,这些结构包括面部神经、表情肌、SMAS和被覆的皮肤。面部表情的紊乱表现为动态表情的牵拉,其中最严重的是形成瘢痕化的面具脸,从而丧失表情,如图9.9所示。

9.6.2.5　呼吸、进食、发音、听觉

有时,大面积的瘢痕,如广泛烧伤后瘢痕,可能会导致口腔、颈部、耳部挛缩或闭塞,从而影响呼吸、进食、发音和听觉。应优先处理此类功能方面的异常。

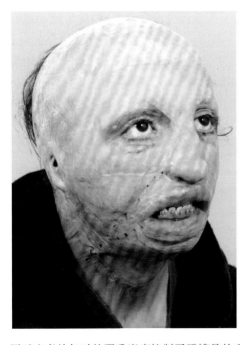

图9.7　图示患者幼年时的严重瘢痕抑制了牙槽骨的生长而造成容积缺陷。需通过正颌手术使容积关系正常化,才能实现完整、自然的修复重建。

9.6.3　面部瘢痕的治疗

儿童与成人在面部重建的技术原则方面大致相同。无组织缺损的瘢痕可通过激光和辅助药物来改善。Donelan医生进行了一项局部组织改型结合PDL激光治疗的研究,结果显示了多手段综合治疗的优势[21]。而对于更严重的瘢痕,就必须找到额外的供区组织来进行修复。在这种情况下,须根据Gottlieb医生[22]所述的修复重建阶梯概念,全面考虑所有可行的手术技术来进行修复。这是对阶梯理念的改进,强调最佳重建选择不一定是阶梯上最低的可行阶梯。

要引起重视的是,激光和微创技术可以在术前改善缺损程度,降低随后的重建难度。面部较大面积皮肤缺损的治疗可选择全厚皮片移植,最理想的皮片是来自锁骨上方的皮肤,其可以防止瘢痕性脸外翻。当需要较大的移植组织时,可以使用组织扩张技术。当面部需要非常大的移植组织时,皮片与皮肤的色差显得不那么重要,因为大范围的损伤后皮肤颜色不会正常。局部皮瓣和任意皮瓣在治疗时也很重要。组织扩张技术是儿童面部瘢痕的修复和重建的重要选择之一,但是该方法发生组织牵拉、感染和医源性畸形的概率很高,因此许多外科医生在进行组织扩张时非常谨慎。

Neale医生等于1992年发表了一篇对37例儿童面颈部组织使用组织扩张技术的病例系列研究,代表了当时Cincinnati Shrine的经验[23]。这篇文章对面部组织扩张技术的设计原则进行了优秀的、深思熟虑的总结,其中的几个要点包括:

• 将扩张的皮肤推进到下颌缘以上应慎重,因为有挛缩的风险。

• 垂直闭合的皮瓣必须进行改型以预防挛缩。

• 在可能的情况下,向下旋转比向上旋转更好。

另一方面,Bauer医生在2004年的报告[24]中回顾了其20年间关于995例基于组织扩张的重建手术的经验,报告证实该技术并发症发生率极低。

扩张的皮瓣可用于面颊部、颈部和额部的修复,全层扩张皮瓣可用于眶周和鼻部区域的修复。为避免扩张皮瓣引起面部特征点的张力变形,在术中可采用旋转皮瓣而不是直接推进的方式,前者类似于面颈部内侧的皮瓣。

修复的关键在于,维持正常的外观首先需要维持面部关键特征点的正常位置。若因减少瘢痕而使面部

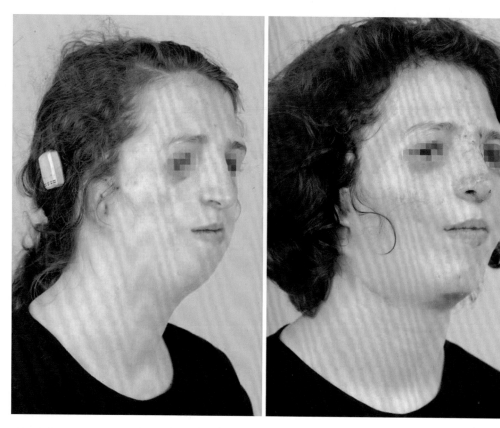

图9.8　对于图示中的患有 Treacher Collins 综合征的女孩，考虑对其行正颌手术、PEEK 定制颧骨植入物、眶周脂肪移植及鼻整形术，以纠正畸形的容积关系。

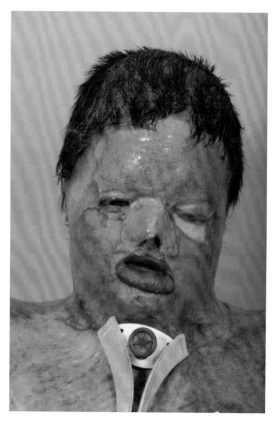

图9.9　在严重面部瘢痕病例中，面部动态的丧失导致面具样外观（面具脸），缺乏表情。

关键特征点发生变形，则终将导致外观的畸形。

各国学者报道了一系列用于面颈部修复的超薄皮瓣，其中 Hyakusoku 和 Ogawa 的工作尤为突出[25,26]。在北美，由于儿童较少出现肥胖，因此是这一系列技术的最佳适应群体。传统的筋膜瓣也是很好的选择，但后期可能需要进行多次皮瓣修薄术。筋膜瓣牙颌及鼻部严重创伤后的黏膜重建，可选用柔软的软组织，后续再采用标准的正颌及鼻整形术进行修复。

9.7　颈部

儿童和成人的颈部在全身占比都相对较小，因此易被忽视。但当颈部出现的瘢痕挛缩、纤维化导致面部器官变形和活动受限，进而引发美观和功能性问题时，颈部的重要性就得以凸显。此外，颈部长期活动受限还会导致患者出现斜视等眼部问题[27]。

对于儿童而言，即使是最轻微的颈部皮肤损伤，也可能因颈部活动和拉伸而引起瘢痕增生，并出现瘙痒症状。尽管这种瘢痕可通过激光和类固醇等标准方案进行治疗，但当疗效欠佳时，应当及早进行局部组织重排修复。

当存在组织缺损和深部结构受累时，颈部瘢痕会更为严重。颈部组织存在缺损时，可表现为皮肤（颈部包膜）紧绷且活动受限。这种情况多因颈部深层组织结构受累而出现。颈部皮肤深面为附着着颈阔肌的颈浅筋膜，其也有可能出现严重的瘢痕化和纤维化。当患者颈部出现严重挛缩时，颈动脉鞘周围的浅筋膜层的融合是治疗中必须解决的关键问题。要使颈部获得充分松解，就需要对颈部解剖结构了如指掌。而颈部的伸展活动也很重要，50% 的颈部伸展在枕骨和 C1 颈椎之间完成，50% 的旋转动作在 C1 颈椎和 C2 颈椎之间完成。这进一步强调了颈部上前部对颈部伸展范围的重要性。由此得到一个有趣的推论：当气管造瘘口出现瘢痕挛缩时，松解挛缩无须移动造瘘的位置。

若明确存在组织缺损，则需考虑组织替代物的来源，尤其是考虑是否使用真皮替代物进行皮肤移植。Waymack 等于 20 世纪 80 年代发表了一项关于对 143 例患儿进行瘢痕切除植皮治疗的研究。患儿如果坚持接受瘢痕加压护理 1 年以上，那么原本高达 63% 的复发率可以降至 17%。尽管研究认为人工真皮替代物可以有效减少瘢痕复发，但仍缺乏有效临床数据。Frame 等发现，将 Integra® 人工皮应用于全身时，瘢痕复发率约为 25%，感染率约为 20%[28]。此外，Figus 等展示了瘢痕切除后进行 Integra® 人工皮结合植皮修复的病例系列，早期效果较好[29]，但与人工皮相关的实际疗效、

存活能力及感染率尚不清楚。瘢痕阶梯治疗选择中必然使用真皮模板，这在供区缺乏时尤为重要。

当局部组织可供利用时，可以回顾由 Spence[30]、Feldman[31] 和 Bauer[24] 等外科医生提出的经典案例，其实践证明，通过对胸部和肩部进行组织扩张可以有效释放颈部皮肤。此外，Griskevich 也证明了颈部可与其他区域联合采用多个大型局部皮瓣进行修复[32,33]。图 9.10 说明利用来自上背部和肩部的扩张易位皮瓣（红色轮廓），能够有效减少面部承受的来自胸部牵拉的张力，从而有效改善面部瘢痕。这一案例同时也说明，面部和颈部瘢痕非常顽固，难以治疗，因此需要格外关注。

Hyakusoku 和 Ogawa 已经证实，位于瘢痕治疗阶梯顶端的巨大薄层皮瓣在颈部和面部重建中能够发挥重要作用[34,35]。需要注意的是，这种皮瓣通过真皮桥来提供更多的静脉回流通道，常需要通过远端静脉增压来实现有效的线性流动，而且将皮瓣修薄会降低对皮瓣的生理循环要求。除此之外，当前还存在一个巨大的挑战，即如何将此类技术用于肥胖患者。Angrigiani 在 1994 年报道了一种更传统的采用游离皮瓣移植的方法，对 86 例患者使用扩张肩胛旁皮瓣进行了全颈前部的重建，随后患者平均接受了 3 次皮瓣修薄术[36]。结果显示，无论从术后的最终疗效、持久性还是抗复发方面考虑，以皮瓣为主的颈部重建术都具备诸多优点。

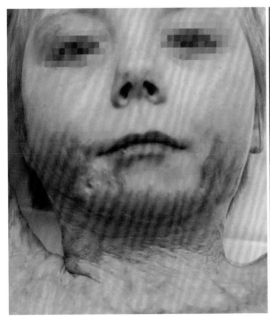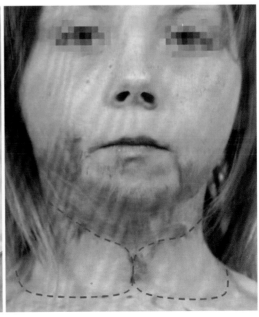

图 9.10　应用局部皮瓣治疗高张力区域后，皮肤张力会得到减小，从而改善周围组织的瘢痕。从图中可以看出，经双侧锁骨上皮瓣移植后，患者面部的瘢痕得到了明显改善。

9.8　腋窝

从发育学角度而言，儿童腋窝问题很少被关注。在整个生命周期中，胸部和上肢皮肤面积占总体表面积的比例是恒定的。腋窝的发育学研究多与乳房发育相关。当从总体上对四肢进行考虑时，一个重要原则是挛缩距腋窝越近，其对肢体功能的影响就越大。因此，肩关节活动度的丧失会对个体的上肢功能产生很大影响。

同样重要的是，如果腋窝存在较大瘢痕，会影响到乳房的发育。截至目前，已有很多研究者为腋窝瘢痕和挛缩提出了不同的分类方法。尽管这些分类方法存在一些差异，但其都围绕着肩关节的挛缩是否会影响下列部位：①腋前皱襞；②腋后皱襞；③腋窝穹隆；④背部或胸部周围组织。组织受累程度将决定治疗方法。正如Bilmire医生所述，对于处于生长发育期的儿童而言，如果仅仅存在紧绷感，则没有必要进行手术干预[18]。

但是，外科手术治疗的重要目标主要包括以下3个方面：

- 维持运动范围，确保其不再受限。
- 保护解剖标志，如乳头乳晕复合体。
- 预防并治疗瘢痕并发症（例如，瘙痒、疼痛和溃疡）。

在遵循以上原则的情况下，Greenhalgh对比了"腋窝挛缩出现时立即松解"与"等瘢痕成熟再干预"的保守治疗这两种方法，发现两者的长期随访结果相似[37]。

Palmieri的研究则表明，切开、瘢痕松解贯序中厚皮片移植术也是可选择的方案，这一方案适用于缺失面积平均约为40%总体表面积（TBSA）的患儿，疗效稳定[38]。同样来自Greenhalgh的系列研究证实，以切开和组织移植为主的治疗方案会为患者带来持久稳定的效果。但要注意的是，通过皮肤移植进行腋窝松解也存在一些弊端。以相似组织来修复缺损的重建原则提示，在条件允许的时候，使用全层皮肤和皮下组织来释放腋窝中的瘢痕效果会更好。许多医生认为植皮有复发的倾向，并且外观并不理想。

涉及单个腋窝皱襞的瘢痕挛缩通常采用局部组织修复方法来治疗。可供选择的皮瓣有多种，包括一个或多个"Z"成形术、Huang提出的3/4 "Z"成形术、Grishkevich提出的梯形皮瓣，以及如图9.11所示的方形皮瓣（由Ogawa提出）[39-42]。腋下单一的瘢痕挛缩容易通过局部皮瓣矫正，这是因为在腋窝穹隆靠近上肢一侧的邻近组织薄而柔韧。当腋窝存在广泛瘢痕时，由于组织缺损过大，因此局部组织改型修复往往疗效不佳。此时，就需要考虑临近区域或更远的供区。目前，常用肩胛区域的皮瓣来修复腋窝的较大瘢痕，这些皮瓣包括肩胛旁皮瓣、肩胛皮瓣，以及由这两种皮瓣组成的双叶皮瓣，还有胸背动脉穿支皮瓣[41,43-51]。除此之外，还

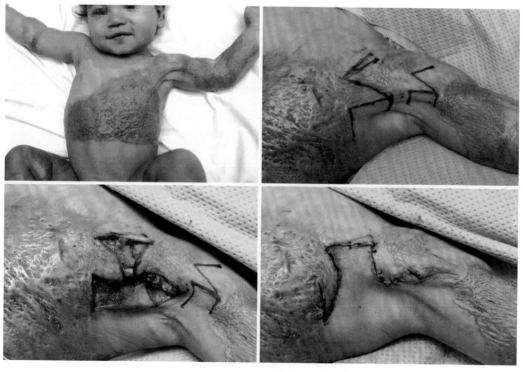

图9.11　腋窝穹隆通常较少受累，可以为局部组织修复提供优质的皮源。Ogawa提出的方形皮瓣是一个良好的选择。

有人将这些技术与组织扩张技术结合,以利于供区创面的闭合。基于上述多项出色的研究结果,可见有很多方法可以解决腋窝的组织缺损问题。

腋窝皮瓣重建的弊端是组织常肥厚冗余,需要后期进行皮瓣修薄。Figus等曾报道,在缺乏皮瓣供区的极端情况下,可以通过瘢痕切开松解,再结合带或不带真皮基质的皮肤移植来进行治疗。

9.9　手部

儿童手部活动的灵活顺应性好,即使经历长期的瘢痕牵拉畸形,功能仍可恢复如初。人类骨骺骨化过程开始于出生后第1年并持续到青少年后期才最终结束,因此尽管年龄较大的儿童发生由创伤、制动导致的手部僵化的风险增加,但发生率仍显著低于成年人。然而,儿童手部的顺应性也可表现为因未经治疗而出现瘢痕导致的极端畸形。儿童和成人的手部瘢痕治疗方案没有显著差异,但由于儿童手部功能可从严重的瘢痕中恢复,因此儿童可选择一些在成年患者中难以成功的治疗方法。例如,McCauley等在6例电击伤患儿受伤后2年内对其进行了手部松解和腓肠神经移植,并取得了良好效果[52]。此外,激光治疗成人手掌瘢痕的效果差强人意,但在儿童患者中疗效尚可。

9.10　胸部和乳房

当儿童胸部的瘢痕因面积和深度而影响乳房发育、通气和运动功能时,就需要对其进行干预。乳房芽位于乳晕正下方,直径约5mm,因此在治疗靠近乳房芽的瘢痕或伤口时,应注意保护乳房芽。除此之外,还须尽可能地保护乳房不受皮肤张力的影响而变形。9~12岁的儿童存在青春期和卵巢发育的情况,因此上述考量尤为重要。要注意的是即使乳晕不明显,乳房芽仍可能存在[53]。

对于较小且较浅的瘢痕,可以借助激光、局部组织修复和类固醇(激素)或其他辅助药物进行治疗。如前所述,激光在大面积瘢痕的综合治疗中能够起到重要作用。如图9.12所示,该患儿存在累及腋窝、前胸和侧胸的大面积未成熟瘢痕。通过脉冲染料激光(PDL)联合 CO_2 点阵激光可以显著改善腋窝瘢痕的质地,但遗留的组织缺损还需后期进行局部皮瓣修复。

在瘢痕面积较大的情况下,发育中的乳房组织会因牵拉引起严重不适感,此时就需要对瘢痕进行松解。尽管这些手术通常在乳房下皱襞上进行,但也应根据需要增加切口来进一步释放对乳房的牵拉,然后在创面移植中厚皮片。当然,在青少年晚期发育完成后,可以通过多种乳房重建技术来获得理想的乳房形态。

需要注意的是,挛缩瘢痕对活动范围和通气功能都有影响。从图9.13可以看出,儿童时期未经治疗的烧伤瘢痕会影响胸部扩张。巨大的胸部瘢痕会限制通气和活动范围,并且很难改善。这种情况下可以通过激光和切开松解(类似切痂术后行皮肤移植术)来治疗,该方法是主要的治疗手段。并且更进一步,可利用组织扩张后的游离筋膜皮瓣来辅助乳房再造。除此之

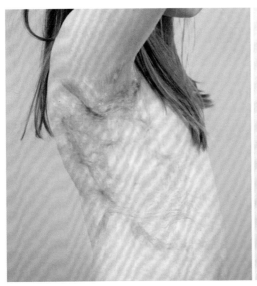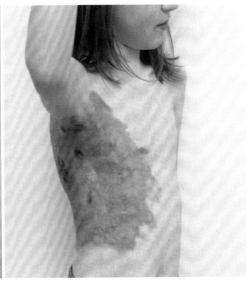

图 9.12　女孩腋下和两侧的瘢痕会影响乳房芽的发育。尽管早期多会采用局部皮瓣和激光治疗来保证乳房芽的发育不受影响,但许多类似的患儿未来仍需要进行乳房重建。

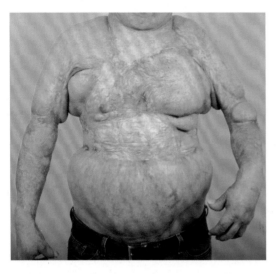

图9.13　儿童时期的胸部瘢痕如未进行治疗，可限制正常的胸廓扩张。

外，有观点认为，脂肪移植可作为一种瘢痕皮下释放和重建的方法，但目前缺乏可靠的数据支持。

9.11　下肢

从发育学角度而言，幼儿时期下肢皮肤面积占总体表面积的比例相对较小，但随着时间的推移，比例趋向增大，如前所述，这一点在大腿尤为显著。烧伤导致的大面积瘢痕可能会引起下肢长度不等[54]。和其他部位相同，活动范围受限是临床干预的一个重要指标。瘢痕后组织缺损也会表现为慢性溃疡，特别是在膝部、胫前区和跟腱。对于儿童时期存在的下肢瘢痕，需要进行定期随访，如有需要，可以像成人一样用激光、局部组织重塑和皮瓣转移进行治疗。有趣的是，研究还发现单纯激光也能够促进溃疡创面的愈合，这可能得益于局部皮肤张力的降低和局部血供的改善。

9.11.1　激光

目前，激光已成为儿童病理性瘢痕的标准治疗方案之一[21,55-59]。但到目前为止，尚无证据表明其在儿童和成人中存在差异，而手部瘢痕可能存在例外。采用激光治疗成人的手部瘢痕挛缩时，大多效果欠佳，可能存在多方面原因，但瘢痕厚度必然是影响因素之一。而儿童皮肤较薄，因此疗效可能较好。这与临床治疗的情况一致。由此发现，激光技术确实可以改善儿童的手掌瘢痕。此外，考虑到儿童的生长和张力可能导致瘢痕复

发，因此接受多个疗程的激光治疗可使患儿获益。

PDL可以改善瘢痕的炎症相关问题，包括发红、脆弱和瘙痒，促进瘢痕的成熟稳定。部分患儿可以在未镇静的情况下直接进行PDL治疗。在这一领域，Donelan于2010年发布的综述被广泛引用并提供了一些合理的起始参数设置[60]。

光斑大小：7mm或10mm。

脉冲持续时间：1.5ms。

能量密度：5~8J/cm²（7mm手具）；4~5J/cm²（10mm手具）。

低温冷却设置：30ms喷射和20ms延迟。

同样，CO_2点阵激光也已成为儿童增生性瘢痕的标准治疗方案。参数的设置取决于瘢痕的厚度，能量和密度的参数联合设置对于特定的瘢痕有益。图9.14提供了在同一处瘢痕使用CO_2激光和脉冲染料激光治疗后的特写照片。

激光治疗时辅助皮质类固醇或抗代谢药的局部注射也是行之有效的方案，但疗效仍在观察之中。

9.12　结论

综上所述，儿童身体强大的顺应性使其能够应对相当严重的瘢痕。但是，由于儿童群体独特的自然属性及儿童在社会、情感和认知方面的特殊需求，儿童患者的照护非常具有挑战性。希望所有患儿都可以得到充分的关怀和照顾。

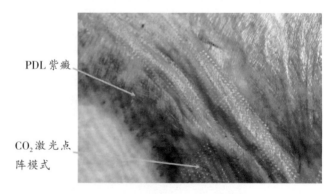

图9.14　PDL和点阵CO_2激光是儿童瘢痕常用的治疗方法。该特写照片显示了PDL治疗后的紫癜和CO_2激光的点阵模式。

（邓丹　译　姚春丽　审校）

参考文献

1. Lund CCBN. The estimation of areas of burns. Surg Gynecol Obstet. 1944;79:352–8.
2. Perrin E. In: Carey W, editor. Developmental-behavioral pediatrics.4th ed. Philadelphia, PA: Saunders/Elsevier; 2009. p. 329–36.
3. Sanchez V, Feinstein SD, Lunardi N, Joksovic PM, Boscolo A, Todorovic SM, et al. General anesthesia causes long-term impairment of mitochondrial morphogenesis and synaptic transmission in developing rat brain. Anesthesiology. 2011;115(5):992–1002.
4. Davidson AJ, Disma N, de Graaff JC. Neurodevelopmental outcome at 2 years of age after general anaesthesia and awake-regional anaesthesia in infancy (GAS): an international multicentre, randomised controlled trial (vol 387, pg 239, 2015). Lancet. 2016;387(10015):228.
5. Maskell J, Newcombe P, Martin G, Kimble R. Psychosocial functioning differences in pediatric burn survivors compared with healthy norms. J Burn Care Res. 2013;34(4):465–76.
6. Van Loey NEE, Van Song MJM. Psychopathology and psychological problems in patients with burn scars—epidemiology and management. Am J Clin Dermatol. 2003;4(4):245–72.
7. Ye EM. Psychological morbidity in patients with facial and neck burns. Burns. 1998;24(7):646–8.
8. Lawrence JW, Mason ST, Schomer K, Klein MB. Epidemiology and impact of scarring after burn injury: a systematic review of the literature. J Burn Care Res. 2012;33(1):136–46.
9. Tyack Z, Ziviani J, Kimble R, Plaza A, Jones A, Cuttle L, et al. Measuring the impact of burn scarring on health-related quality of life: development and preliminary content validation of the Brisbane Burn Scar Impact Profile (BBSIP) for children and adults. Burns. 2015;41(7):1405–19.
10. Finlay V, Burrows S, Kendell R, Berghuber A, Chong V, Tan J, et al. Modified Vancouver Scar Scale score is linked with quality of life after burn. Burns. 2017;43(4):741–6.
11. DeJong HM, Phillips M, Edgar DW, Wood FM. Patient opinion of scarring is multidimensional: an investigation of the POSAS with confirmatory factor analysis. Burns. 2017;43(1):58–68.
12. Lorenz HP, Longaker MT, Perkocha LA, Jennings RW, Harrison MR, Adzick NS. Scarless wound repair: a human fetal skin model. Development. 1992;114(1):253–9.
13. Clarke HM, Upton J, Zuker RM, Manktelow RT. Pediatric free tissue transfer—an evaluation of 99 cases. Can J Surg. 1993;36(6):525–8.
14. Huang C, Akaishi S, Hyakusoku H, Ogawa R. Are keloid and hypertrophic scar different forms of the same disorder? A fibroproliferative skin disorder hypothesis based on keloid findings. Int Wound J. 2014;11(5):517–22.
15. Huang C, Murphy GF, Akaishi S, Ogawa R, et al. Plast Reconstr Surg Glob Open. 2013;1(4):e25-e.
16. Leavitt T, Hu MS, Marshall CD, Barnes LA, Lorenz HP, Longaker MT. Scarless wound healing: finding the right cells and signals. Cell Tissue Res. 2016;365(3):483–93.
17. Marco Romanelli VD, Miteva M, Romanelli P. Dermal hypertrophies. In: Bolognia J, Jorizzo JL, Schaffer JV, editors. Dermatology. 3rd ed. Philadelphia ; London: Elsevier Saunders; 2012. p. 1621.
18. Bilmire D. Pediatric plastic surgery. In: Bentz ML, editor. Stamford, Conn.: QMP; 2008. p. 267–307.
19. Hashem FK, Al Khayal Z. Oral burn contractures in children. Ann Plast Surg. 2003;51(5):468–71.
20. Nahlieli O, Kelly JP, Baruchin AM, Benmeir P, Shapira Y. Oromaxillofacial skeletal deformities resulting from burn scar contractures of the face and neck. Burns. 1995;21(1):65–9.
21. Donelan MB, Parrett BM, Sheridan RL. Pulsed dye laser therapy and z-plasty for facial burn scars—the alternative to excision. Ann Plast Surg. 2008;60(5):480–6.
22. Gottlieb LJ, Krieger LM. From the reconstructive ladder to the reconstructive elevator. Plast Reconstr Surg. 1994;93(7):1503–4.
23. Neale HW, Kurtzman LC, Goh KBC, Billmire DA, Yakuboff KP, Warden G. Tissue expanders in the lower face and anterior neck in pediatric burn patients—limitations and pitfalls. Plast Reconstr Surg. 1993;91(4):624–31.
24. Bauer BS, Margulis A. The expanded transposition flap: shifting paradigms based on experience gained from two decades of pediatric tissue expansion. Plast Reconstr Surg. 2004;114(1):98–106.
25. Hyakusoku H, Takizawa Y, Murakami M, Gao JH, Takekoshi A, Fumiiri M. Versatility of the free or pedicled superficial cervical artery skin flaps in head and neck burns. Burns. 1993;19(2):168–73.
26. Vinh VQ, Van Anh T, Tien NG, Hyakusoku H, Ogawa R. Bipedicled "superthin" free perforator flaps for facial burn scar reconstruction: expanded scope of superthin flaps: a case series. Plast Reconstr Surg Glob Open. 2015;3(8):e493-e.
27. Kraft SP. In: Lambert SR, Lyons CJ, editors. Taylor & Hoyt's pediatric ophthalmology and strabismus. 5th ed. Edinburgh; New York: Elsevier; 2017. p. 992–5.
28. Frame JD, Still J, Lakhel-LeCoadou A, Carstens MH, Lorenz C, Orlet H, et al. Use of dermal regeneration template in contracture release procedures: a multicenter evaluation. Plast Reconstr Surg. 2004;113(5):1330–8.
29. Figus A, Leon-Villapalos J, Philp B, Dziewulski P. Severe multiple extensive postburn contractures: a simultaneous approach with total scar tissue excision and resurfacing with dermal regeneration template. J Burn Care Res. 2007;28(6):913–7.
30. Spence RJ. Experience with novel uses of tissue expanders in burn reconstruction of the face and neck. Ann Plast Surg. 1992;28(5):453–64.
31. Feldman J. Reconstruction of the burned face in children. In: Serafin D, Georgia NG, editors. St. Louis: Mosby; 1984.
32. Grishkevich VM. Trapeze-flap plasty: effective method for postburn neck contracture elimination. Burns. 2010;36(3):383–8.
33. Grishkevich VM, Grishkevich M, Menzul V. Postburn neck anterior contracture treatment in children with scar-fascial local trapezoid flaps: a new approach. J Burn Care Res. 2015;36(3):E112–E9.
34. Hyakusoku H, Orgill DP, Téot L, Pribaz JJ, Ogawa R. Color atlas of burn reconstructive surgery. Berlin, Heidelberg: Springer; 2010. https://doi.org/10.1007/978-3-642-05070-1. SpringerLink (Online service).
35. Vinh VQ, Van Anh T, Gia Tien N, Hyakusoku H, Ogawa R. Reconstruction of neck and face scar contractures using occipito-cervico-dorsal supercharged "super-thin flaps": a retrospective analysis of 82 cases in Vietnam. Burns. 2018;44:462–7.
36. Angrigiani C. Aesthetic microsurgical reconstruction of anterior neck burn deformities. Plast Reconstr Surg. 1994;93(3):507–18.
37. Greenhalgh DG, Gaboury T, Warden GD. The early release of axillary contractures in pediatric patients with burns. J Burn Care Rehabil. 1993;14(1):39–42.
38. Sison-Williamson M, Bagley A, Petuskey K, Takashiba S, Palmieri T. Analysis of upper extremity motion in children after axillary burn scar contracture release. J Burn Care Res. 2009;30(6):1002–6.
39. Lars Peter Kamholz TH. Reconstruction of burn deformities an overview. Edinburgh; New York: Saunders Elsevier; 2012. Available from: https://www.clinicalkey.com/dura/browse/bookChapter/3-s2.0-C20090425133.
40. Grishkevich VM. Postburn shoulder medial-adduction contracture: anatomy and treatment with trapeze-flap plasty. Burns. 2013;39(2):341–8.
41. Ogawa R, Hyakusoku H, Murakami M, Koike S. Reconstruction of axillary scar contractures—retrospective study of 124 cases over 25 years. Br J Plast Surg. 2003;56(2):100–5.
42. Huang C, Ogawa R. Three-dimensional reconstruction of scar contracture-bearing axilla and digital webs using the square flap method. Plast Reconstr Surg Glob Open. 2014;2(5):e149-e.
43. Agarwal R, Chandra R. Latissimus dorsi myocutaneous flap reconstruction of neck and axillary burn contractures. Plast Reconstr Surg. 2000;106(5):1216.
44. Asuku ME, Ibrahim A, Ijekeye FO. Post-burn axillary contractures in pediatric patients: a retrospective survey of management and outcome. Burns. 2008;34(8):1190–5.
45. Chen BG, Xu MH, Chai JK, Song HF, Gao QW. Surgical treatment

of severe or moderate axillary burn scar contracture with transverse island scapular flap and expanded transverse island scapular flap in adult and pediatric patients—a clinical experience of 15 cases. Burns. 2015;41(4):872–80.

46. Er E, Ucar C. Reconstruction of axillary contractures with thoracodorsal perforator island flap. Burns. 2005;31(6):726–30.

47. Hallock GG, Okunski WJ. The parascapular fasciocutaneous flap for release of the axillary burn contracture. J Burn Care Rehabil. 1987;8(5):387–90.

48. Hallock GG. A systematic approach to flap selection for the axillary burn contracture. J Burn Care Rehabil. 1993;14(3):343–7.

49. Kim DY, Cho SY, Kim KS, Lee SY, Cho BH. Correction of axillary burn scar contracture with the thoracodorsal perforator-based cutaneous island flap. Ann Plast Surg. 2000;44(2):181–7.

50. Kulahci Y, Sever C, Uygur F, Oksuz S, Sahin C, Duman H. Preexpanded pedicled thoracodorsal artery perforator flap for postburn axillary contracture reconstruction. Microsurgery. 2011;31(1):26–31.

51. Turkaslan T, Turan A, Dayicioglu D, Ozsoy Z. Uses of scapular island flap in pediatric axillary burn conractures. Burns. 2006;32(7):885–90.

52. McCauley RL. Reconstruction of the pediatric burned hand. Hand Clin. 2009;25(4):543.

53. McCauley RL, Beraja V, Rutan RL, Huang TT, Abston S, Rutan TC, et al. Longitudinal assessment of breast development in adolescent female patients with burns involving the nipple-areolar complex. Plast Reconstr Surg. 1989;83(4):676–80.

54. Frantz CH, Delgado S. Limb-length discrepancy after third-degree burns about foot and ankle—report of 4 cases. J Bone Joint Surg. 1966;A 48(3):443.

55. Bailey JK, Burkes SA, Visscher MO, Whitestone J, Kagan RJ, Yakuboff KP, et al. Multimodal quantitative analysis of early pulsed-dye laser treatment of scars at a pediatric burn hospital. Dermatol Surg. 2012;38(9):1490–6.

56. Blome-Eberwein S, Gogal C, Weiss MJ, Boorse D, Pagella P. Prospective evaluation of fractional CO2 laser treatment of mature burn scars. J Burn Care Res. 2016;37(6):379–87.

57. Hultman CS, Friedstat JS, Edkins RE, Cairns BA, Laser Resurfacing MAA. Remodeling of hypertrophic burn scars the results of a large, prospective, before-after cohort study, with long-term follow-up. Ann Surg. 2014;260(3):519–32.

58. Krakowski AC, Totri CR, Donelan MB, Shumaker PR. Scar management in the pediatric and adolescent populations. Pediatrics. 2016;137(2):e20142065.

59. Liuzzi F, Chadwick S, Shah M. Paediatric post burn scar management in the UK: a national survey. Burns. 2015;41(2):252–6.

60. Parrett BM, Donelan MB. Pulsed dye laser in burn scars: current concepts and future directions. Burns. 2010;36(4):443–9.

第 10 章
烧伤及瘢痕的真皮替代物和负压创面治疗

J. Genevieve Park, Joseph A. Molnar

10.1 历史回溯

在过去几十年间，烧伤治疗经历了一次重大演变，提高了患者生存率的同时，也为重建外科医生带来新的挑战。生存率提高很大程度是由于危重症医学的进步，与此同时，烧伤创面管理的改良也起着重要作用。历史上，烧伤创面深度分级的界定需要几周时间，诊断的延误极易导致脓毒症。随着人们对早期切痂和皮肤移植技术的认可程度提高，这一现象得到了最大程度减少，生存率也相应得到提高[1-5]。但这一进步也带来了新的问题，即如何用最小的供体皮肤覆盖大面积烧伤创面[6,7]。解决这一问题的标准方法是用网状中厚皮片覆盖创面，但此法是用最小面积的中厚皮片替代全层皮肤缺损，容易导致瘢痕和挛缩[8]。为提高大面积烧伤患者的生存率，需要快速重复采集自体皮源，因此网状皮片网孔变大，皮片变薄，这些均可导致愈发严重的瘢痕、挛缩和功能不良问题。尽管更多大面积烧伤患者得以存活，但如何满足患者在功能和外观方面的需求，从而提高其生活质量的问题也应该得到关注[9]。

20世纪70年代的进展包括上皮培养的进步，以及逐步应用同种异体移植和异种移植来应对创面覆盖问题[10,11]。异种移植物和同种异体移植物仅适用于临时覆盖，直至可重复采集自体皮以进行创面覆盖。研究中观察到有时移植真皮可整合到创面中，这就引发了新的发现，即表皮含有同种异体移植物中抗原性最强的部分。如果去除表皮，则同种异体真皮可置于创面中，以期改善患者的功能和外观结局[11,12]。于是研究者逐步尝试开发一类脱细胞真皮，该真皮可置于烧伤创面中，以替代全层烧伤皮肤的真皮缺损，随后以患者自身表皮或培养生长的角质形成细胞覆盖[10,11,13,14]。

为解除供皮区可使用性的限制，研究者提出了培养上皮细胞的想法。但是培养得到的通常是不稳定且易损坏的表皮，可导致严重的瘢痕和挛缩[15-17]。此外，培养角质形成细胞扩增技术复杂，时间与经济成本较高[16]。曾有成功在合成真皮或同种异体移植物（作为复合移植物）上直接培养角质形成细胞的实例，但该方法既耗时又昂贵。使用同种异体移植物和人工培育表皮片（CEA）在愈合全层皮肤创面上取得了一些成功。据报告，术后4年随访中成活率为87%~100%。Wainwright在3例患者中进行初步研究，对单独应用中厚皮片与AlloDerm人工皮和中厚皮片共同应用的疗效进行比较，结果显示，第3个月时AlloDerm组患者的功能和外观效果更优。这归因于脱细胞同种异体真皮移植物可形成更为成熟和连续的真皮。相比之下，在网状中厚皮片移植部位，网状开放区域可见未成熟的胶原基质，导致更严重的瘢痕形成[12]。

完全通过生物工程合成皮肤替代物并覆盖创面是一种全新的方法。Burke和Yannas希望为烧伤患者开发一种皮肤替代物，完全愈合后类似正常皮肤而非瘢痕[19,20]。生物工程皮肤替代物分为2层，如同正常皮肤的真皮和表皮。其真皮层由交联的牛胶原蛋白和6-鲨鱼硫酸软骨素（糖胺聚糖）构成，可控制交联特性和多孔性，以调控细胞生长和衰亡。临时"表皮"由硅胶制成，以防止干燥，并为下层真皮替代物提供机械性保护。该产品可提供真皮，使更薄的中厚皮片可被应用于供区皮肤的快速再采集，具有快速覆盖被切除的烧伤创面的优势。

1981年Burke和Yannas首次报道了双层人工皮肤（后被称为Integra人工皮）应用于治疗体表烧伤总面积（TBSA）达50%~90%的患者的案例[22]。Tompkins等针对大面积烧伤的成年患者的回顾性研究表明，人工皮肤的使用可提高生存率，其原因可能是在自体移植供区有限的情况下，人工皮肤可及早覆盖被切痂的创面[7]。

虽然最初设计真皮替代物是为挽救生命，但人们希望与单独使用中厚皮片的标准方法相比，真皮替代物在功能上和外观上也能提供更优的效果。最初发表的研究表明，Integra人工皮愈后的胶原排列类似于正常真皮，而非瘢痕[22]。同时，患者和内科医生主观上也认为Integra人工皮愈后比中厚皮片更正常，有72%的患者在重建1年后对使用人工真皮重建的皮肤满意。研究人员指出使用人工真皮可降低病理性瘢痕产生的可能性，且在与网状自体移植物同时使用时，愈合后的皮肤不会呈现网状的"鳄鱼皮"特征[22,23]。

20世纪80年代，据临床医生报告，由于硅胶层下往往有液体积聚，因此使用Integra人工皮的效果并不理想，成活率低至43%[22-24]。在包含106例患者的前瞻性多中心研究中，标准疗法（中厚皮片或同种异体移植物）的即刻覆盖率达79%，而Integra人工皮的覆盖率仅为62%。一项对89例接受Integra人工皮治疗瘢痕增生患者的连续回顾性研究发现，14%的患者存在硅胶层下液体积聚现象，20%的患者存在微生物定植或感染[25]。预防感染需要日常监护和创面护理。多项研究集中于开发理想的创面敷料，以期获得更优效果[26]。

20世纪90年代，新材料的问世解决了这一问题。使用该材料能够使创面处于负压状态，这一方法被称为负压创面治疗（NPWT）或局部负压疗法（TNP）[27,28]。该法在各种情况下均可加速肉芽组织生长，减轻水肿，并且减少微生物定植，但其机制仍不明确。Schneider等的研究证实这是一种便捷有效的保护皮肤移植物的方法，因为其可贴合创面，消除无效腔，去除多余液体，并且可作为夹板使用（图10.1）[28,30]。

负压创面治疗既可用于皮肤移植物，也可在人工真皮替代物上得到良好的应用。早期研究表明，此种应用于复杂创面的重建结果极佳，成活率几乎达100%[29,31,32]。Jeschke等在一项前瞻性随机试验中证实，Integra人工皮与NPWT和纤维蛋白胶联合应用时可覆盖大创面，成活率达98%[32]。使用NPWT和纤维蛋白胶也使覆盖Integra人工皮和皮肤移植之间的时间间隔缩短了50%以上[32]。Molnar等（2004）发现不使用纤维蛋白胶可有类似结果[29]。与传统的中厚皮片相比，运用Integra人工皮治疗的方法也缩短了大面积烧伤患者的住院时间[33]。同时，该法也可便捷地运用于门诊重建患者[34]。一项纳入86例患者的多中心随机对照试验表明，NPWT并不显著影响真皮替代物（Mat-

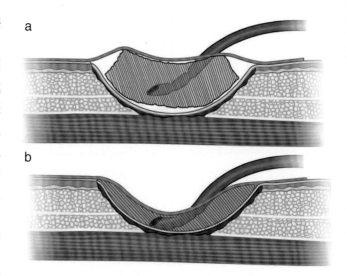

图10.1 NPWT改善了皮片移植活率的特性，因此成为真皮替代物的理想敷料。在创面和NPWT敷料（a）之间放置真皮替代物或皮肤移植物，施加负压，可消除无效腔并防止皮片移位（b）。(Reproduced from[28]. Images used with permission of the Wake forest Department of Plastic and Reconstructive Surgery)

riderm）的成活率或后续皮肤移植物的使用，但对改善瘢痕的效果是真实有效的[35]。图10.2显示1例双侧下肢环状全层皮肤烧伤的15岁女性患者，该患者烧伤区域脂肪已去除，并以Integra人工皮覆盖。患者接受NPWT治疗并延期中厚皮片移植，治疗6周后功能恢复良好。

覆盖急性烧伤创面取得最初成效后，真皮替代物也迅速被用于解决其他临床问题，包括增生性瘢痕和瘢痕疙瘩、创伤性创面、肿瘤切除术后的软组织缺损和慢性创面。

10.2 使用真皮替代物愈合创面

本节是对概念的简要综述，可能有助于临床医生更好地理解使用真皮替代物进行皮肤重建的机制。希望本节的介绍可帮助临床医生确定该方法的适应证，确保临床医生可以解决可能产生的问题。

重建正常皮肤是一个远大的目标。正常皮肤包括表皮层和真皮层，由基底膜分隔。表皮层的主要细胞类型是角质形成细胞，这类细胞对皮肤的屏障作用至关重要。表皮层还包含黑素细胞，使皮肤色素沉着。表皮层和真皮层由薄层的基底膜分隔，这是由表皮网和真皮乳头构成的网状连接。真皮层的主要细胞类型是成纤维细胞，负责维持和重塑细胞外基质，主要由胶原和蛋白聚糖构成。正常真皮中，胶原纤维随机排列。

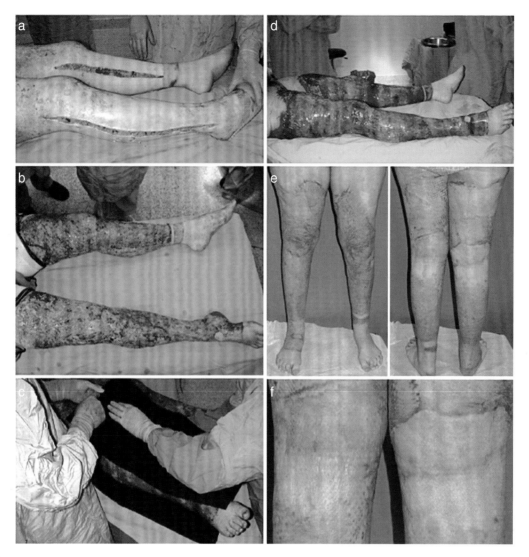

图10.2 1例15岁女性患者。(a)双下肢环状全层皮肤烧伤;(b)手术切除脂肪;(c)覆盖Integra人工皮,以NPWT敷料包裹;(d)1周后并入Integra人工皮以备皮肤移植;(e)6个月结局;(f)腘窝特写显示无挛缩。在该区域使用1:1网状皮肤,在其他区域使用1:3或更大比例网状皮肤。(Images used with permission of the Wake Forest Depavtment of Plastic and Reconstructive Surgery)

真皮层还包含附属器结构,包括毛囊和汗腺。真皮替代物不能再造正常皮肤,但可通过恢复正常皮肤的一些特性使创面愈合,防止感染和蒸发,且其具备足够的柔韧性和弹性,不会限制运动或生长。

正常创面愈合过程包括3个相互交叉的阶段:炎症阶段(第2~5天)、增殖阶段(第4~14天)和重塑阶段(8天至1年)。在炎症阶段,生长因子和细胞因子吸引中性粒细胞和单核细胞至损伤区域。单核细胞分化为巨噬细胞,以清除碎屑,吞噬细菌,分泌对创面愈合过程中的增殖阶段极其重要的细胞因子和生长因子。在增殖阶段,成纤维细胞和角质形成细胞迁入创面。后者开始使皮肤再上皮化,而前者分泌胶原和其他蛋白,包括蛋白聚糖和糖胺聚糖,产生未成熟的细胞外基质。部分成纤维细胞分化为肌成纤维细胞,促进创面收缩。

成纤维细胞也会分泌一些酶,这些酶的功能是在重塑阶段改变和增加细胞外基质的周转,促使胶原在成熟瘢痕中排列整齐。

全层创面的二期愈合依赖于创面收缩来闭合创面,这导致愈合后的皮肤增厚、纤维化且缺乏柔韧性,组织学研究显示上皮外观正常,但缺乏正常的真皮。保留了部分真皮的深层创面,由于收缩强烈,可导致病理性瘢痕,包括增生性瘢痕、瘢痕挛缩和瘢痕疙瘩。真皮异常是增生性瘢痕和瘢痕疙瘩的特征:增生性瘢痕含有结节状区域,有肌成纤维细胞和随意排列的胶原;瘢痕疙瘩有密集的粗大胶原纤维[36]。

充足而"正常"的真皮的存在可以防止病理性瘢痕的形成,维持柔韧性,并且减少收缩。植皮为创面提供正常的真皮和表皮,较厚的移植物(真皮较多)可以减少创面收缩。真皮替代物被设计为支架形态，以促进较厚真皮的形成，从而防止病理性瘢痕的形成[19,22,37]。在创面放置合适的支架，可使患者自身的成纤维细胞填充支架，并用类似于正常真皮的细胞外基质（通常被称作"新真皮"）缓慢取代支架，该法在 20 世纪 80 年代的研究中证实有效[22,38,39]。将活体的同种异体细胞整合到一些真皮替代物中，数周后细胞被宿主自体细胞取代。其主要功能可能是分泌生长因子[40,41]。放置薄的上皮移植物后，表皮与新真皮即可相互融合[42]。

NPWT 似乎可加速真皮替代物的"成活"，但其机制仍不完全明确[29,43]。在开放性创面，NPWT 可立即增加血流，提高肉芽组织形成速度，并降低细菌负荷[27]。进一步研究表明，该法通过宏观变形、微观变形、液体清除及改变创面内细胞信号因子促进创面愈合[44-47]。据推测，在真皮替代物中，NPWT 可通过相同机制促进细胞生长和增殖，但未得到证实。使用 NPWT 治疗 3 天后，局部血管分布增加，Integra 人工皮黏附性更好（未发表的数据）。使用 Integra 人工皮进行增生性瘢痕表面重建，其组织学研究似乎显示其他结果：无论是否使用 NPWT，新生血管形成都无显著差异[31]。NPWT 可通过消除无效腔，简单改善真皮替代物与创面的黏附性。无论何种机制，NPWT 都已经成为与真皮替代物共同使用的可靠工具。

10.3 真皮替代物的临床应用

真皮替代物最初应用于大面积烧伤患者。早在 2001 年，这项技术就被迅速应用于其他临床情况下的全层创面覆盖[39]。在与烧伤无关的创面重建中使用真皮替代物的治疗方法（无论是否与 NPWT 联用）已被广泛综述[41,48,49]。本节对真皮替代物和 NPWT 在预防和治疗病理性瘢痕中最常见的一些应用进行简要综述。

10.3.1 急性烧伤

早期切痂和创面覆盖已被证实可降低烧伤患者的死亡率，并促进烧伤后恢复[4,50]。同时，对于在 2~3 周闭合的创面可降低增生性烧伤瘢痕的发生率[51,52]。早期创面覆盖最常见的策略是在条件允许的情况下立即放置网状中厚皮片。但是，如果患者供区有限或无法耐受植皮，可立即放置真皮替代物临时覆盖切痂创面。1981 年，Burke 等报道，在皮肤移植数周前，Integra 人工皮作为临时皮肤基质成功应用于烧伤总面积达

50%~90% 的患者[53]。随后进行的诸多研究证实，各种真皮替代物可成功用于急性大面积烧伤的早期覆盖治疗[11,13,54-56]。如图 10.2 所示，1 例急性烧伤患者接受 Integra 人工皮和 NPWT 治疗。

Cuono 等的研究表明脱细胞人类尸体真皮（AlloDerm）可用于覆盖切痂的烧伤创面，同时培养并扩增自体角质形成细胞，随后，将自体角质形成细胞接种至新皮上并成功植入[11,13,56]。一项对大规模烧伤患者的回顾性病例系列研究发现，将 AlloDerm 人工皮与中厚皮片移植物放置在主要关节上，有 43% 患者无关节活动受限情况[55]。

因为手部烧伤易形成限制功能运动的挛缩，所以烧伤后的手部是最具挑战性的治疗区域之一。使用 Integra 人工皮和延迟中厚皮片移植治疗急性手部烧伤已取得了成功[57,58]。关于 11 例急性全层手部烧伤患者的系列研究证实了该法的有效性，仅有 2 例出现增生性瘢痕，需要进一步治疗[58]。

面部烧伤的后遗症可能是毁灭性的。增生性瘢痕可导致睑外翻、小口畸形、增生性瘢痕，此外还存在美容效果较差及社交排斥等问题。因此，在相当长的一段时间内，预防增生性瘢痕都是临床研究的热点[59]。许多临床医生报告使用真皮替代物覆盖急性面部烧伤取得良好结果。在一项病例系列研究中，对 16 例面部深度烧伤患者进行早期切痂手术（受伤后 3 天内），随后立即覆盖脱细胞真皮基质，并在其上覆盖上皮移植物（厚度约为 8/1000 英寸）（1 英寸≈2.54 厘米）。一期手术后，作者报告术后第 14 天随访成活率为 97%，其中，与增生性瘢痕相关的并发症发生率较低（其中 1 例出现小口畸形，2 例出现睑外翻）[60]。在儿童和成人面部烧伤患者中，使用人工脱细胞异体真皮（Matriderm）和薄皮片进行一期手术，也取得了令人鼓舞的结果[61,62]。

由于难以维持密封和气道问题，因此通常不建议使用 NPWT 治疗面部烧伤。然而，在耳部使用 NPWT 是安全的，1/6 大气压差不会对鼓膜造成伤害。此外，在进行临时睑板缝合术后，在眼部使用 NPWT 也是安全的[63]。

10.3.2 烧伤的并发症：增生性瘢痕和挛缩

增生性瘢痕通常见于深度烧伤和全层皮肤烧伤后，伴有瘙痒、毁损、红斑及无弹性，通常导致毁容和挛缩形成[64]。增生性瘢痕通过成纤维细胞转化因子、异

常成纤维细胞和角质形成细胞,以及异常细胞外基质(ECM)之间复杂的相互作用而形成[65]。与成熟瘢痕相比,增生性瘢痕的细胞外基质含有更多蛋白多糖、糖蛋白和Ⅲ型胶原(见于未成熟瘢痕),胶原形成无组织的结节[36]。非手术治疗,如硅胶敷料薄片、压力疗法、皮质类固醇注射、冷冻疗法和激光治疗,已被证实对超过50%的患者有效[52]。保守治疗无效的增生性瘢痕可通过切除或挛缩松解后覆盖创面进行手术干预。皮肤组织扩张、局部皮瓣(Z成形术)、区域皮瓣、游离皮瓣、皮肤移植或真皮替代物可提供创面覆盖[52,66,67]。

通过使用真皮替代物进行表面重建治疗增生性瘢痕已经有一些成功的案例报告。首批报告的成功案例使用的一种方法是分2个阶段对近44处瘢痕使用Matriderm人工皮和皮肤移植物,结果表明其柔韧性、弹性和回缩程度均显著改善[68]。Moiemen等在一项包括35处瘢痕的案例研究中证实,Integra人工皮可用于改善增生性瘢痕的质量,随后报告当与NPWT联用时成活率超过95%[31,39]。另一早期研究报告,在平均11.4个月的随访中,覆盖Integra人工皮的挛缩松解复发率为25%。与其他同时期研究报告的使用全厚和中厚皮片后出现的38%~80%复发率相比,结果是极佳的。在2年后的随访中,使用Integra人工皮进行表面重建的增生性瘢痕似乎仍保持柔韧性和柔软性[42]。如图10.3所

示,1例23岁男性患者伤后1年出现颈部增生性瘢痕,对其进行瘢痕切除并覆盖Integra人工皮,2周后放置0.01英寸厚皮片(图10.4),术后2年随访增生性瘢痕无复发(图10.5)。

手部的增生性瘢痕是烧伤瘢痕治疗最具挑战性的区域之一。挛缩松解通常需要皮肤的开放区域覆盖柔韧性极好的皮肤。尽管全层皮片移植仍是标准疗法,但真皮替代物也被用于改善手部活动范围。几项回顾性案例系列研究表明,在应用中厚皮片前早期应用Integra人工皮的二期治疗的治愈成功率高达100%[57,69-71]。在一项研究中,75%以上的患者在6个月至6年仍保持改善后的活动度[57]。有趣的是,一项案例系列研究报告了一些最佳结果,该研究的9例患者接受了使用AlloDerm人工皮(用纤维蛋白胶黏附,以NPWT固定)和中厚皮片进行的二期重建。在10个月以上的随访中,患者保留了83%的术后活动度和指蹼间隙深度[72]。一项系列案例研究对患者使用Matriderm人工皮和中厚皮片进行一期重建。该研究报告称,术后12个月随访成活率达100%,且功能结果良好[73]。

此外,改善乳房烧伤后的挛缩一直推荐使用真皮替代物。挛缩松解后,存在较大的皮肤缺损,难以用全层皮片覆盖。可使用Integra人工皮来覆盖创面。愈后的皮肤使乳房得以继续发育。13例病例报告中仅1例

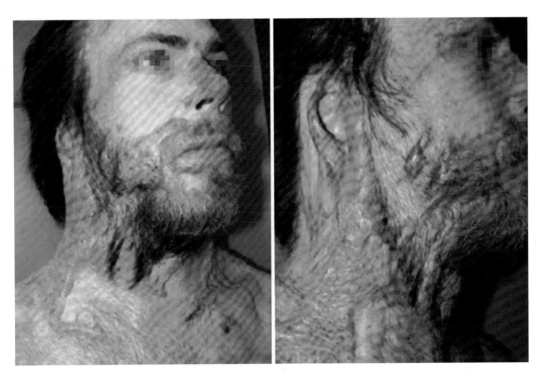

图 10.3　1例23岁男性患者,烧伤1年后出现增生性瘢痕和挛缩。(Images used with permission of the Wake Forest Department of Plastic and Reconstructive Surgery)

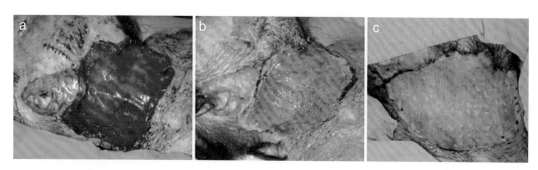

图10.4　图10.3所示患者在进行NPWT前，(a)切除颈部瘢痕并放置1∶1网状真皮再生模板。(b)植皮前2周进行Integra人工皮移植。(c)放置0.01英寸皮片。由于毛发覆盖区域难以保持密封，遂使用纱布敷料。使用定制热塑夹板以减少活动1周。(Images used with permission of the Wake Forest Department of Plastic and Reconstructive Surgery)

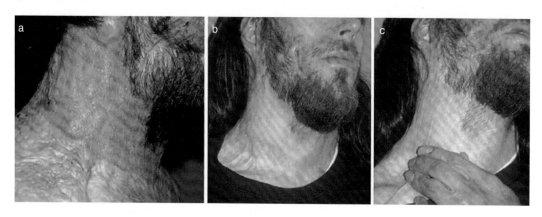

图10.5　使用Integra人工皮进行颈部肥厚性瘢痕重建。(a)图10.3和图10.4所示患者术后3个月，移植物仍有充血，皮肤紧绷，在创面愈合期应持续治疗。(b,c)1年后的结局，组织扩张改善，无瘢痕复发。(Images used with permission of the Wake Forest Department of Plastic and Reconstructive Surgery)

出现复发性挛缩[74,75]。

　　使用真皮替代物进行表面重建的方法(用或不用NPWT)一直用于治疗儿童烧伤增生性瘢痕[76,77]。如图10.6所示，1例4岁亚洲女童在生后9个月时左臂、腋窝和胸部烧伤。左侧腋窝和肘部发生烧伤瘢痕挛缩，活动度受限。患儿接受腋窝瘢痕挛缩松解术。将Integra工人皮和NPWT使用于前腋窝，以免损伤乳房组织(图10.7)。7天后，放置0.006英寸的皮片于Integra人工皮上。皮片成活率达100%且获腋窝活动自由(图10.8)。14岁随访无腋窝挛缩复发。

10.3.3　创伤性损伤：软组织缺损伴骨和肌腱外露

　　真皮替代物和NPWT已成为治疗骨和肌腱外露等创伤性损伤的重要工具。创伤性软组织和骨损伤创面的闭合具有挑战性。许多创面需要放置皮瓣以保护外露的骨和肌腱免受感染。目前提倡单独使用NPWT，该法是加速暴露的骨、肌腱和其上的肉芽组织生成的良好途径，可减少创面面积，使创面更适于植入皮肤移植物或皮瓣[78,79]。一项回顾性系列研究纳入75例下肢损伤患者，患者均在清创后接受NPWT治疗。该研究发现95%的患者创面面积缩小，肉芽组织形成。全部创面均适宜植入中厚皮片或皮瓣进行闭合[80]。已证实该法对治疗手足脱套伤是有效的[81]。NPWT是在创伤性损伤中(即开放性胫骨骨折)准备包含裸露骨的创面床的有效方式，对儿科患者同样有效[82-84]。NPWT和连续清创术可作为最终闭合创面的桥梁，且可缩短骨性愈合的时间。

　　大量研究表明，联合应用真皮替代物、NPWT和延迟中厚皮片移植对愈合伴骨和肌腱外露的创伤性创面是有效的[29,48,85-87]。图10.9为使用真皮替代物和NPWT成功治疗踝关节深度烧伤伴韧带、肌腱、骨和关节外露的案例。

　　该法也被证实对治疗复杂的、与战争有关的创伤有效[88,89]。近期的一项回顾性综述纳入251例在Walter Reed国家军事医学中心接受治疗的战伤患者。研

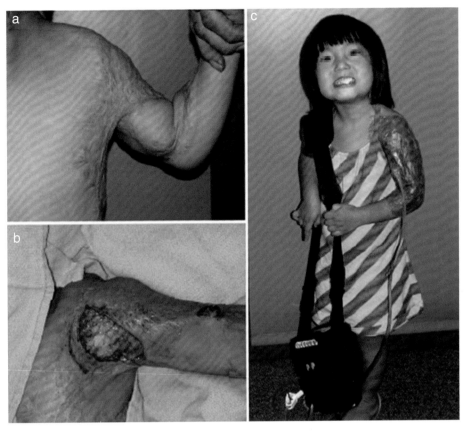

图 10.6　1例4岁女童生后9个月烧伤后发生左侧腋窝固定挛缩。(a)图示为患侧最大外展角。(b)进行上肢瘢痕松解并牵拉腋窝皮肤覆盖，以避免乳腺组织被破坏。(c)放置Integra人工皮，以NPWT敷料包扎，术后患者出院。(Reproduced from [34], used with permission of the Wake Forest Department of Plastic and Reconstructive Surgery)

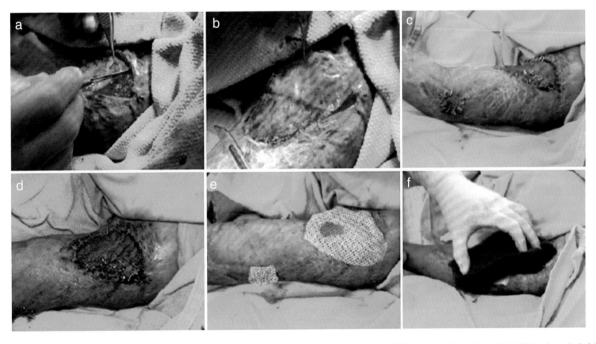

图 10.7　对图10.6患者进行二期手术。(a,b)NPWT治疗1周后植入Integra人工皮，并从Integra人工皮去除硅胶层。(c,d)在创面植入中厚皮片。(e,f)使用抗粘连敷料。在该案例中使用Mepetel(Molynke)，也可应用Adaptic和Conformant。(g,h)应用NPWT，患者出院并门诊随访。(Images used with permission of the Wake Forest Department of Plastic and Reconstructive Surgery)(待续)

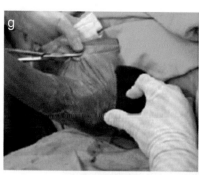
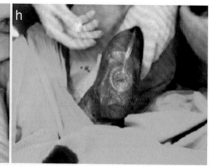

图10.7 （续）

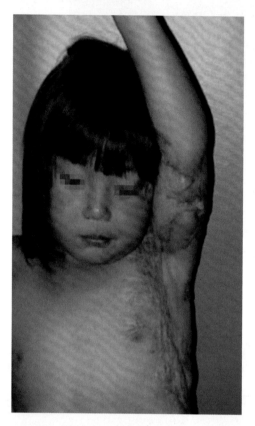

图10.8 图10.6和图10.7患者的最终结局。术后2个月,患者活动度得到改善。(Images used with permission of the Wake Forest Department of Plastic and Reconstructive Surgery)

究发现在使用Integra人工皮、NPWT和延迟皮片移植进行初步闭合后,有80%的患者创面得到有效愈合。

10.3.4 瘢痕疙瘩

皮肤损伤引起创面异常愈合反应时会出现瘢痕疙瘩。本书及其他地方对瘢痕疙瘩的发病机制进行了综述[36,90]。最终结局是向原发损伤边缘持续生长的良性病变。组织学研究显示其表皮外观正常,真皮明显异常并增厚,其特征为粗胶原纤维束和纤维带,蛋白多糖、炎症渗出和成纤维细胞增加。瘢痕疙瘩可导致疼痛、瘙痒、活动受限、感染及影响社交。常规治疗包括类固醇注射、氟尿嘧啶(5-氟尿嘧啶)注射、放射治疗和手术切除,但其复发率高达45%~100%[91,92]。

目前,已有数篇通过切痂和植入真皮替代物成功治疗使用其他方法治疗无效的瘢痕疙瘩的病例报告。据报告,使用Integra人工皮,随后进行中厚皮片或上皮移植治疗最为常见,在6~24个月随访期间,大多数病例无复发[34,70,93-95],其中一例如图10.10所示。一些病例报告创面边缘存在瘢痕疙瘩复发,通过切痂并注射5-氟尿嘧啶进行治疗[70,94]。Patel等使用AlloDerm人工皮成功治疗8例瘢痕疙瘩,随访48个月无复发[96]。据推测,真皮替代物可提供促进正常皮肤再生的支架,但暂无明确的支持证据[48]。在该法被广泛接受前,需要更大样本的前瞻性研究将其与标准疗法进行对比。

10.3.5 其他外科创伤

该法也适用于各种手术创面,包括伴有骨和肌腱外露的创面。并不意外的是,对清洁的手术创面(包括伴有骨和肌腱外露的创面)使用真皮替代物已获得一些最佳结果,常见的案例如皮肤肿瘤切除术后的缺损重建。即使是颅骨外露的头皮外伤,通过二期手术也可成功治疗[97-99]。

真皮替代物也可用于促进游离皮瓣供区缺损的愈合,尤其是前臂桡侧的游离皮瓣缺损[87]。在一项小样本回顾性研究中,Rowe等比较了单独使用皮片与使用包含真皮替代物和薄皮片的复合移植物进行重建的功能结果,发现使用复合移植物的结果远远优于单独使用皮片[100]。一项回顾性研究纳入29例前臂桡侧游离皮瓣供区缺损的患者,患者接受使用Inetegra人工皮和延迟中厚皮片移植进行二期重建,报告无并发症且结果良好[101]。一项初步研究纳入10例游离皮瓣供区缺损的患者,研究显示通过二期手术和可降解聚氨酯真皮替代物可使创面愈合良好[102]。

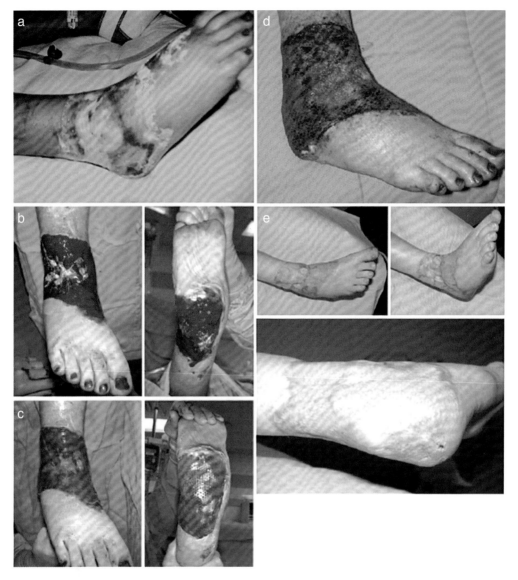

图 10.9 (a,b)1 例因机动车事故深度烧伤的 16 岁女性患者,肌腱、韧带和跟骨外露。由于患者踝部骨折,因此骨科治疗计划是进行踝关节融合术。(c)清创后在创面上植入 Integra 人工皮,接受 NPWT 12 天。(d)皮肤移植后的创面。应用 NPWT 5 天以备移植术。(e)6 个月后结局。无须进行额外的重建手术,患者恢复原有活动度。(Images used with permission of the Wake Forest Department of Plastic and Reconstructive Surgery)

10.4 外科技术:使用真皮替代物和中厚皮片进行二期皮肤重建

由于该法便捷可靠、适用范围广,因此受到了许多外科医生青睐。目前已有文献描述该法的诸多变体,但从 21 世纪初开始该法就已经被使用,结果可靠。该方法与 Integra 生命科学提供的方式相似[103]。

10.4.1 创面准备

该法的有效性极大程度上依赖于一个清洁健康的创面床,尤其是在重建污染创面方面。烧伤创面应切痂至健康、有活性的组织[104,105]。使用止血带、消肿剂、肾上腺素贴剂或者沿筋膜切除可有效止血,尤其针对大面积烧伤。该手术的第一阶段应在烧伤切痂或其他"清创"措施(包括增生性瘢痕松解,瘢痕疙瘩、肿瘤切除或皮瓣成型)后立即进行。

污染创面通常需在手术第一阶段前进行连续清创术(每 24~72 小时 1 次)[106]。在清创期间应用 NPWT 可减少细菌定植并促进肉芽组织生长[78,84]。Walter Reed 医院正在进行的一项研究发现,对于接受 Integra 人工皮和延期中厚皮片或皮瓣移植治疗的战伤患者,平均进行 3 次清创术来为第一阶段手术做创面准备[89]。早

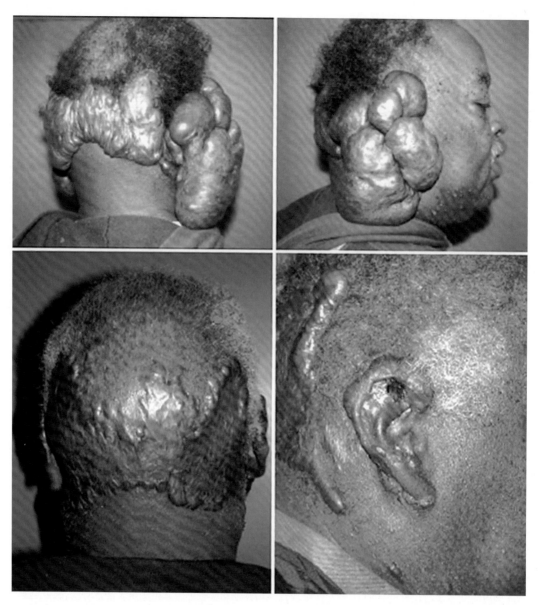

图10.10 通过切除术、Integra人工皮和延期皮肤移植治疗较大的瘢痕疙瘩,效果良好。(Images used with permission of the Wake Forest Department of Plastic and Reconstructive Surgery)

期感染可导致真皮替代物移植成活率低,延长创面愈合时间,增加病理性瘢痕的风险。

10.4.2 真皮替代物的选择

目前市面上有大量所谓的真皮替代物(表10.1)。近期,许多优秀的综述介绍了各式真皮替代物[41,56,107-111]。可能由于目前暂无大型的随机对照试验,因此极少有指南对最佳真皮替代物的选择进行指导。所有特定真皮替代物的生产过程通常都是专有的,临床医生只能参考制造商提供的信息。另一方面,许多文章从基础科学到临床应用的角度,对包含Integra人工皮和Allo-Derm人工皮在内的一些真皮替代物进行大量研究。

许多研究中已使用Integra人工皮联用NPWT,而其他真皮替代物不联用NPWT。此外,不同机构(和国家)可采购到的真皮替代物品牌不同,不同机构的产品价格也大有不同。因为市场上发售的真皮替代物尺寸有限,所以需要考虑创面大小。真皮替代物的有效期和储存条件也限制了临床的使用。这些外部因素可能使真皮替代物的选择更直接简单。

通常根据成分对真皮替代物进行分类。许多真皮替代物来源于人尸皮肤,通过脱细胞并以多种技术进行保存。大多数研究使用AlloDerm人工皮进行,但理论上其他脱细胞人尸皮肤产品的作用与之相似。Matriderm、Integra、Terudermis等其他真皮替代物来源于动物源性胶原和其他蛋白质,交联形成胶状材料片。一

表10.1　真皮替代物举例

产品名	制造商	成分	可用尺寸	备注	参考文献
AlloDerm™ 再生组织基质	Allergan（爱尔兰都柏林）	冻干脱细胞人尸真皮	48 ~ 320cm² 厚度0.23~3.3mm		[12]
Graftjacket™	Wright Medical Technology（英国米德尔塞克斯）	冷冻保存无细胞人尸真皮	16~32cm² 厚度0.38mm	室温保存	[118,119]
PriMatrix® 皮肤修复支架	Integra Life Sciences（美国马萨诸塞州沃尔瑟姆）	脱细胞胎牛真皮，富含Ⅲ型胶原	5~250cm²	保质期5年	[120]
Matriderm	MedSkin Solutions Dr. Suwelack AG（德国贝勒比克）	非交联的牛胶原基质，富含弹性蛋白	38~624cm² 厚度1 mm		[121-124]
Integra 皮肤再生模板	Integra LifeSciences（美国新泽西州普莱恩斯伯勒）	牛胶原和糖胺聚糖（6-鲨鱼硫酸软骨素），具半透性聚硅氧烷外层	25~500 cm² 厚度1.3 mm	有或没有硅胶层	[23,25,29,32]
Pelnac	Gunze Medical Materials Center（日本京都）	交联的猪肌腱胶原	12~480cm² 厚度3mm	有或没有硅胶层,室温保存	[43,125,126]
Terudermis	Olympus Terumo Biomaterials Corp.（日本东京）	交联的牛真皮胶原（Ⅰ型），具有硅胶顶层	6.25~100cm²	有或没有硅胶层,室温保存	[43,127]
NovoSorb™ 生物可降解临时基质	PolyNovo（澳大利亚墨尔本）	生物可降解开孔聚氨酯泡沫（孔径0.15mm）；聚氨酯黏合层；密封聚氨酯膜	100~800cm² 厚度2mm	顶层防止组织过度生长	[99,128,129]

些真皮替代物来源于其他动物,例如,猪肌腱胶原(Pelnac)或胎牛胶原(PriMatrix)。最后,还有一些完全合成的真皮替代物,如NovoSorb由可降解聚氨酯泡沫制成。

尽管市面上主要的真皮替代物仅有1层,但还有其他由多层组成的真皮替代物。Integra人工皮和Pelnac有一层薄的硅胶层,在第二阶段手术将其移除前对表皮起屏障保护作用(Integra人工皮也可作为单层使用)。NovoSorb由3层组成:生物可降解聚氨酯泡沫层、黏合层和聚氨酯密封膜。使用真皮替代物时,联合使用一层可拆卸的、非黏性的上层可使二期手术更易进行。

10.4.3　第一阶段:真皮替代物和NPWT敷料的应用

目前,已有数篇综述介绍的关于Integra人工皮移植的方法[29,49,77,112,113]。简要地说,真皮替代物使用前可进行网格化或穿孔处理,以使其更好地适应不规则的创面边缘。按创面大小准确地裁剪真皮替代物,并使用缝合钉、缝线、纤维蛋白胶或这些材料的组合固定处

理。对于容易患瘢痕疙瘩的患者,可将真皮替代物与周围真皮缝合,以防止新的瘢痕疙瘩形成[94]。

近年来,NPWT已更加多样化[79]。起初,NPWT仅由多孔聚氨酯泡沫、半透胶膜、泡沫真空连接管和真空泵组成,如今已有各式可使用的泡沫、薄膜和真空装置。泡沫层的作用是使负压均匀分布于创面。负压装置也有各种固定式、便携式或一次性装置,以及可持续或间断式。当与真皮替代物联用时,NPWT的目的是清除创面和真皮替代物间的无效腔或渗出,降低细菌负荷,并加速新生血管生长和向真皮替代物内生长。因此,建议使用持续负压以维持真皮替代物和创面床的接触。

有文献及制造商提供的信息描述了负压敷料的使用方法[106]。简要地说,是将泡沫材料切割成创面大小,并将其放置在真皮替代物上。如果使用Integra人工皮,则无须在真皮替代物和泡沫层间放置非黏附层。使用单层真皮替代物联合NPWT并不常见,但如果在真皮替代物和泡沫层间放置非黏附性层,则该法也可纳入考虑范围。泡沫要用胶膜固定,在大面积或复杂区域,如手部或腹股沟区,可能需要使用多层泡沫和大片胶膜,如Ioban(3M,美国明尼苏达州圣保罗)。附加

黏合剂如 Mastisol（Eloquest Healthcare，美国密歇根州弗恩代尔），可使创面周围潮湿区域的敷料更牢固。一旦密封敷料，则需使用大剪刀在泡沫层上方的胶膜剪切一个 1～2cm 的小洞，将真空管置于其上，打开 NPWT 装置检查其密封性，若有泄漏，以另一胶膜修补。NPWT 敷料可在覆盖 Integra 人工皮的创面上放置 7～10 天[34]。

通常，耳部等面积极小且不规则的区域不适合放置 NPWT 敷料。在这种情况下，可以使用枕垫在创面上施加均匀、恒定的压力。其他小面积区域可用一次性 NPWT 装置 Pico（Smith and Nephew，英国伦敦）进行固定[114,115]。NPWT 应持续应用至第二阶段手术前。

10.4.4　第二阶段：延期皮肤移植

目前，对于第一阶段和第二阶段手术间的推荐时间间隔长短不一。多数临床医生定期检查创面以评估 Integra 人工皮的"成活率"，正常情况下，Integra 人工皮应在 2～4 周逐渐变为肉色且不透光。NPWT 可加速这一进程，使其缩短至 7～10 天[34]。

第二阶段手术将去除硅胶层，在新皮顶部放置中厚皮片。目前皮片厚度推荐为 0.003～0.016 英寸。当预期需要供区再次取皮时，推荐使用更薄的皮片。为使手术过程及术后情况更可控，获得更可靠的结局，通常使用中等厚度的皮片，为 0.01～0.012 英寸，以便术中和术后操作，以及获得更可靠的结果。皮片经 1:1 网状化或最小穿孔，随后，如前所述，在皮片上放置 NPWT 敷料[28]。目前也有使用其他植皮技术的报告，如改良 Meek 微移植技术或培养的上皮片。术后 5 天评估皮肤移植物成活率并中止 NPWT。在皮片上放置凡士林油纱进行封闭，直至创面完全愈合。

10.4.5　最常见的并发症及其治疗

10.4.5.1　血清肿

少数情况下，液体会积聚在 Integra 人工皮的硅胶层下。在应用 Integra 人工皮前将其穿孔或网格化，并使其紧密贴合，可预防这一情况。一旦出现血清肿，应将其排出。在重启 NPWT 治疗前，可去除部分硅胶层以持续引流液体。如此，真皮替代物才得以挽救。

10.4.5.2　血肿

血肿不是常见的并发症，处理方法与血清肿类似，在应用真皮替代物前严格止血可预防血肿发生。血肿也应及时清除。有时可能需要去除部分真皮替代物以达到止血目的。

10.4.5.3　感染

预防感染的最有效方式是确保创面床清洁且组织存活（或烧伤组织已完全去除）。有必要连续清创并密切监测创伤性创面，以确保创面仅包含活性组织。NPWT 也可降低创面感染的风险，但尚无明确证据表明其可减少 Integra 人工皮感染[27,35,45]。感染后 Integra 人工皮上的硅胶层应及早去除，湿敷醋酸磺胺米隆可有效治疗感染。值得注意的是，Integra 人工皮覆盖的创面出现非化脓性渗出的情况并不少见。经验不足的临床医生使用该产品通常会过度诊断 Integra 人工皮感染。基质黏附不良的区域常被误诊为感染。

10.5　展望

相对更为经济、有效，且对皮肤供区损伤少的一期手术一直是皮肤重建领域渴求的目标。已有一些关于通过一期手术在真皮替代物上放置中厚皮片后治愈的报告。术后 15 天，观察到血管从创面床通过 Matriderm 生长入移植皮肤[116]。在实践中，研究者对完全清洁且健康的创面联合使用 Integra 人工皮（无硅胶层）和中厚皮片移植。创面完全愈合需要 10～14 天（未发布的数据）。已有研究报告使用培养的上皮自体移植物联合真皮替代物，该方法供区发病率极低，但通常需要 2～3 周的时间培养充足的自体角质形成细胞以覆盖创面。同时，该法较为耗时且对技术和设备有一定要求，对多数临床医生而言限制性较高。另一方法是取 2cm×2cm 大小的皮片，通过机械法和酶法分离皮肤细胞，终止分离酶后，在创面上喷洒细胞（ReCell，Avita Medical，澳大利亚南珀斯）。这种"喷雾皮肤"包含自体成纤维细胞、角质形成细胞和黑素细胞，与 Integra 人工皮联用可用于促进猪全层创面模型的愈合[117]，但需要更进一步的研究比较一期手术和本节描述的二期手术的远期结果。

（傅铮铮　何仁亮 译　刘立宏 审校）

参考文献

1. Whittaker AH. Treatment of burns by excision and immediate skin grafting. Am J Surg. 1953;85:411–7.
2. Burke JF, Bondoc CC, Quinby WC. Primary burn excision and immediate grafting: a method shortening illness. J Trauma. 1974;14:389–95.
3. Young F. Immediate skin grafting in the treatment of burns: a preliminary report. Ann Surg. 1942;116:445–51.
4. Gray DT, Pine RW, Harnar TJ, Marvin JA, Engrav LH, Heimbach DM. Early surgical excision versus conventional therapy in patients with 20 to 40 percent burns. A comparative study. Am J Surg. 1982;144:76–80.
5. Ong YS, Samuel M, Song C. Meta-analysis of early excision of burns. Burns. 2006;32:145–50.
6. Tompkins RG, Remensnyder JP, Burke JF, Tompkins DM, Hilton JF, Schoenfeld DA, Behringer GE, Bondoc CC, Briggs SE, Quinby WC. Significant reductions in mortality for children with burn injuries through the use of prompt eschar excision. Ann Surg. 1988;208:577–85.
7. Tompkins RG, Hilton JF, Burke JF, Schoenfeld DA, Hegarty MT, Bondoc CC, Quinby WC, Behringer GE, Ackroyd FW. Increased survival after massive thermal injuries in adults: preliminary report using artificial skin. Crit Care Med. 1989;17:734–40.
8. Singh M, Nuutila K, Collins KC, Huang A. Evolution of skin grafting for treatment of burns: reverdin pinch grafting to Tanner mesh grafting and beyond. Burns. 2017;43:1149–54.
9. Teich Alasia S, Castagnoli C, Calcagni M, Stella M. The influence of progress in the treatment of severe burns on the quality of life. Acta Chir Plast. 1996;38:119–21.
10. Rheinwald JG, Green H. Serial cultivation of strains of human epidermal keratinocytes: the formation of keratinizing colonies from single cells. Cell. 1975;6:331–43.
11. Cuono C, Langdon R, McGuire J. Use of cultured epidermal autografts and dermal allografts as skin replacement after burn injury. Lancet. 1986;1:1123–4.
12. Wainwright DJ. Use of an acellular allograft dermal matrix (AlloDerm) in the management of full-thickness burns. Burns. 1995;21:243–8.
13. Cuono CB, Langdon R, Birchall N, Barttelbort S, McGuire J. Composite autologous-allogeneic skin replacement: development and clinical application. Plast Reconstr Surg. 1987;80:626–37.
14. Hickerson WL, Compton C, Fletchall S, Smith LR. Cultured epidermal autografts and allodermis combination for permanent burn wound coverage. Burns. 1994;20(Suppl 1):S52–5. discussion S55–6.
15. Herzog SR, Meyer A, Woodley D, Peterson HD. Wound coverage with cultured autologous keratinocytes: use after burn wound excision, including biopsy followup. J Trauma. 1988;28:195–8.
16. Rue LW, Cioffi WG, McManus WF, Pruitt BA. Wound closure and outcome in extensively burned patients treated with cultured autologous keratinocytes. J Trauma. 1993;34:662–7. discussion 667–8.
17. Woodley DT, Peterson HD, Herzog SR, Stricklin GP, Burgeson RE, Briggaman RA, Cronce DJ, O'Keefe EJ. Burn wounds resurfaced by cultured epidermal autografts show abnormal reconstitution of anchoring fibrils. JAMA. 1988;259:2566–71.
18. Boyce ST, Hansbrough JF. Biologic attachment, growth, and differentiation of cultured human epidermal keratinocytes on a graftable collagen and chondroitin-6-sulfate substrate. Surgery. 1988;103:421–31.
19. Yannas IV, Burke JF. Design of an artificial skin. I. Basic design principles. J Biomed Mater Res. 1980;14:65–81.
20. Yannas IV, Burke JF, Gordon PL, Huang C, Rubenstein RH. Design of an artificial skin. II. Control of chemical composition. J Biomed Mater Res. 1980;14:107–32.
21. Dagalakis N, Flink J, Stasikelis P, Burke JF, Yannas IV. Design of an artificial skin. Part III. Control of pore structure. J Biomed Mater Res. 1980;14:511–28.
22. Burke JF, Yannas IV, Quinby WC, Bondoc CC, Jung WK. Successful use of a physiologically acceptable artificial skin in the treatment of extensive burn injury. Ann Surg. 1981;194:413–28.
23. Heimbach D, Luterman A, Burke J, Cram A, Herndon D, Hunt J, Jordan M, McManus W, Solem L, Warden G. Artificial dermis for major burns. A multi-center randomized clinical trial. Ann Surg. 1988;208:313–20.
24. Dantzer E, Braye FM. Reconstructive surgery using an artificial dermis (Integra): results with 39 grafts. Br J Plast Surg. 2001;54:659–64.
25. Frame JD, Still J, Lakhel-LeCoadou A, Carstens MH, Lorenz C, Orlet H, Spence R, Berger AC, Dantzer E, Burd A. Use of dermal regeneration template in contracture release procedures: a multi-center evaluation. Plast Reconstr Surg. 2004;113:1330–8.
26. Grant I, Green C, Martin R. Strategies to improve the take of commercially available collagen/glycosaminoglycan wound repair material investigated in an animal model. Burns. 2001;27:699–707.
27. Morykwas MJ, Argenta LC, Shelton-Brown EI, McGuirt W. Vacuum-assisted closure: a new method for wound control and treatment: animal studies and basic foundation. Ann Plast Surg. 1997;38:553–62.
28. Schneider AM, Morykwas MJ, Argenta LC. A new and reliable method of securing skin grafts to the difficult recipient bed. Plast Reconstr Surg. 1998;102:1195–8.
29. Molnar JA, Defranzo AJ, Hadaegh A, Morykwas MJ, Shen P, Argenta LC. Acceleration of integra incorporation in complex tissue defects with subatmospheric pressure. Plast Reconstr Surg. 2004;113:1339–46.
30. Scherer LA, Shiver S, Chang M, Meredith JW, Owings JT. The vacuum assisted closure device: a method of securing skin grafts and improving graft survival. Arch Surg. 2002;137:930–3. discussion 933–4.
31. Moiemen NS, Yarrow J, Kamel D, Kearns D, Mendonca D. Topical negative pressure therapy: does it accelerate neovascularisation within the dermal regeneration template, Integra? A prospective histological in vivo study. Burns. 2010;36:764–8.
32. Jeschke MG, Rose C, Angele P, Füchtmeier B, Nerlich MN, Bolder U. Development of new reconstructive techniques: use of Integra in combination with fibrin glue and negative-pressure therapy for reconstruction of acute and chronic wounds. Plast Reconstr Surg 2004;113:525–30.
33. Ryan CM, Schoenfeld DA, Malloy M, Schulz JT, Sheridan RL, Tompkins RG. Use of Integra artificial skin is associated with decreased length of stay for severely injured adult burn survivors. J Burn Care Rehabil. 2002;23:311–7.
34. Park CA, Defranzo AJ, Marks MW, Molnar JA. Outpatient reconstruction using integra* and subatmospheric pressure. Ann Plast Surg. 2009;62:164–9.
35. Bloemen MCT, van der Wal MBA, Verhaegen PDHM, Nieuwenhuis MK, van Baar ME, van Zuijlen PPM, Middelkoop E. Clinical effectiveness of dermal substitution in burns by topical negative pressure: a multicenter randomized controlled trial. Wound Repair Regen. 2012;20:797–805.
36. Ehrlich HP, Desmoulière A, Diegelmann RF, Cohen IK, Compton CC, Garner WL, Kapanci Y, Gabbiani G. Morphological and immunochemical differences between keloid and hypertrophic scar. Am J Pathol. 1994;145:105–13.
37. Soller EC, Tzeranis DS, Miu K, So PTC, Yannas IV. Common features of optimal collagen scaffolds that disrupt wound contraction and enhance regeneration both in peripheral nerves and in skin. Biomaterials. 2012;33:4783–91.
38. Stern R, McPherson M, Longaker MT. Histologic study of artificial skin used in the treatment of full-thickness thermal injury. J Burn Care Rehabil. 1990;11:7–13.
39. Moiemen NS, Staiano JJ, Ojeh NO, Thway Y, Frame JD. Reconstructive surgery with a dermal regeneration template:

clinical and histologic study. Plast Reconstr Surg. 2001;108: 93–103.

40. Hu S, Kirsner RS, Falanga V, Phillips T, Eaglstein WII. Evaluation of Apligraf persistence and basement membrane restoration in donor site wounds: a pilot study. Wound Repair Regen. 2006;14:427–33.

41. Lazic T, Falanga V. Bioengineered skin constructs and their use in wound healing. Plast Reconstr Surg. 2011;127(Suppl 1):75S–90S.

42. Moiemen N, Yarrow J, Hodgson E, Constantinides J, Chipp E, Oakley H, Shale E, Freeth M. Long-term clinical and histological analysis of integra dermal regeneration template. Plast Reconstr Surg. 2011;127:1149–54.

43. Eo S, Kim Y, Cho S. Vacuum-assisted closure improves the incorporation of artificial dermis in soft tissue defects: Terudermis(®) and Pelnac(®). Int Wound J. 2011;8:261–7.

44. Labler L, Rancan M, Mica L, Härter L, Mihic-Probst D, Keel M. Vacuum-assisted closure therapy increases local interleukin-8 and vascular endothelial growth factor levels in traumatic wounds. J Trauma. 2009;66:749–57.

45. Anghel EL, Kim PJ. Negative-pressure wound therapy. Plast Reconstr Surg. 2016;138:129S–37S.

46. Huang C, Leavitt T, Bayer LR, Orgill DP. Effect of negative pressure wound therapy on wound healing. Curr Probl Surg. 2014;51:301–31.

47. Lalezari S, Lee CJ, Borovikova AA, Banyard DA, Paydar KZ, Wirth GA, Widgerow AD. Deconstructing negative pressure wound therapy. Int Wound J. 2016;14:649–57.

48. Yannas IV, Orgill DP, Burke JF. Template for skin regeneration. Plast Reconstr Surg. 2011;127:60S–70S.

49. Moiemen NS, Vlachou E, Staiano JJ, Thawy Y, Frame JD. Reconstructive surgery with Integra dermal regeneration template: histologic study, clinical evaluation, and current practice. Plast Reconstr Surg. 2006;117:160S–74S.

50. Engrav LH, Heimbach DM, Reus JL, Harnar TJ, Marvin JA. Early excision and grafting vs. nonoperative treatment of burns of indeterminant depth: a randomized prospective study. J Trauma. 1983;23:1001–4.

51. Deitch EA, Wheelahan TM, Rose MP, Clothier J, Cotter J. Hypertrophic burn scars: analysis of variables. J Trauma. 1983;23:895–8.

52. Bloemen MCT, van der Veer WM, Ulrich MMW, van Zuijlen PPM, Niessen FB, Middelkoop E. Prevention and curative management of hypertrophic scar formation. Burns. 2009;35:463–75.

53. Burke JF. Early excision of the burn wound. J Burn Care Rehabil. 1981;2:266.

54. Lorenz C, Petracic A, Hohl HP, Wessel L, Waag KL. Early wound closure and early reconstruction. Experience with a dermal substitute in a child with 60 per cent surface area burn. Burns. 1997;23:505–8.

55. Yim H, Cho YS, Seo CH, Lee BC, Ko JH, Kim D, Hur J, Chun W, Kim JH. The use of AlloDerm on major burn patients: AlloDerm prevents post-burn joint contracture. Burns. 2010;36:322–8.

56. Fang T, Lineaweaver WC, Sailes FC, Kisner C, Zhang F. Clinical application of cultured epithlial autografts on acellular dermal matrices in the treatment of extended burn injuries. Ann Plast Surg. 2014;73:509–15.

57. Cuadra A, Correa G, Roa R, Piñeros JL, Norambuena H, Searle S, Heras RL, Calderón W. Functional results of burned hands treated with Integra®. J Plast Reconstr Aesthet Surg. 2012;65:228–34.

58. Dantzer E, Queruel P, Salinier L, Palmier B, Quinot JF. Dermal regeneration template for deep hand burns: clinical utility for both early grafting and reconstructive surgery. Br J Plast Surg. 2003;56:764–74.

59. Friedstat JS, Klein MB. Acute management of facial burns. Clin Plast Surg. 2009;36:653–60.

60. Tang B, Zhu B, Liang Y-Y, Bi L-K, Chen B, Hu Z-C, Zhang K, Zhu J-Y. Early escharectomy and concurrent composite skin grafting over human acellular dermal matrix scaffold for covering deep facial burns. Plast Reconstr Surg. 2011;127:1533–8.

61. Atherton DD, Tang R, Jones I, Jawad M. Early excision and application of matriderm with simultaneous autologous skin grafting in facial burns. Plast Reconstr Surg. 2010;125:60e–1e.

62. Demircan M, Cicek T, Yetis MI. Preliminary results in single-step wound closure procedure of full-thickness facial burns in children by using the collagen-elastin matrix and review of pediatric facial burns. Burns. 2015;41:1268–74.

63. Molnar JA, DeFranzo AJ, Marks MW. Single-stage approach to skin grafting the exposed skull. Plast Reconstr Surg. 2000;105:174–7.

64. van der Wal MBA, Vloemans JFPM, Tuinebreijer WE, van de Ven P, van Unen E, van Zuijlen PPM, Middelkoop E. Outcome after burns: an observational study on burn scar maturation and predictors for severe scarring. Wound Repair Regen. 2012;20:676–87.

65. Kwan P, Desmoulière A, Tredget EE. Molecular and cellular basis of hypertrophic scarring. Total Burn Care. 2012:495–505.e5.

66. Ladak A, Tredget EE. Pathophysiology and management of the burn scar. Clin Plast Surg. 2009;36:661–74.

67. Wainwright DJ. Burn reconstruction: the problems, the techniques, and the applications. Clin Plast Surg. 2009;36:687–700.

68. van Zuijlen PP, van Trier AJ, Vloemans JF, Groenevelt F, Kreis RW, Middelkoop E. Graft survival and effectiveness of dermal substitution in burns and reconstructive surgery in a one-stage grafting model. Plast Reconstr Surg. 2000;106:615–23.

69. Dantzer E. Burn contractures: surgical management with integra—long term results. J Burn Care Rehabil. 2003;24:S100.

70. Clayman MA, Clayman SM, Mozingo DW. The use of collagen-glycosaminoglycan copolymer (Integra) for the repair of hypertrophic scars and keloids. J Burn Care Res. 2006;27:404–9.

71. Yeong E-K, Yu Y-C, Chan Z-H, Roan T-L. Is artificial dermis an effective tool in the treatment of tendon-exposed wounds? J Burn Care Res. 2013;34:161–7.

72. Askari M, Cohen MJ, Grossman PH, Kulber DA. The use of acellular dermal matrix in release of burn contracture scars in the hand. Plast Reconstr Surg. 2011;127:1593–9.

73. Kamolz L-P, Frey M, Meissl G, Nathschlaeger G, Haslik W. Use of collagen-elastin matrix (matriderm) for dermal reparation: 12 months experiences in the treatment of severe hand burn injuries. Burns. 2007;33:S19.

74. Gronovich Y, Maisel Lotan A, Retchkiman M. Post-burn breast reconstruction using an artificial dermis-a long-term follow-up. Burns Trauma. 2016;4:12.

75. Palao R, Gómez P, Huguet P. Burned breast reconstructive surgery with Integra dermal regeneration template. Br J Plast Surg. 2003;56:252–9.

76. Fujimori Y, Ueda K, Fumimoto H, Kubo K, Kuroyanagi Y. Skin regeneration for children with burn scar contracture using autologous cultured dermal substitutes and superthin auto-skin grafts: preliminary clinical study. Ann Plast Surg. 2006;57:408–14.

77. Stiefel D, Schiestl C, Meuli M. Integra Artificial Skin® for burn scar revision in adolescents and children. Burns. 2010;36:114–20.

78. Argenta LC, Morykwas MJ, Marks MW, Defranzo AJ, Molnar JA, David LR. Vacuum-assisted closure: state of clinic art. Plast Reconstr Surg. 2006;117:127S–42S.

79. Orgill DP, Bayer LR. Update on negative-pressure wound therapy. Plast Reconstr Surg. 2011;127(Suppl 1):105S–15S.

80. DeFranzo AJ, Argenta LC, Marks MW, Molnar JA, David LR, Webb LX, Ward WG, Teasdall RG. The use of vacuum-assisted closure therapy for the treatment of lower-extremity wounds with exposed bone. Plast Reconstr Surg. 2001;108:1184–91.

81. DeFranzo AJ, Marks MW, Argenta LC, Genecov DG. Vacuum-assisted closure for the treatment of degloving injuries. Plast Reconstr Surg. 1999;104:2145–8.

82. Barnett TM, Shilt JS. Use of vacuum-assisted closure and a dermal regeneration template as an alternative to flap reconstruction in pediatric grade IIIB open lower-extremity injuries. Am J Orthop. 2009;38:301–5.

83. Mooney JF, Argenta LC, Marks MW, Morykwas MJ, DeFranzo AJ. Treatment of soft tissue defects in pediatric patients using the V.A.C. system. Clin Orthop Relat Res. 2000:26–31.

84. Schlatterer D, Hirshorn K. Negative pressure wound therapy with reticulated open cell foam-adjunctive treatment in the management of traumatic wounds of the leg: a review of the literature. J Orthop Trauma. 2008;22:S152–60.

85. Janis JE, Steinberg JS. Discussion. Template for skin regeneration. Plast Reconstr Surg. 2011;127(Suppl 1):71S–4S.

86. Iorio ML, Shuck J, Attinger CE. Wound healing in the upper and lower extremities. Plast Reconstr Surg. 2012;130:232S–41S.

87. Rehim SA, Singhal M, Chung KC. Dermal skin substitutes for upper limb reconstruction: current status, indications, and contraindications. Hand Clin. 2014;30:239–52–vii.

88. Helgeson MD, Potter BK, Evans KN, Shawen SB. Bioartificial dermal substitute: a preliminary report on its use for the management of complex combat-related soft tissue wounds. J Orthop Trauma. 2007;21:394–9.

89. Seavey JG, Masters ZA, Balazs GC, Tintle SM, Sabino J, Fleming ME, Valerio IL. Use of a bioartificial dermal regeneration template for skin restoration in combat casualty injuries. Regen Med. 2016;11:81–90.

90. Butler PD, Longaker MT, Yang GP. Current progress in keloid research and treatment. J Am Coll Surg. 2008;206:731–41.

91. Ogawa R. The most current algorithms for the treatment and prevention of hypertrophic scars and keloids. Plast Reconstr Surg. 2010;125:557–68.

92. Monstrey S, Middelkoop E, Vranckx JJ, Bassetto F, Ziegler UE, Meaume S, Téot L. Updated scar management practical guidelines: non-invasive and invasive measures. Br J Plast Surg. 2014;67:1017–25.

93. Davison SP, Sobanko JF, Clemens MW. Use of a collagen-glycosaminoglycan copolymer (Integra) in combination with adjuvant treatments for reconstruction of severe chest keloids. J Drugs Dermatol. 2010;9:542–8.

94. Bidic SM, Dauwe PB, Heller J, Brown S, Rohrich RJ. Reconstructing large keloids with neodermis: a systematic review. Plast Reconstr Surg. 2012;129:380e–2e.

95. Nguyen KT, Shikowitz L, Kasabian AK, Bastidas N. A novel approach to keloid reconstruction with bilaminar dermal substitute and epidermal skin grafting. Plast Reconstr Surg. 2016;138:235–9.

96. Patel NP, Lawrence Cervino A. Keloid treatment: is there a role for acellular human dermis (Alloderm)? J Plast Reconstr Aesthet Surg. 2010;63:1344–8.

97. Cunningham T, Marks M. Vacuum-assisted closure device and skin substitutes for complex Mohs defects. Dermatol Surg. 2014;40(Suppl 9):S120–6.

98. Schiavon M, Francescon M, Drigo D, Salloum G, Baraziol R, Tesei J, Fraccalanza E, Barbone F. The use of integra dermal regeneration template versus flaps for reconstruction of full-thickness scalp defects involving the calvaria: a cost–benefit analysis. Aesthetic Plast Surg. 2016;40:901–7.

99. Greenwood JE. The evolution of acute burn care—retiring the split skin graft. Ann R Coll Surg Engl. 2017;99:432–8.

100. Rowe NM, Morris L, Delacure MD. Acellular dermal composite allografts for reconstruction of the radial forearm donor site. Ann Plast Surg. 2006;57:305–11.

101. Murray RC, Gordin EA, Saigal K, Leventhal D, Krein H, Heffelfinger RN. Reconstruction of the radial forearm free flap donor site using integra artificial dermis. Microsurgery. 2011;31:104–8.

102. Wagstaff MJD, Schmitt BJ, Coghlan P, Finkemeyer JP, Caplash Y, Greenwood JE. A biodegradable polyurethane dermal matrix in reconstruction of free flap donor sites: a pilot study. Eplasty. 2015;15:e13.

103. Integra's Physician Training Website. (Integra Life Sciences, 2017), http://www.ilstraining.com/. Accessed 14 October 2017.

104. Mosier MJ, Gibran NS. Surgical excision of the burn wound. Clin Plast Surg. 2009;36:617–25.

105. Bezuhly M, Fish JS. Acute burn care. Plast Reconstr Surg. 2012;130:349e–58e.

106. Janis J, Harrison B. Wound healing: part II. Clinical applications. Plast Reconstr Surg. 2014;133:383e–92e.

107. Dickinson LE, Gerecht S. Engineered biopolymeric scaffolds for chronic wound healing. Front Physiol. 2016;7:623–12.

108. van der Veen VC, van der Wal MBA, van Leeuwen MCE, Ulrich MMW, Middelkoop E. Biological background of dermal substitutes. Burns. 2010;36:305–21.

109. Chua AWC, Khoo YC, Tan BK, Tan K-C, Foo CL, Chong SJ. Skin tissue engineering advances in severe burns: review and therapeutic applications. Burns Trauma. 2016;4:3.

110. van Zuijlen P, Gardien K, Jaspers M, Bos EJ, Baas DC, van Trier A, Middelkoop E. Tissue engineering in burn scar reconstruction. Burns Trauma. 2015;3:18.

111. Watt AJ, Friedrich JB, Huang JI. Advances in treating skin defects of the hand: skin substitutes and negative-pressure wound therapy. Hand Clin. 2012;28:519–28.

112. McEwan W, Brown TLH, Mills SM, Muller MJ. Suction dressings to secure a dermal substitute. Burns. 2004;30:259–61.

113. Janis JE, Kwon RK, Lalonde DH. A practical guide to wound healing. Plast Reconstr Surg. 2010;125:230e–44e.

114. Malmsjö M, Ingemansson R, Martin R, Huddleston E. Negative-pressure wound therapy using gauze or open-cell polyurethane foam: similar early effects on pressure transduction and tissue contraction in an experimental porcine wound model. Wound Repair Regen. 2009;17:200–5.

115. Malmsjö M, Huddleston E, Martin R. Biological effects of a disposable, canisterless negative pressure wound therapy system. Eplasty. 2014;14:e15.

116. Wiedner M, Tinhofer IE, Kamolz L-P, Seyedian Moghaddam A, Justich I, Liegl-Atzwanger B, Bubalo V, Weninger WJ, Lumenta DB. Simultaneous dermal matrix and autologous split-thickness skin graft transplantation in a porcine wound model: a three-dimensional histological analysis of revascularization. Wound Repair Regen. 2015;22:749–54.

117. Wood FM, Stoner ML, Fowler BV, Fear MW. The use of a non-cultured autologous cell suspension and Integra dermal regeneration template to repair full-thickness skin wounds in a porcine model: a one-step process. Burns. 2007;33:693–700.

118. Reyzelman A, Crews RT, Moore JC, et al. Clinical effectiveness of an acellular dermal regenerative tissue matrix compared to standard wound management in healing diabetic foot ulcers: a prospective, randomised, multicentre study. Int Wound J. 2009;6:196–208.

119. Brigido SA, Boc SF, Lopez RC. Effective management of major lower extremity wounds using an acellular regenerative tissue matrix: a pilot study. Orthopedics. 2004;27:s145–9.

120. Neill J, James K, Lineaweaver W. Utilizing biologic assimilation of bovine fetal collagen in staged skin grafting. Ann Plast Surg. 2012;68:451–6.

121. Haslik W, Kamolz L-P, Nathschläger G, Andel H, Meissl G, Frey M. First experiences with the collagen-elastin matrix Matriderm® as a dermal substitute in severe burn injuries of the hand. Burns. 2007;33:364–8.

122. Ryssel H, Gazyakan E, Germann G, Öhlbauer M. The use of MatriDerm® in early excision and simultaneous autologous skin grafting in burns—a pilot study. Burns. 2008;34:93–7.

123. Haslik W, Kamolz L-P, Manna F, Hladik M, Rath T, Frey M. Management of full-thickness skin defects in the hand and wrist region: first long-term experiences with the dermal matrix Matriderm. J Plast Reconstr Aesthet Surg. 2010;63:360–4.

124. Min JH, Yun IS, Lew DH, Roh TS, Lee WJ. The use of matriderm and autologous skin graft in the treatment of full thickness skin defects. Arch Plast Surg. 2014;41:330–6.

125. Suzuki S, Kawai K, Ashoori F, Morimoto N, Nishimura Y, Ikada Y. Long-term follow-up study of artificial dermis composed of outer silicone layer and inner collagen sponge. Br J Plast Surg.

2000;53:659–66.
126. Widjaja W, Maitz P. The use of dermal regeneration template (Pelnac®) in acute full-thickness wound closure: a case series. Eur J Plast Surg. 2015;39:125–32.
127. Lee J-W, Jang Y-C, Oh SJ. Use of the artificial dermis for free radial forearm flap donor site. Ann Plast Surg. 2005;55:500–2.
128. Greenwood JE, Dearman BL. Comparison of a sealed, polymer foam biodegradable temporizing matrix against Integra® dermal regeneration template in a porcine wound model. J Burn Care Res. 2012;33:163–73.
129. Wagstaff MJD, Driver S, Coghlan P, Greenwood JE. A randomized, controlled trial of negative pressure wound therapy of pressure ulcers via a novel polyurethane foam. Wound Repair Regen. 2014;22:205–11.

第11章

瘢痕疙瘩和增生性瘢痕的手术与放射治疗

Rei Ogawa

1.1 引言

在过去的10年中,研究者对瘢痕疙瘩和增生性瘢痕等病理性瘢痕的致病机制的认识有了显著提升[1,2]。因此,瘢痕疙瘩和增生性瘢痕现在被认为是可以治疗的疾病[3];然而,现有的治疗方法仍有待改进。目前,手术和放射治疗在病理性瘢痕的治疗策略中扮演重要的角色[3,4]。本章阐述了手术和放射治疗在病理性瘢痕中的应用价值,并探讨了理想的手术和放射治疗方案,以及放射治疗可能产生的副作用。

11.2 瘢痕疙瘩和增生性瘢痕的手术切除

瘢痕疙瘩和增生性瘢痕治疗的核心概念是这些病变是由网状真皮中的炎症驱动的[2]。此外,在每个个体中,炎症的程度是由外部和内部致病因素之间的相互作用决定的[5]。这些因素包括局部皮肤因素,特别是对伤口/瘢痕的机械张力。这种张力在身体的某些部位尤其强,如前胸,其显示出病理性瘢痕发展的倾向[2,6]。其他因素包括全身因素(如高血压、性激素、全身炎症条件)和(或)遗传因素[2,6]。在决定如何治疗病理性瘢痕之前,应考虑炎症的程度和致病因素。

手术切除实质上移除了全部或大部分发炎的肿块,从而将伤口床的炎症重置到更易管理的水平(作者将此称为"重置概念")。这些少量的炎症可以通过术后放射治疗消除。此后,应采取预防措施对抗致病性刺激(如伤口/瘢痕的张力),这些刺激可能重新激发失控的炎症并导致瘢痕复发。

瘢痕疙瘩和增生性瘢痕若不仔细切除,则复发风险较高。更糟糕的是,复发的病灶往往比原始病灶大得多。虽然手术后的放射治疗能显著降低复发的风险,但某些手术技术也可以有力地限制这种风险。在进行任何手术时(特别是在身体皮肤张力高的部位),尤其是在切除病理瘢痕时,都应该仔细考虑两个基本的外科原则:第一,切口的方向;第二,切口的深度。

根据第一个原则,如果切口的方向与皮肤张力的主要方向一致,那么发生病理性瘢痕的风险就会增加。这是因为手术后瘢痕变得僵硬,弹性低于周围皮肤。因此,当瘢痕位于皮肤张力的方向上时,皮肤的拉伸(例如,通过身体运动)拉动瘢痕的整个长度(图11.1 a),这将阻碍伤口从炎症期到皮肤重塑期的正常愈合进程,从而增加炎症和胶原蛋白的积累,导致瘢痕生长。然而,如果切口的方向与皮肤张力的方向不匹配,那么由皮肤运动施加的张力将被分散,不会出现高张力区域(图11.1 b)。

在病理性瘢痕的手术切除方面,较多病例中,瘢痕常向平行于拉伸方向的位置延伸。在这种情况下,外科医生应该考虑使用齿状缝合(包括Z成形术)来分割张力,这种手术方式能有效释放线状瘢痕挛缩和张力[7,8]。另一个主要的好处是分段瘢痕比长线状瘢痕成熟得更快。Z成形术特别适用于跨越关节的瘢痕,因为关节是身体特别易动的区域,由于不断的拉伸,跨越关节的瘢痕很容易变得肥大,齿状切口和缝合将有助于降低病理性瘢痕复发的风险(图11.2)。各种局部皮瓣对于瘢痕张力线的划分也是有用的[9],且能防止挛缩,因为皮瓣在手术后会自然扩张(图11.3)。皮片移植不太适合分割瘢痕张力线,因为其不扩张。事实上,皮片移植容易产生继发性挛缩,导致移植皮肤周围形

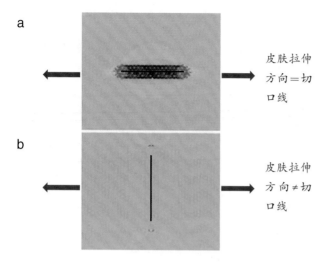

皮肤拉伸
方向=切
口线

皮肤拉伸
方向≠切
口线

图11.1　手术切口与皮肤拉伸方向平行时,皮肤拉伸对瘢痕的影响。(a)如果切口方向与皮肤张力方向相匹配,则有很高的风险发生病理性瘢痕。这是因为瘢痕在术后过程中变得僵硬,皮肤的任何伸展(如通过身体运动)都会拉伸整个瘢痕,这会促进炎症的发生和瘢痕的生长。(b)如果切口垂直于皮肤张力的方向,则拉伸张力将沿瘢痕的整个长度分散,这将减轻由瘢痕拉伸引起的炎症。

成环状病理性瘢痕。在皮瓣手术方面,带蒂皮瓣优于岛状皮瓣,包括游离皮瓣,因为皮瓣蒂部的健康皮肤可以在手术后逐渐延展;这种逐渐进行的延展有效地释放了皮瓣上的张力(图11.4 a)[9]。游离皮瓣没有此特征(图11.4 b)。但若瘢痕较大,可选择穿支带蒂岛状皮瓣(螺旋桨皮瓣)或游离皮瓣(图11.5)。

关于第二个手术原则,即切口的深度,瘢痕疙瘩和增生性瘢痕产生于真皮的网状层[2],因此,在任何手术切口,包括切除病理性瘢痕后,限制网状真皮上的张力都是很重要的。确保这一点的方法是在更深层次的结构(即浅筋膜和深筋膜)进行缝合后再使用真皮缝合(图11.6)[3,8]。这种类型的缝合将平滑地抬高伤口边缘,从而允许其自然地相互附着(图11.7)。这时才能缝合真皮和浅层。因此,真皮缝线不应用于“减张缝合”,这是预防术后病理性瘢痕形成(和复发)的一个重要概念。

对于耳部等特定区域的病理性瘢痕,可采用楔形切除(图11.8)和核心切除(图11.9)等特殊手术技术。

11.3　放射治疗

对瘢痕疙瘩进行的放射治疗已持续了一个世纪。在Wilhelm Conrad Röntgen首次检测到X线3年后,Freund在1898年报道:增生性瘢痕可以通过X线治疗

恢复至正常皮肤[10]。随后,在1901年,Harris报道X线照射也可以缓解瘢痕疙瘩[10]。1909年,Freund描述了第一个涉及手术和术后X线治疗的联合治疗方案[10]。此后,针对瘢痕疙瘩的治疗制订了不同的放射治疗方案。有些使用浅表层[11-20]和正电压X线(X线光子)[21-23]及β射线(电子束)[24-29]进行外部照射;其他则使用β射线($^{32}P^{[30]}$或^{90}Sr/$^{90}Y^{[31,32]}$)和γ射线($^{60}Co^{[33]}$或$^{192}Ir^{[3,34-41]}$)的近距离放射治疗。上述放射治疗方案已被用作非手术的单一疗法,结合非手术及手术后的辅助疗法联合治疗。但一般认为瘢痕疙瘩最好采用手术和术后放射治疗相结合的方法治疗,因为该方法手术后清除剩余炎症所需的放射相对较少,目的是防止复发[42-44]。相比之下,单独使用放射治疗似乎需要更高的剂量。

许多研究评估了术后放射治疗对防止瘢痕疙瘩复发的效果。由于患者的种族、年龄和性别、瘢痕疙瘩的面积和大小、辐射源和剂量、结果评估策略和随访时间等方面的研究差异,难以对这些研究结果进行比较,但无论患者满意度如何,报告的术后放射治疗有效率一般均为67%~98%[28]。

近年来,放射治疗的安全性和有效性进一步提高。因此,高剂量率浅表近距离放射治疗(HDR-SB)或电子束治疗作为一种高效的术后辅助治疗,现在被常规使用(图11.10)[3,41]。根据手术瘢痕的形状,HDR-SB装置可确保辐射均匀且适当地定位到治疗创面,使得治疗更有效。越来越多的论文报道了近距离放射治疗对瘢痕疙瘩的有效性。

应用线性二次型概念计算各种放射治疗瘢痕疙瘩的方案的生物有效剂量(BED)时发现,当BED>30Gy时,复发率<10%[45]。BED的计算公式为:BED=总辐射剂量×[1+一次剂量(α/β)]。瘢痕疙瘩的α/β值被认为是10,因为其是炎症区域。然而,需要更多的研究来更准确地确定这一数值。

当BED设定为<30Gy时,可降低继发性癌变的风险,因此,研究者建议瘢痕疙瘩术后放射治疗的最大剂量为30Gy的BED。30Gy的BED可以通过以下几种方式获得:13Gy的单次剂量、8Gy的2次剂量、6Gy的3次剂量或5Gy的4次剂量。

在术后放射治疗方案方面,学界在2002年以前采用15Gy的统一方案[28]。在该方案中,所有瘢痕疙瘩,无论其位于何处,均接受15Gy的治疗,即每天5Gy,连续3天。研究者发现该方案的复发率约为30%。此后,研究者制订了一个定制的剂量方案,在该方案中,不同的身体部位用不同量的放射治疗。因此,高风险

区域,包括前胸壁、肩胛骨和耻骨上区域,接受20Gy的治疗,连续4天,每天5Gy;相比之下,耳垂是低风险区域,可接受10Gy的治疗,连续2天,每天5Gy。其他区域按照最初的方案治疗(即15Gy,每天5Gy,连续3天)。这一方案的改变使总复发率降至12.3%[29]。

研究者随后进一步修订了这一方案,目前正在测试其对复发的影响。这一方案如下:高风险区域18Gy/3次/3天,中风险区域15Gy/2次/2天,低风险区域8Gy/1次/1天。迄今为止,该方案治疗结果良好(图11.11和图11.12)[3]。

在放射治疗副作用方面,如果接受1Gy的全身照射,在1万例18~64岁的患者中,将有670例(6.7%)患

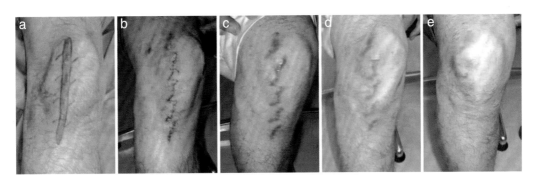

图11.2　Z成形术特别适用于膝部增生性瘢痕。齿状缝合(如Z成形术)等方法有效地分散了挛缩线上的张力。该方法会逐渐减少炎症,让瘢痕成熟。(a)Z成形设计;(b)手术后即刻;(c)手术后3个月;(d)手术后6个月;(e)手术后12个月。

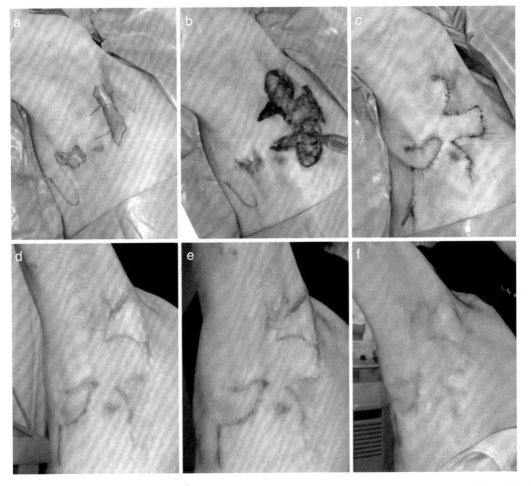

图11.3　带蒂皮瓣是解除腋窝瘢痕挛缩的良好选择。局部皮瓣也可以分散挛缩线上的张力,因为其在手术后会自然扩张。这在此处得到了证明:一个方形的皮瓣随着时间的推移逐渐变成了三角形。(a)带蒂皮瓣设计;(b)术中;(c)术后即刻;(d)术后3个月;(e)术后6个月;(f)术后12个月。

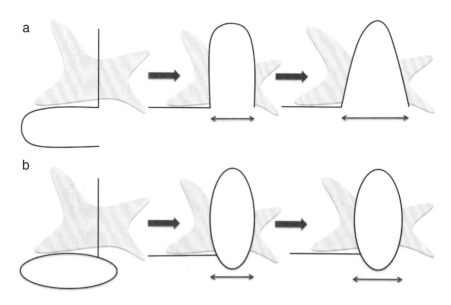

图11.4 带蒂皮瓣与岛状皮瓣在缓解张力方面的作用示意图。(a)带蒂皮瓣有效地释放瘢痕线上的张力，因为皮肤蒂的健康皮肤在手术后逐渐扩张。(b)岛状皮瓣包括游离皮瓣，缺乏术后延展性。

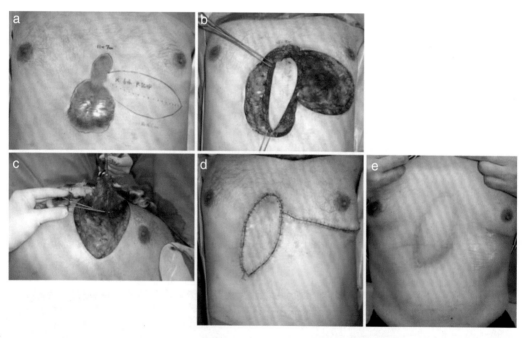

图11.5 胸壁瘢痕疙瘩采用穿支带蒂螺旋桨皮瓣(岛状皮瓣)重建。瘢痕较大时可选择穿支带蒂岛状皮瓣(螺旋桨皮瓣)或游离皮瓣。但在松解挛缩方面，两者不如带蒂皮瓣有效。(a)螺旋桨皮瓣设计；(b)术中；(c)射孔器的识别；(d)手术后即刻；(e)手术后3年。

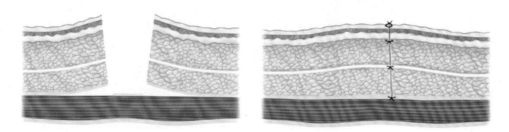

图11.6 深筋膜或浅筋膜缝线释放真皮上的张力。由于瘢痕疙瘩和增生性瘢痕产生于真皮的网状层，所以应努力避免将张力置于真皮上。因此，创面应该通过进入更深层次的结构(即浅筋膜和深筋膜)然后缝合来闭合。这将顺利抬高创面边缘，从而促进其附着。此后，可以进行真皮和浅层缝合。这种方法将显著防止术后病理性瘢痕的形成。

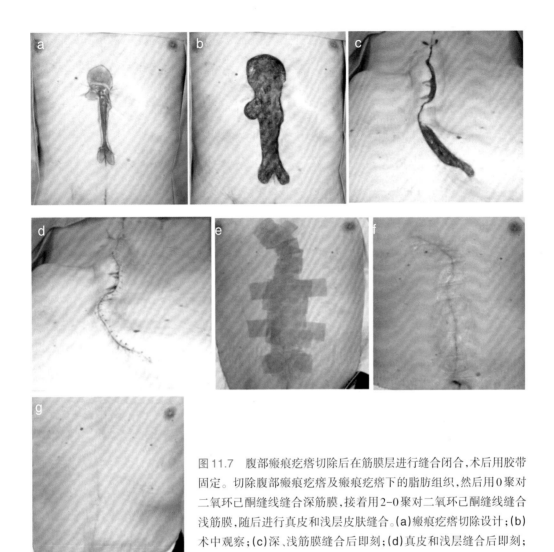

图 11.7　腹部瘢痕疙瘩切除后在筋膜层进行缝合闭合，术后用胶带固定。切除腹部瘢痕疙瘩及瘢痕疙瘩下的脂肪组织，然后用 0 聚对二氧环己酮缝线缝合深筋膜，接着用 2-0 聚对二氧环己酮缝线缝合浅筋膜，随后进行真皮和浅层皮肤缝合。(a) 瘢痕疙瘩切除设计；(b) 术中观察；(c) 深、浅筋膜缝合后即刻；(d) 真皮和浅层缝合后即刻；(e) 术后瘢痕用胶带固定；(f) 术后 6 个月；(g) 术后 2 年。

图 11.8　耳垂瘢痕疙瘩楔形切除术后行放射治疗的典型病例。采用楔形切除术切除瘢痕疙瘩，随后直接用 6-0 聚丙烯缝线缝合伤口，再用电子束照射耳垂（10Gy/2 次/2 天）。术后 18 个月无复发。(a) 术前观察；(b) 术后即刻；(c) 术后 18 个月。

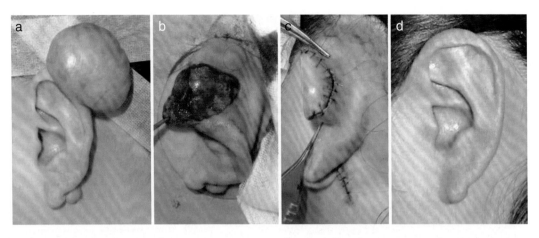

图11.9　耳郭软骨部瘢痕疙瘩行核心切除术后进行放射治疗的典型病例。采用核心切除法切除瘢痕疙瘩的核。由于瘢痕疙瘩的表皮和真皮乳头层几乎正常，故将其作为皮瓣。瘢痕疙瘩皮瓣制作完成后，用6-0聚丙烯缝线缝合于耳后。然后用电子束照射耳郭顶部（15Gy/3次/3天）。术后18个月无复发。(a)术前观察；(b)核心切除后在瘢痕疙瘩表面制作皮瓣；(c)术后即刻；(d)术后18个月。

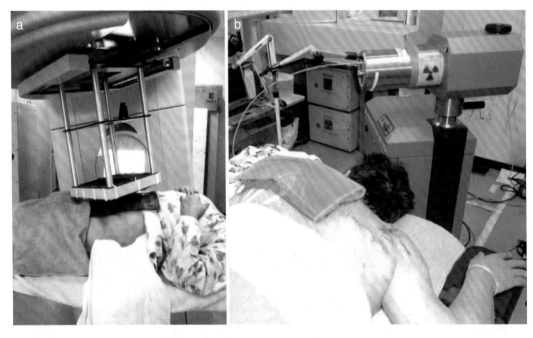

图11.10　电子束(a)近距离放射治疗(b)。近年来，放射治疗的安全性和有效性得到了提高，高剂量率浅表近距离放射治疗（HDR-SB）或电子束放射作为瘢痕疙瘩切除后的一种高效的术后辅助治疗方法，已被常规应用。

皮肤癌[46]。一般来说，每500例皮肤癌患者中有1例死亡。因此，1Gy全身照射的死亡率为6.7%×1/500=0.0134%，即7500例中有1例死亡。如果将这些总和应用于耳垂瘢痕疙瘩放射治疗，即全身皮肤面积的0.05%照射10Gy，则与此治疗相关的癌症发生率为6.7%×10Gy×0.05%/100=0.0335%，即每3000例瘢痕疙瘩患者中有1例发生癌症。耳垂瘢痕疙瘩治疗的继发性癌变死亡率为0.0335/500=0.000067%，即每150万例中有1例死亡。由此认为，如果在告知患者此类治疗的益处和副作用后获得患者的知情同意，则在临床

上可以忽略局部放射治疗的癌变致死风险。

但要记住的是，甲状腺和乳腺对放射治疗高度敏感且紧贴皮肤。因此，必须努力保护这些区域不受辐射。此外，婴儿和20岁以下的儿童及青少年不应受到辐射，因为其细胞仍在积极增殖，对辐射高度敏感[47]。

研究者也曾使用初级放射治疗（单一放射治疗）来治疗较年长的患者或难以进行手术的严重瘢痕疙瘩患者。在此类病例中，由于瘢痕疙瘩较厚，总放射剂量应高于用于术后放射治疗的剂量。因此，为防止继发性辐射致癌，需谨慎实施；获得知情同意也极为重要。然

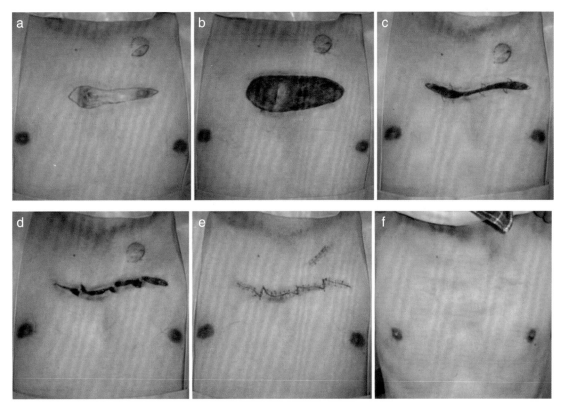

图 11.11　胸壁瘢痕疙瘩切除,深、浅筋膜缝合后行 Z 成形术,术后放射治疗 18Gy/3 次/3 天。手术切除胸部瘢痕疙瘩,缝合胸大肌深、浅筋膜,这使得伤口的边缘可以自然地相互连接。然后设计 Z 成形术塑形,分别用 4-0 聚对二氧环己酮和 6-0 聚丙烯缝合真皮和浅层切口。术后 18 个月无复发。(a)瘢痕疙瘩去除设计;(b)瘢痕疙瘩切除后术中观察;(c)深、浅筋膜缝合后 Z 成形术设计;(d)Z 型皮瓣转位后立即观察;(e)术后立即观察;(f)术后 18 个月。

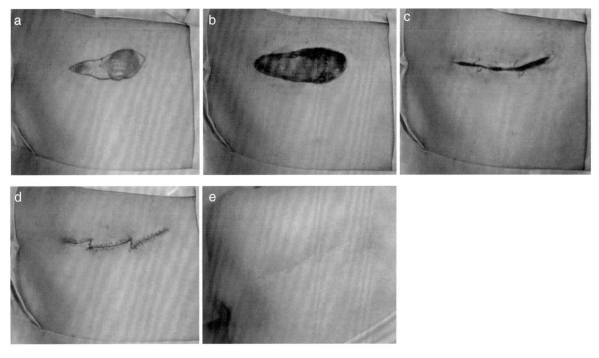

图 11.12　肩胛瘢痕疙瘩切除,深、浅筋膜缝合后行 Z 成形术,术后放射治疗 18Gy/3 次/3 天。完整切除肩胛瘢痕疙瘩,缝合深、浅筋膜,伤口的边缘可自然地相互连接;设计 Z 成形术塑形,所得切口分别用 4-0 聚对二氧环己酮和 6-0 聚丙烯进行真皮缝合和浅层缝合。术后 18 个月无复发。(a)瘢痕疙瘩去除设计;(b)瘢痕疙瘩切除后术中观察;(c)深筋膜和浅筋膜缝合后 Z 成形术设计;(d)术后即刻;(e)术后 18 个月。

而,初级放射治疗的益处显而易见:疼痛和瘙痒等主观症状立即减轻,瘢痕的颜色和厚度在1年后逐渐恢复正常(图11.13)。

11.4　长期随访和教育

对瘢痕疙瘩和增生性瘢痕患者进行长期随访,并对其进行关于瘢痕处理的适当教育,这一点是非常重要的。这是因为,如果患者有发展为病理性瘢痕的倾向,其可能容易出现瘢痕复发或在接受轻微刺激后出现新瘢痕。如果此类患者能够接受自我管理方面的教育(包括在瘢痕发展的早期阶段应用类固醇胶带/膏药),其瘢痕通常可快速改善。

11.5　结论

由于担心瘢痕疙瘩切除后复发(往往导致更严重的瘢痕),因此整形外科医生和皮肤科医生一直对积极治疗瘢痕疙瘩心存忌惮。然而,已有大量的证据表明,手术后的放射治疗可以成功地处理瘢痕疙瘩和增生性瘢痕,且复发率低。因此,在此基础上建立一个治疗病理性瘢痕的标准化国际准则是可行的。

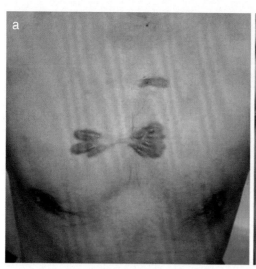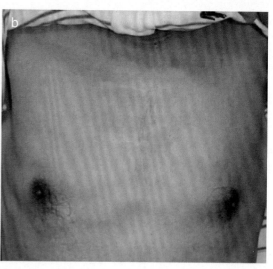

图11.13　胸壁瘢痕疙瘩(a)治疗1年后(b)。单一放射疗法治疗胸壁瘢痕疙瘩,方案为25Gy/5次/5天。患者有胸壁瘢痕疙瘩,采用高剂量率浅表近距离放射治疗,总剂量25Gy,分5次治疗,共5天,炎症完全消退。治疗1年后,主客观症状均有明显改善。

（甘承 译　万苗坚 审校）

参考文献

1. Huang C, Murphy GF, Akaishi S, Ogawa R. Keloids and hypertrophic scars: update and future directions. Plast Reconstr Surg Glob Open. 2013;1(4):e25.
2. Ogawa R. Keloid and hypertrophic scars are the result of chronic inflammation in the reticular dermis. Int J Mol Sci. 2017;18(3):E606.
3. Ogawa R, Akaishi S, Kuribayashi S, Miyashita T. Keloids and hypertrophic scars can now be cured completely: recent progress in our understanding of the pathogenesis of keloids and hypertrophic scars and the most promising current therapeutic strategy. J Nippon Med Sch. 2016;83(2):46–53.
4. Ogawa R. The most current algorithms for the treatment and prevention of hypertrophic scars and keloids. Plast Reconstr Surg. 2010;125(2):557–68.
5. Ogawa R, Akaishi S. Endothelial dysfunction may play a key role in keloid and hypertrophic scar pathogenesis—keloids and hypertrophic scars may be vascular disorders. Med Hypotheses. 2016;96:51–60.
6. Ogawa R. Mechanobiology of scarring. Wound Repair Regen. 2011;19(Suppl 1):s2–9.
7. Mandy SH. The practical use of Z-plasty. J Dermatol Surg. 1975;1(4):57–60.
8. Ogawa R, Akaishi S, Huang C, Dohi T, Aoki M, Omori Y, Koike S, Kobe K, Akimoto M, Hyakusoku H. Clinical applications of basic research that shows reducing skin tension could prevent and treat abnormal scarring: the importance of fascial/subcutaneous tensile reduction sutures and flap surgery for keloid and hypertrophic scar reconstruction. J Nihon Med Sch. 2011;78(2):68–76.
9. Yoshino Y, Kubomura K, Ueda H, Tsuge T, Ogawa R. Extension of flaps associated with burn scar reconstruction: a key difference between island and skin-pedicled flaps. Burns. 2018;44.683–91.
10. Jacobsson F. The treatment of keloids at Radium-hemmet, 1921–1941. Acta Radiol. 1948;29(3):251–67.
11. Levy DS, Salter MM, Roth RE. Postoperative irradiation in the prevention of keloids. AJR Am J Roentgenol. 1976;127(3):509–10.
12. Enhamre A, Hammar H. Keloids with excision and postoperative X-ray irradiation. Dermatologica. 1983;167(2):90–3.
13. Borok TL, Bray M, Sinclair I, Plafker J, LaBirth L, Rollins C. Role of ionizing irradiation for 393 keloids. Int J Radiat Oncol Biol Phys. 1988;15(4):865–70.
14. Kovalic JJ, Perez CA. Radiation therapy following keloidectomy: a

20-year experience. Int J Radiat Oncol Biol Phys. 1989;17(1):77–80.

15. Doornbos JF, Stoffel TJ, Hass AC, Hussey DH, Vigliotti AP, Wen BC, Zahra MK, Sundeen V. The role of kilovoltage irradiation in the treatment of keloids. Int J Radiat Oncol Biol Phys. 1990;18(4):833–9.

16. Chaudhry MR, Akhtar S, Duvalsaint F, Garner L, Lucente FE. Ear lobe keloids, surgical excision followed by radiation therapy: a 10-year experience. Ear Nose Throat J. 1994;73(10):779–81.

17. Norris JE. Superficial X-ray therapy in keloid management: a retrospective study of 24 cases and literature review. Plast Reconstr Surg. 1995;95(6):1051–5.

18. Sclafani AP, Gordon L, Chadha M, Romo T 3rd. Prevention of earlobe keloid recurrence with postoperative corticosteroid injections versus radiation therapy: a randomized, prospective study and review of the literature. Dermatol Surg. 1996;22(6):569–74.

19. Ragoowansi R, Cornes PG, Glees JP, Powell BW, Moss AL. Earlobe keloids: treatment by a protocol of surgical excision and immediate postoperative adjuvant radiotherapy. Br J Plast Surg. 2001;54(6):504–8.

20. Malaker K, Vijayraghavan K, Hodson I, Al Yafi T. Retrospective analysis of treatment of unresectable keloids with primary radiation over 25 years. Clin Oncol (R Coll Radiol). 2004;16(4):290–8.

21. Klumpar DI, Murray JC, Anscher M. Keloids treated with excision followed by radiation therapy. J Am Acad Dermatol. 1994;31(2 Pt 1):225–31.

22. Caccialanza M, Piccinno R, Schiera A. Postoperative radiotherapy of keloids: a twenty-year experience. Eur J Dermatol. 2002;12(1):58–62.

23. Speranza G, Sultanem K, Muanza T. Descriptive study of patients receiving excision and radiotherapy for keloids. Int J Radiat Oncol Biol Phys. 2008;71(5):1465–9.

24. Lo TC, Seckel BR, Salzman FA, Wright KA. Single-dose electron beam irradiation in treatment and prevention of keloids and hypertrophic scars. Radiother Oncol. 1990;19(3):267–72.

25. Chen HC, Ou SY, Lai YL. Combined surgery and irradiation for treatment of hypertrophic scars and keloids. Zhonghua Yi Xue Za Zhi (Taipei). 1991;47(4):249–5.

26. Maarouf M, Schleicher U, Schmachtenberg A, Ammon J. Radiotherapy in the management of keloids. Clinical experience with electron beam irradiation and comparison with X-ray therapy. Strahlenther Onkol. 2002;178(6):330–5.

27. Bischof M, Krempien R, Debus J, Treiber M. Postoperative electron beam radiotherapy for keloids: objective findings and patient satisfaction in self-assessment. Int J Dermatol. 2007;46(9):971–5.

28. Ogawa R, Mitsuhashi K, Hyakusoku H, Miyashita T. Postoperative electron-beam irradiation therapy for keloids and hypertrophic scars: retrospective study of 147 cases followed for more than 18 months. Plast Reconstr Surg. 2003;111(2):547–53. discussion 554–5.

29. Ogawa R, Miyashita T, Hyakusoku H, Akaishi S, Kuribayashi S, Tateno A. Postoperative radiation protocol for keloids and hypertrophic scars: statistical analysis of 370 sites followed for over 18 months. Ann Plast Surg. 2007;59(6):688–91.

30. Vivante H, Salgueiro MJ, Ughetti R, Nicolini J, Zubillaga M. 32P-patch contact brachyradiotherapy in the management of recalcitrant keloids and hypertrophic scars. Indian J Dermatol Venereol Leprol. 2007;73(5):336–9.

31. Supe SS, Supe SJ, Rao SM, Deka AC, Deka BC. Treatment of keloids by 90Sr-90Y beta-rays. Strahlenther Onkol. 1991;167(7):397–402.

32. Fraunholz IB, Gerstenhauer A, Böttcher HD. Results of postoperative (90)Sr radiotherapy of keloids in view of patients' subjective assessment. Strahlenther Onkol. 2005;181(11):724–9.

33. Malaker K, Zaidi M, Franka MR. Treatment of earlobe keloids using the cobalt 60 teletherapy unit. Ann Plast Surg. 2004;52(6):602–4.

34. Malaker A, Ellis F, Paine CH. Keloid scars: a new method of treatment combining surgery with interstitial radiotherapy. Clin Radiol. 1976;27(2):179–83.

35. Escarmant P, Zimmermann S, Amar A, Ratoanina JL, Moris A, Azaloux H, Francois H, Gosserez O, Michel M, G'Baguidi R. The treatment of 783 keloid scars by iridium 192 interstitial irradiation after surgical excision. Int J Radiat Oncol Biol Phys. 1993;26(2):245–51.

36. Clavere P, Bedane C, Bonnetblanc JM, Bonnafoux-Clavere A, Rousseau J. Postoperative interstitial radiotherapy of keloids by iridium 192: a retrospective study of 46 treated scars. Dermatology. 1997;195(4):349–52.

37. Guix B, Henríquez I, Andrés A, Finestres F, Tello JI, Martínez A. Treatment of keloids by high-dose-rate brachytherapy: a seven-year study. Int J Radiat Oncol Biol Phys. 2001;50(1):167–72.

38. Garg MK, Weiss P, Sharma AK, Gorla GR, Jaggernauth W, Yaparpalvi R, Delrowe J, Beitler JJ. Adjuvant high dose rate brachytherapy (Ir-192) in the management of keloids which have recurred after surgical excision and external radiation. Radiother Oncol. 2004;73(2):233–6.

39. Narkwong L, Thirakhupt P. Postoperative radiotherapy with high dose rate iridium 192 mould for prevention of earlobe keloids. J Med Assoc Thai. 2006;89(4):428–33.

40. Veen RE, Kal HB. Postoperative high-dose-rate brachytherapy in the prevention of keloids. Int J Radiat Oncol Biol Phys. 2007;69(4):1205–8.

41. Kuribayashi S, Miyashita T, Ozawa Y, Iwano M, Ogawa R, Akaishi S, Dohi T, Hyakusoku H, Kumita S. Post-keloidectomy irradiation using high-dose-rate superficial brachytherapy. J Radiat Res. 2011;52(3):365–8.

42. Ogawa R, Huang C, Akaishi S, Dohi T, Sugimoto A, Kuribayashi S, Miyashita T, Hyakusoku H. Analysis of surgical treatments for earlobe keloids: analysis of 174 lesions in 145 patients. Plast Reconstr Surg. 2013;132(5):818e–25e.

43. Ogawa R, Akaishi S, Dohi T, Kuribayashi S, Miyashita T, Hyakusoku H. Analysis of the surgical treatments of 63 keloids on the cartilaginous part of the auricle: effectiveness of the core excision method. Plast Reconstr Surg. 2015;135(3):868–75.

44. Ogawa R, Ono S, Akaishi S, Dohi T, Iimura T, Nakao J. Reconstruction after anterior chest wall keloid resection using internal mammary artery perforator propeller flaps. Plast Reconstr Surg Glob Open. 2016;4(9):e1049.

45. Kal HB, Veen RE. Biologically effective doses of postoperative radiotherapy in the prevention of keloids. Dose-effect relationship. Strahlenther Onkol. 2005;181:717–23.

46. Preston DL, Ron E, Tokuoka S, Funamoto S, Nishi N, Soda M, Mabuchi K, Kodama K. Solid cancer incidence in atomic bomb survivors: 1958–1998. Radiat Res. 2007;168(1):1–64.

47. Ogawa R, Yoshitatsu S, Yoshida K, Miyashita T. Is radiation therapy for keloids acceptable? The risk of radiation-induced carcinogenesis. Plast Reconstr Surg. 2009;124(4):1196–201.

第 **12** 章
瘢痕类固醇治疗

Ioannis Goutos

12.1 瘢痕治疗中类固醇应用的历史

第一次报道瘢痕治疗中应用类固醇的文献要追溯到 1950 年，Behrmann 和 Goodwin 发现接受促肾上腺皮质激素（ACTH）和可的松联合治疗的患者瘢痕状况得到改善[1]。同年，Baker 和 Whitaker 在动物模型中证实长时间局部应用类固醇可导致真皮变薄[2]。

1 年后的 1951 年，Polson、Pattee 和 Woolhouse 发表了一例病例报告，在瘢痕疙瘩切除术前进行肌肉内注射可的松，同时口服并进行肌肉内给药，但发现此方法在预防复发方面并不成功[3]。

1951 年，Conway 和 Stark 在两例瘢痕疙瘩治疗中联合采用手术和术后肠道外使用 ACTH 的方式，在术后 5 个月和 8 个月未见复发。此外，对 4 例患者病灶内注射 1 次 ACTH 和透明质酸酶，观察到瘙痒和疼痛症状缓解，但仅有 1 例外观出现明显变化[4]。

Goldman、Thompson 和 Trice 第一次报道了可的松霜剂治疗瘢痕疙瘩效果不佳[5]，Coste、Degos 等报道局部注射醋酸氢化可的松治疗瘢痕疙瘩有效[6]。同期，De Kleine 发现在 2 例患者进行瘢痕疙瘩手术切除后，为其局部注射浓度为 0.25mg/mL 可的松，延缓了一例患者的复发，减轻了另一例患者的复发程度[7]。

1961 年，Hollander 使用氟化类固醇衍生物曲安奈德治疗瘢痕疙瘩，证明该药物具有良好的病灶消退效果，可显著改善症状[8]。1963 年，Murray 提出在瘢痕手术切除边缘注射类固醇以防止复发，预示注射类固醇可以作为围术期的辅助手段[9]。在 20 世纪 60 年代末，Maguire HC、Griffith BH 和 Minkowitz F 报道瘢痕内注射曲安奈德有效，并使该药物成为最常用的治疗瘢痕疙瘩的类固醇药物[10-12]。表 12.1 展示了与在瘢痕疙瘩治疗领域中使用皮质类固醇有关的重要里程碑。

表12.1 与瘢痕疙瘩治疗领域中使用皮质类固醇有关的重要里程碑

作者	年代	描述
Berhman	1950	首次在瘢痕疙瘩治疗中使用口服和肠外类固醇
Polson 等和 Goodwin	1951	将类固醇作为手术辅助手段
Goldman 和 Trice	1952	首次报道可的松霜剂应用于瘢痕疙瘩治疗
Coste 和 Degos	1953	使用局部注射醋酸氢化可的松的单一疗法
Hollander	1961	发现氟化衍生物曲安奈德可成功消退瘢痕并缓解症状
Murray	1963	在瘢痕切除边缘注射类固醇以预防复发
Maguire HC	1965	将瘢痕内注射曲安奈德作为主要方法进行瘢痕疙瘩治疗并获得成功
Griffith BH	1966	
Minkowitz F	1967	

12.2 类固醇的化学结构与作用机制

类固醇是胆固醇的衍生物，分为两类，即盐皮质激素和糖皮质激素。主要内源性的皮质类固醇（氢化可的松）影响碳水化合物和蛋白质代谢，有重要抗炎和免疫抑制作用，临床上利用糖皮质激素的生物学作用来治疗瘢痕[13]。糖皮质激素受体存在于所有细胞种类，这也解释了类固醇用于治疗增生性瘢痕患者与瘢痕疙瘩患者时可能引起局部和系统副作用的原因[14]。

类固醇主要通过以下机制抑制炎症导致的瘢痕形成[15,16]：

• 抑制白细胞/单核细胞迁移和吞噬作用。

• 收缩血管，减少氧气和营养物质向创面基底的输送。

• 通过减少 TGF-β1、VEFG 和 IGF-1 等促有丝分裂因子而抑制成纤维细胞增殖,诱导细胞变性,产生抗有丝分裂效应。

• 通过降低 α-2 巨球蛋白和 α-1 抗胰蛋白酶(强效胶原酶抑制剂)的水平,减少胶原合成,增加胶原降解。

类固醇用于治疗增生性瘢痕和瘢痕疙瘩的方式包括注射、乳膏和胶布形式。本章不会明确区分类固醇在增生性瘢痕和瘢痕疙瘩治疗中的不同。这与当前理论支持的观点有关,即两者都属于病理性瘢痕的范畴,瘢痕疙瘩是增生性瘢痕体质的极致终点[17]。此外,大多数文献报道缺少增生性瘢痕和瘢痕疙瘩间清晰的组织学和客观临床区别,导致现有证据难以将两者精准分类。

12.3 类固醇治疗的方法

12.3.1 类固醇注射

12.3.1.1 常用类固醇制剂和给药方案

多种注射用类固醇激素已经使用了数十年,包括醋酸氢化可的松(25mg/mL)、地塞米松(4mg/mL)和甲泼尼龙(4mg/mL)[13,18]。

到目前为止,使用最广泛的是曲安奈德(TAC),其在英国和美国可购买的剂型是 10mg/mL 和 40mg/mL。这种泼尼松龙的氟化衍生物的强度是氢化可的松的 4 倍;这是由于其溶解度降低,从而可在注射部位保持更长时间的生物活性[19-21]。

虽然使用曲安奈德为代表的注射用类固醇是最常用的瘢痕疙瘩和增生性瘢痕的治疗方法,但很少有客观证据支持关于最佳治疗方案的明确建议。相关文献报道,实施治疗的频率差异较大,从每周 2 次到每隔 6 周 1 次都有报道[22,23]。

在全球百余名整形外科医生中进行的一项调查揭示,最常用的类固醇治疗瘢痕的配比是 40mg/mL 的曲安奈德,建议两次注射的间隔期最短为 3~4 周(31%),其次为 4~5 周(26%)[24]。Darzi 提出根据瘢痕组织体积按以下剂量方案进行每个疗程的治疗:病灶面积 1~2cm² 使用 20~40mg 曲安奈德,2~6cm² 使用 40~80mg 曲安奈德,6~12cm² 使用 80~120mg 曲安奈德,注射间隔为 1~2 周[25]。Jalali 基于线性瘢痕长度提出了一个相似的治疗方案建议,即每厘米线性长度瘢痕注射

0.1mL 的 10mg 曲安奈德,每 4~6 周重复 1 次,直至瘢痕成功缩小[13]。为了避免月经失调、治疗区域的色素减退和皮肤萎缩,不同研究组均建议每次治疗最大剂量为 5mg 曲安奈德[26]。2010 年,一个国际专家共识建议曲安奈德注射剂量在面部为每毫升 2.5~20mg,在身体其他部位为每毫升 20~40mg,每月注射 1 次;然而,目前还没有确定针对儿童的用药剂量。

12.3.1.2 注射技巧

(1)病灶内技巧

病灶内注射皮质类固醇是增生性瘢痕和瘢痕疙瘩的主要治疗方法。一项精心设计的研究证明了经验证的三维散斑图样立体摄影测量术用于定量评估客观瘢痕体积的有效性。在一项包含 12 例瘢痕疙瘩成人患者的研究中,根据患者病灶大小对其进行 0.5~4mL 曲安奈德病灶内注射,于进行最少 8 周类固醇注射的治疗前和治疗后进行瘢痕评价。结果显示平均瘢痕体积减小具有统计学差异,从(0.73±0.701)cm³ 变为(0.14±0.302)cm³(P<0.001)。8 周内,大部分患者获得了超过 50% 的治疗改善[28]。

该文献描述了各种增强治疗效果并减少患者不适的技巧。

建议在进行病灶内注射时选用 25~30G 的小直径针头连接到 Luer 接口注射器或使用集成的胰岛素注射器针头,以抵抗注射进坚硬瘢痕时遇到的阻力[22,29]。在注射技巧建议方面,大多数作者建议针头应该插入产生胶原酶的真皮乳头层并回退注射[29,30]。为了避免浅表注射常引起的不可逆的表皮萎缩,其他作者认为应注射于真皮中层[31]。广泛认为变白或完全膨胀足以被认为是治疗终点,临床经验表明,新生瘢痕治疗反应优于病程较长的瘢痕[7,30]。有未被充分证实的文献认为,为避免医源性瘢痕进展,原则上注射针头应插入瘢痕疙瘩病灶内,而非邻近的健康皮肤[32]。各种减少类固醇注射不适的技巧描述如下:

• 治疗前使用局部麻醉乳膏,或于同一注射器中将局部麻醉液与类固醇混合。虽然局部麻醉液并不缓解注射初始时的疼痛,但理论上可以进行病灶内连续注射并减轻注射后疼痛[29]。

• 使用加压注射器[23,33]或注射速度为 3~6mL/h 的电动泵,被认为可以有效减少不适[34]。

• 有报道认为 10~15 秒液氮冷冻持续循环治疗[35]可以诱导瘢痕内细胞损伤和水肿,从而能减轻注射相关不适并改进类固醇存留[36]。

类固醇注射对于缓解瘙痒、疼痛症状和减少瘢痕体积同样有效,重复给药有周期要求,且应根据以下情况停止治疗:

- 瘢痕显著消退或症状缓解结果令人满意。
- 治疗期间出现局部或系统不良反应。
- 诱导瘢痕消退不明显,在临床中普遍认为瘢痕对注射类固醇和近期治疗无反应,近期的研究表明,这或许和糖皮质激素受体的不同表达相关,导致瘢痕对类固醇有耐药性[30]。
- 患者依从性不佳。一项针对亚洲瘢痕疙瘩患者接受4周曲安奈德注射(注射量为1~10mg,浓度为10mg/mL)的研究表明,因为注射疼痛和疗效不佳的综合因素,33%的患者在10次注射以内放弃了治疗[37]。

(2)局部注射技术

对病灶内注射方法进行的文献回顾发现了此方法的一些缺点,包括局部副作用和治疗相关疼痛影响患者依从性。局部注射技巧包括推注类固醇至真皮最深部分,以尝试克服病灶内注射的缺点。

一篇关于烧伤导致的瘢痕疙瘩(病程第二年末)的长期观察文献报道了这项技术,其使用20~40mg/mL曲安奈德注射液(美国Kenacort)[38]。作者使用光电显微镜检查受治疗的瘢痕,显示组织学正向改变早于伴随病灶内注射,且极为有趣的是,两者拥有类似的副作用,包括萎缩、色素脱失和毛细血管扩张。该作者的首选方法也被一篇近期发表的文献所采纳支持[26],尤其在难治性陈旧瘢痕治疗中。

12.3.1.3 病灶内类固醇治疗用于辅助瘢痕手术切除

类固醇治疗通常用于瘢痕手术切除的辅助治疗,涉及治疗时间点(如术前、术中、术后)和注射点位(如病灶内注射、病灶外注射)的内容已在多种临床实践中描述。

(1)术前使用类固醇

当前已有关于术前注射类固醇的描述,其根本原则是引起瘢痕萎缩,直至手术切除炎症潜能降低的区域的剩余瘢痕前,其不再反弹,减少炎症发生的可能性。不同学者对术前1~3个月起始注射方案和瘢痕切除后继续注射的时间的建议并不相同[22,39]。在仅有的一项瘢痕疙瘩术前使用皮质类固醇治疗的随机前瞻研究中,一组患者接受2次术前、3次术后曲安奈德治疗,另一组接受手术加每日口服1.2mg秋水仙碱治疗。作者的结论是,两组在复发概率方面没有显著差异,但对

研究方案接受度有限,导致关于术前类固醇治疗价值的有效结论受到挑战[18]。

(2)病灶内切除和术后注射

该技术的原理是切除病灶大部分皮损而保留瘢痕疙瘩边缘,从而可以在保留周围瘢痕支架的情况下闭合瘢痕瓣。此方法在英国较为流行,可以于术后较容易地将类固醇注入周围残余瘢痕组织。

报道中,术后进行类固醇注射的间隔时间有所不同,从皮肤闭合后即刻[40]到10~14天拆线时都有提及,后续注射时间间隔可变的情况(2~4周)也有报道[41,42]。Tang建议瘢痕病灶内切除联合腔内减张,术中于切口边缘注射10~30mg曲安奈德并在术后持续注射5个月。其报道接受此方案的11例瘢痕疙瘩和增生性瘢痕患者的中位随访时间为15个月(12~36个月),复发率为8.2%[42]。

(3)完整切除和术后注射

此方法基本原理为通过在切口边缘使用类固醇抑制炎性反应,从而切除整个瘢痕病灶,并最大程度减少复发。关于类固醇的配制剂量和治疗时间有多种方案。有报道支持完整切除前在病灶周围皮肤注射[43],另有一些在切口闭合时即刻开始注射[44-47],随后每月进行不同次数的注射。一篇文献报道表明为减少感染和切口裂开风险,理论上应至少在完整切除术后10日开始注射[48]。一项研究揭示了瘢痕疙瘩切除后即刻和延迟2周注射曲安奈德的组织学表现。该研究表明,瘢痕疙瘩切除后即刻注射曲安奈德使Ⅰ型胶原下调,切口愈合未受影响。此外,与延迟注射组相比,即刻治疗区域胶原纤维束更细、密度更低[49]。此研究为偏向于瘢痕疙瘩完整切除后即刻在切口缘注射曲安奈德的观点提供了部分证据。Chowdhury等进行了一项针对58例增生性瘢痕和瘢痕疙瘩患者的研究,在外科手术切除即刻和术后进行曲安奈德注射,最初每2~5周注射1次,之后4~6个月每月注射1次。所有患者症状都得到一定程度的缓解,92%的瘢痕疙瘩患者和95%的增生性瘢痕患者在平均30个月的随访期间未见复发[45]。

12.3.1.4 皮质类固醇的副作用

(1)局部副作用

多达63%的增生性瘢痕和瘢痕疙瘩患者接受皮质类固醇治疗后出现副作用,多发生于注射物逸散到周围真皮或皮下组织,以及错误地注射于接近表皮层

处[50-52]。报道中最常见的副作用如下[29,53 55]:

- 色素减退(可能永久或超过6~12个月缓解)。
- 皮肤萎缩。
- 毛细血管扩张。
- 色斑或黄色沉积物形成。
- 溃疡或局部皮肤坏死。
- 有文献报道接受曲安奈德注射的患者出现可在数月后恢复的线性淋巴管周萎缩。

图12.1所示为1例耳郭外伤性增生性瘢痕患者接受皮质类固醇注射治疗后的临床反应和局部副作用。该患者接受了2个周期40mg/mL曲安奈德注射。

(2)系统副作用

除了局部副作用风险外,类固醇治疗可使类固醇系统水平过度升高,这可能导致肾上腺抑制和Cushing综合征(表12.2)[14,24]。高剂量曲安奈德似乎可通过饱和的生理消除机制降低其全身清除率,该方法与曲安奈德缓释制剂结合,可解释多次注射引起的肾上腺抑制[56]。

一篇1950—2012年的系统评价文献证实了18例病灶内注射曲安奈德后引起Cushing综合征的情况[24]。由于缺少对病灶内注射糖皮质激素吸收的研究,因此目前尚未建立安全给药方案的客观指标。然而,内在因素似乎在Cushing综合征的发展趋势中发挥作用,如个体对类固醇的敏感性[57]。

Cushing综合征(全身糖皮质激素积聚)最有鉴别特征的症状为多血质外貌、易瘀斑体质、近端肌病和宽紫纹[58]。Cushing综合征最初症状出现的中位时间为6.5周(2周至9个月),建议2周内进行随访评估,以确保及早发现给予皮质类固醇后可能出现的全身副作用并处理[24]。表12.2总结了Cushing综合征的系统临床表现。

文献回顾显示:80%的Cushing综合征报道涉及儿童患者,且其中大多数患者在1个月内接受了超过40mg的皮质类固醇。目前尚不清楚,不严格考虑每千克体重药理学剂量的情况下,儿童是否在生理上更容易出现全身副作用。此外,鉴于文献报道的倾向,在儿童瘢痕使用类固醇时必须更加谨慎(推荐最大剂量为每月30mg曲安奈德)[24]。国际专家小组于2010年建议的曲安奈德成人剂量指南为:于面部瘢痕注射的剂量为2.5~20mg/mL,身体其他部位为20~40mg/mL,每个月重复1次[28]。

12.3.2 类固醇软膏制剂

少量已发表的文献研究了类固醇软膏治疗增生性瘢痕和瘢痕疙瘩的效果。Maresden等研究了0.25%醋酸氟轻松乳膏每日3次用于治疗192例各类皮肤病患者的情况,包括扁平苔藓、银屑病和12例瘢痕疙瘩。结果显示,12例瘢痕疙瘩患者中有9例明显缓解或清除,然而由于未描述随访期,因此该反应的有效期尚无法评估[59]。

一项前瞻性观察研究调查了曲安奈德乳膏在32例增生性瘢痕患者和9例瘢痕疙瘩患者中的疗效。每

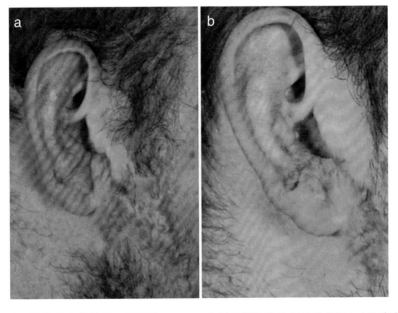

图12.1 1例耳郭外伤性增生性瘢痕患者接受2个周期40mg/mL曲安奈德注射治疗前的情况(a)及治疗后的临床反应和局部副作用(b)。

表12.2　类固醇治疗的系统副作用总结

系统	副作用
眼睛	眼压升高导致青光眼
骨骼肌系统	钙再吸收导致骨质疏松症、肌无力,儿童生长发育不良
免疫系统	免疫抑制,易感染
心血管系统	心输出量增加,身体外周阻力降低
神经系统	从轻微的睡眠障碍到精神错乱、癫痫、头痛和性欲下降
皮肤	痤疮、紫纹和易瘀斑体质
代谢系统	体重增加,高血糖和糖尿病,脂肪再分布(水牛背,多血质外貌,锁骨上脂肪垫)

天2次涂抹该乳膏于瘢痕上,相邻部位不涂抹以作为对比区域。对颜色、高度、质地、瘙痒和疼痛进行5分等级评价,如果瘢痕改善3/5以上则视为有益。增生性瘢痕组84.4%显示改善,瘢痕疙瘩组有效率为44.5%。无论如何,所有患者瘙痒疼痛症状均获得缓解[60]。该研究主要局限在于研究周期过短(最长7个月),使任何此治疗结果的价值均有较大挑战性。

另一篇文献报道了联合手术切除、类固醇病灶内注射(20mg/mL曲安奈德)和外用类固醇乳膏的疗效研究[61]。在完整瘢痕切除后,首次类固醇注射于术后7天进行,之后每2周注射一次,共5次。拆线后,每周使用一系列类固醇乳膏2次,持续6个月(前2个月使用醋酸二氟拉松,第3、4个月使用二氟泼尼酯,第5、6个月使用戊酸倍他米松)。

在中位时间为32个月的随访观察中,14.3%的瘢痕疙瘩和16.7%的增生性瘢痕出现复发(复发定义为可观察到的手术部位真皮隆起)。从文献综述中可以清楚地看到,使用类固醇软膏治疗增生性瘢痕和瘢痕疙瘩的证据非常薄弱。这与样本量小、现有报道为非随机性质及随访期短有关。

12.3.3　类固醇贴片制剂

使用贴片载体进行类固醇经皮给药于20世纪60年代引入[62],目前在瘢痕治疗领域也有一些临床应用适应证,包括[26,63]:

•小或薄的瘢痕疙瘩和增生性瘢痕的一线治疗。

•在类固醇注射、放射治疗或手术使瘢痕消退后的辅助治疗。

•创面上皮再生后立即对瘢痕增生高危患者进行

预防性治疗。

类固醇贴片由一种药理上不活跃的黏性贴片和一种类固醇成分组成,这种成分在世界的不同地区有所不同。

在日本,有4μg/cm²的氟氢缩松(中效)和20μg/cm²的地泼罗酮丙酸酯(高效)两种产品可用,在美国和英国的剂型仅有4μg/cm²的氟氢缩松,类固醇贴片可贴在瘢痕上,使其与正常皮肤最低程度重叠。患者可进行常规个人卫生护理,只需将贴片轻拍干燥即可,但应在48小时内更换贴片以保持其生物功效[26]。

贴片制剂的作用机制与类固醇对瘢痕组织的药理作用有关,也与贴片载体的非药理作用有关,包括:

•封闭作用。普遍认为贴片的封闭作用增加了类固醇的经皮吸收。其作用机制包括维持角质层水合作用和保留贴片下的热量[64,65]。有趣的是,研究证实完全封闭并不是实现这种生理效应的必要条件,半封闭贴片载体可以调节这种影响,并有预防某些副作用的优势,包括浸渍和皮肤刺激[66,67]。

•血管收缩作用。类固醇贴片抗瘢痕的主要机制之一与强大的血管活性作用有关,表现为该作用似乎因血管封闭而增强。血管收缩被认为是通过糖皮质激素受体介导的,糖皮质激素受体影响多种可能的途径,包括局部去甲肾上腺素释放、皮肤肥大细胞功能和磷脂酶A活性[23-27]。

•瘢痕压迫作用。人们普遍认为,张力是导致瘢痕增生的一个重要因素。因此,由贴片载体材料影响的机械支撑作用于瘢痕组织内复杂的机械传导途径,可能有助于瘢痕疙瘩和增生性瘢痕的消退[68]。

与类固醇注射和乳膏相比,贴片制剂有许多优点,包括[69]:

•应用简单。

•与注射剂型相比无创。

•封闭可增强吸收。

•防止机械刺激。

•控制药物释放。贴片制剂的一个理论上的优点是避免了定期注射类固醇的浓度波峰和波谷。持续的药物输入可能是控制瘢痕疙瘩中心炎症环境和增生性病理生理学的关键[70,71]。

12.3.3.1　类固醇贴片应用于瘢痕治疗的循证基础

1967年,英国期刊首先报道了关于在瘢痕疙瘩和增生性瘢痕上使用类固醇贴片的研究,该研究对285例混杂的皮肤病患者进行了研究[61]。随后,其他报道提供了初步证据,支持类固醇贴片在瘢痕治疗领域的应用。

一项研究分析了 $4\mu g/cm^2$ 氟氢缩松贴片对包括增生性瘢痕和瘢痕疙瘩在内的74例各种皮肤病患者进行治疗的效果。贴片每次使用12小时至7天不等,19例患者有增生性瘢痕(定义为瘢痕出现少于12个月),治疗周期为2~120天(平均51天)。8例患者反应极好(过度瘢痕完全消失),10例患者反应良好,4例患者部分缓解。瘢痕疙瘩组(定义为瘢痕持续时间超过12个月)包括12例患者,治疗时间为7~288天(平均77天)。2例疗效极好,4例疗效良好,4例部分改善。该报告作者总结道:"在增生性瘢痕组中,部分改善和疗效良好的患者可能可以通过更持久、规律地使用贴片和增加治疗时间来提高疗效。"此外,对于明确的瘢痕疙瘩患者,需要更长的治疗周期[72]。

在另一项英国格拉斯哥西部医院的临床试验中,研究者对40例不同类型皮肤病患者中的11例瘢痕疙瘩患者使用类固醇贴片。瘢痕疙瘩组年龄为2~76岁,在18个月的试验期间,每天使用贴片12~24小时。大多数病例的贴片面积小于总体表面积(TBSA)的0.5%,只有2例儿童患者使用类固醇贴片面积占到了其TBSA的5%。该试验研究者表示:"对瘢痕疙瘩患者,尤其是儿童患者使用类固醇贴片取得了令人欣喜的效果。"多数瘢痕变得比周围的皮肤更加平坦、白皙,从而得到改善,且在受影响最为严重的患者中,红肿和刺激得以消失[73]。

日本文献近年也多次报道了类固醇贴片的应用。一项开放试验使用地泼罗酮丙酸酯贴片治疗大量皮肤疾病患者,其中包括年龄为10~70岁的24例增生性瘢痕患者和30例瘢痕疙瘩患者(贴片每天使用15小时,持续6周以上,由医生主观报告评估结果)。3例患者使用贴片非常有效,21例有效,18例反应轻微,12例无效[74]。

另一项观察报道评估了对60例增生性瘢痕和瘢痕疙瘩患者使用氟氢缩松贴片的情况,患者为30例成人(平均年龄37岁,范围为23~67岁)和30例儿童(平均年龄7.2岁,范围为2~15岁)。瘢痕病程超过1年,贴片每天使用24小时,最少使用1年。该研究并未特别描述应用的精准TBSA。

在结果评估方面,采用了日本瘢痕工作组瘢痕量表。该表根据危险因素和瘢痕症状进行评分,评分为0~25分(评分越高,增生性瘢痕和瘢痕疙瘩越重)。使用氟氢缩松贴片后,20%成人和80%儿童的基本成熟瘢痕从18分改善至2分以下。无反应的成人亚组在使用中效类固醇贴片12个月后开始使用地泼罗酮丙酸酯贴片,结果显示24例中有17例改善到2分以下,占70.8%。该报道证据表明,成人患者可受益于强效类固醇的贴片配方并获得满意疗效,中效类固醇(氟氢缩松)贴片对儿童患者已足够。这可能与儿童时期皮肤较薄有关[26]。

副作用方面,所报道的5种最常见的类固醇贴片副作用按发生频率递减如下[33]:

- 烧灼、刺痛感:12.21%。
- 接触性皮炎:11%。
- 局部皮肤刺激:10.6%。
- 毛囊炎:8.79%。
- 腐蚀形成:4.9%。

类固醇贴片治疗瘢痕的问题之一与系统副作用出现前的最大全身体表面积和使用时间相关。到目前为止,通过常规非瘢痕人群皮肤数据库搜索发现,只有一项针对银屑病患者的单个一级研究表明为期2周的24小时应用 $4mg/cm^2$ 中效氟氢缩松的治疗有效且没有任何副作用[75]。

基于瘢痕特异性研究的现有数据,似乎对TBSA 5%的小型增生性瘢痕和瘢痕疙瘩患者每日应用中效类固醇贴片(如 $4mg/cm^2$),持续6~8周,未见系统性

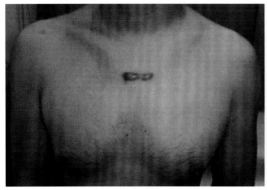
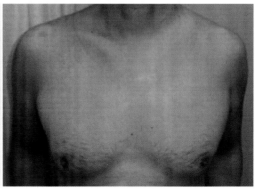

图12.2 患者,男,45岁,使用贴片治疗胸骨前瘢痕疙瘩36个月。

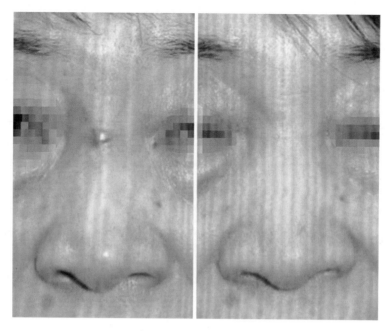

图12.3　患者,女,73岁,鼻部增生性瘢痕应用2个月的结果。

副作用的报道。最有趣的是,近期日本期刊报道在成人与儿童混合队列研究中使用氟氢缩松贴片1年以上而未见相关毒性报告[26]。

　　综上所述,文献回顾显示,在20世纪60~70年代研究达到高峰后,目前人们重新开始产生对类固醇贴片在瘢痕治疗中的研究兴趣,尤其是在代表类固醇贴片主要护理标准的国家——日本[26]。目前可行的研究包括医生或患者报告结果的非对照观察研究,而限制广泛使用贴片的因素之一是缺乏成人和儿童药物吸收的数据。然而,初步证据表明,对于增生性瘢痕和瘢痕疙瘩而言,类固醇贴片是一种可合理选择的、使用方便且低风险的治疗手段。

12.4　类固醇在瘢痕治疗方案中的角色演变

　　在过去数十年间,类固醇已经成为许多瘢痕治疗方案中的重要组成部分。然而在瘢痕治疗中,在属于一线治疗还是二线治疗,属于单独治疗还是联合治疗方面,其角色已经发生了变化。

　　2002年,瘢痕治疗国际顾问小组发表了一份共识声明,建议病灶内注射类固醇预防增生性瘢痕形成,其可与一线药物(低敏性贴片或硅酮贴片)同时应用于已形成线性增生性瘢痕的严重病例。对于瘢痕疙瘩,推荐联合使用硅胶贴片和病灶内使用类固醇,在临床无好转的情况下,建议手术后辅助以类固醇和硅酮制剂[28]。

　　2013年,针对亚洲患者的单独指南发布,学界一致同意在使用硅基制剂后将类固醇作为增生性瘢痕的二线治疗。对于瘢痕疙瘩,建议将类固醇作为一线治疗,或作为症状管理的单一治疗和手术切除后的辅助治疗[76]。

　　2014年,瘢痕治疗顾问小组进行了方案再评估,强调了类固醇在瘢痕治疗中的突出地位,但仍对先前建议的各方面修改如下:

　　•对于严重的增生性瘢痕,建议手术切除同时注射曲安奈德,然后每月随访注射。另一种瘢痕治疗方案建议是每月重复混合注射曲安奈德和5-氟尿嘧啶(5-FU)。

　　•对于微小瘢痕疙瘩,一线治疗建议是类固醇联合硅酮贴片或凝胶,对于耐药的病例,建议联合5-FU。

　　•对于较大的瘢痕疙瘩,一线治疗为病灶内注射类固醇配合或不配合辅助冷冻治疗,类固醇联合5-FU为二线策略。

　　治疗小组的发起者强调需要药物联合治疗以提供成功治疗瘢痕的最大可能性,并建议额外采用剥脱点阵激光技术联合曲安奈德作为一种高效、安全和有效的瘢痕治疗手段。小组成员还支持使用低剂量类固醇以减少萎缩、毛细血管扩张和色素减退等副作用。

　　2014年,欧洲瘢痕疙瘩和增生性瘢痕治疗共识指南将类固醇作为线性瘢痕增生的二线治疗(在硅酮制剂和压力治疗6个月后),并推荐曲安奈德的剂量为40mg/mL,间隔2~4周。对大面积增生性瘢痕,建议进行早期类固醇注射(创伤后6周),并联合5-FU等其他药物治疗难治性瘢痕。对于瘢痕疙瘩,除一线治疗(硅酮制剂和压力治疗)外,建议在4周时进行病灶内注射类固醇,并联合其他药物,如5-FU[79]。很明显,类固醇治疗在国际瘢痕治疗方案中占有核心地位,当前趋势是通过激光和化疗药物等辅助治疗联合应用,最大限度发挥类固醇治疗优势,并最大程度减少副作用。

12.5 应用类固醇治疗瘢痕的比较证据

很明显,目前认知情况下,类固醇表现为一个有效的瘢痕辅助治疗手段。通过回顾关注现有的最高水平证据的文献,可以发现文献中对于类固醇与该领域其他广泛采用的治疗方法的比较方式是极为有趣的。

12.5.1 类固醇与放射治疗

一项随机对照试验研究了耳垂瘢痕疙瘩(N=31)切除后皮质类固醇注射(术后注射0.4mL浓度为40mg/mL曲安奈德1~4次)与放射治疗(7~10Gy单一浅层X线或电子束)的复发率。在至少12个月的随访中,手术和放射治疗后的复发率为12.5%,而手术和类固醇注射后的复发率为33%。虽然研究未见统计学显著差异,但放射治疗在预防瘢痕疙瘩复发方面似乎比类固醇注射更有效。此外,放射治疗组的依从性优于类固醇注射组[80]。

另一项随机对照试验纳入了58例瘢痕疙瘩患者和42例增生性瘢痕患者,其治疗手段如下:
- 单独使用β射线(16Gy剂量分4次进行)(N=59)。
- 仅在病灶内注射曲安奈德,注射4次,间隔1~2周(根据瘢痕大小,每个疗程20~120mg)(N=17)。
- 瘢痕切除联合术前术后放射治疗(N=15)。
- 仅瘢痕切除后放射治疗(N=15)。

前两个亚组之间的比较显示,虽然没有统计学差异,但类固醇有助于更好地缓解症状,瘢痕也明显变薄[25]。该研究有许多不足,包括样本量小和缺少分配盲法等,这也使其结论有效性受到挑战。

12.5.2 类固醇与冷冻治疗

冷冻治疗是使用喷雾装置或探针插入病变部位,冷诱导瘢痕组织坏死。少数研究中,该方法已与类固醇注射相结合,其基本原理是冷冻治疗产生水肿和细胞坏死,然后促进后续类固醇治疗效果。

一项包括11例瘢痕患者的短随访期(8周)小型随机对照试验显示,冷冻治疗在抚平"早期"血管性瘢痕方面较曲安奈德更有效[81]。另一项研究一致认为冷冻治疗和10~20mg/mL曲安奈德注射有协同效应。然而作者也表示为了达到治疗效果,多次注射是必要的,这在治疗后8周更加明显[35]。

12.5.3 类固醇与5-FU

5-FU是一种嘧啶类似物,通过抑制胸苷酸合成酶而抑制脱氧核糖核酸的合成。此外,Ⅰ型胶原基因表达和肿瘤生长因子β受阻,致使快速分裂细胞停止和瘢痕降解加速[82]。

一项随机对照试验比较了每周在44例瘢痕疙瘩患者的病灶内注射50mg/mL 5-FU和40mg/mL曲安奈德的情况。两种方法在减小瘢痕疙瘩体积方面效果相当,但5-FU在疼痛和形成浅表溃疡的副作用方面明显更严重[83]。另一项对照试验中,30例瘢痕疙瘩患者分别每周注射50mg/mL 5-FU和40mg/mL曲安奈德,持续4周,也取得了类似结果。5-FU在抚平瘢痕方面更有效,有显著统计学差异(87%对64%),但付出了更高的并发症发生率的代价(非显著统计学差异)[84]。

许多研究已经分析了联合应用类固醇和5-FU的疗效和副作用。一项涉及150例患者的试验评估了使用0.75mL生理盐水稀释后的浓度40mg/mL的曲安奈德0.25mL与联合使用0.9mL浓度50mg/mL的5-FU和0.1mL浓度40mg/mL的曲安奈德的结果。与曲安奈德单一治疗相比,5-FU联合曲安奈德使患者情况有显著改善(84%对68%),随访6个月无瘢痕复发。然而,联合治疗组的并发症发生率更高(24%对8%)[85]。

在一项为期12周的双盲临床试验中,40例瘢痕疙瘩和增生性瘢痕患者被随机分为两组,一组每周注射10mg曲安奈德,另一组注射4mg曲安奈德和45mg 5-FU混合液,共8次治疗。联合组在更好地减少长度、宽度、高度、红斑和硬度方面均有统计学差异。患者和熟练观察者均评估曲安奈德和5-FU联合组疗效更好,只有患者报告的结果有统计学差异(20%对55%,P=0.02)[86]。

进一步研究已证实5-FU联合曲安奈德治疗瘢痕疗效更好,副作用更小。其他一些研究也证实该方法对红斑和炎症的改善也更显著(联合治疗使平均92%的病灶尺寸减小,类固醇单一治疗仅有73%)[82,87]。

12.5.4　类固醇与激光

一项前瞻随机对照试验对胸骨正中手术后增生性瘢痕和瘢痕疙瘩进行了以下治疗对比:

• 脉冲染料激光(585nm 5J/cm²)。
• 病灶内注射曲安奈德(20mg/mL,4周1次,6次治疗);病灶内注射5-FU(50mg/mL,10次治疗)。
• 混合液(1mg/mL曲安奈德混合45mg/mL 5-FU,10次治疗)。

作为研究的一部分,一部分瘢痕作为对照组未进行治疗。所接受治疗的瘢痕临床改善均具备统计学意义,但在特定情况下,瘢痕高度和红斑结果方面没有显著差异[88]。在50%单独使用类固醇注射的部分可见色素减退、毛细血管扩张和皮肤萎缩等不良反应。该研究局限性包括样本量小、随访期仅限于32周、没有描述随机方法和是否盲法评估预后。

在一项为期12周的单盲试验中,69例瘢痕疙瘩和增生性瘢痕患者被随机分为3个研究组:

• 第1组:每周注射1次10mg/mL曲安奈德,共8周;
• 第2组:每周注射1次0.1mL曲安奈德和0.9mL浓度50mg/mL的5-FU混合液,共8周;
• 第3组:第2组方案联合585nm脉冲染料激光,在第1周、第4周和第8周进行激光治疗,5~7J/cm²。

在12周研究结束时,通过盲法观察比较,与第1组相比,第2组、第3组改善具有统计学意义(分别为40%、70%和25%)。患者和盲法观察者表示第2组、第3组有>50%的良好到极好的改善,具有统计学意义,表明激光在治疗增生性瘢痕和瘢痕疙瘩的混合性瘢痕方面有较好的效果[89]。

另一篇文献报道比较了22例双侧乳房肥大缩小手术后的女性瘢痕患者(瘢痕病程4~72个月,平均18.5个月)接受脉冲染料激光联合或不联合类固醇病灶内注射治疗的情况。患者一侧单用脉冲染料激光治疗乳房下瘢痕,对侧加用皮质类固醇(10~20mg),每6周治疗1次,共2次。在第2次和最后一次治疗前及治疗后6周,由两位独立盲性评估者和一位盲性皮肤病理医生进行评估。结果表明,在激光治疗的所有操作后均产生了显著临床和组织学改善,而使用皮质类固醇除了减少瘢痕瘙痒症状外,没有显著临床改善。该

研究结果可能反映该研究中的类固醇用量较低[90]。

很多方法已被用于增强类固醇在纤维化的瘢痕组织中的局部给药,包括激光辅助给药(LAD)技术,其利用各种剥脱和非剥脱点阵光热分解方式引起暂时性屏障损伤。一项前瞻性病例研究纳入15例增生性瘢痕患者,在同一疗程中联合使用剥脱性点阵激光配合术后局部应用10~20mg/mL曲安奈德。结果显示,在每间隔2~3个月进行1次的3~5次治疗后,瘢痕参数全面改善,瘢痕质地改善最明显,色素异常改善最小[91]。

Matin等联合二氧化碳点阵激光(10 600nm)、脉冲染料激光(585nm)和曲安奈德(40mg/mL)注射(每月治疗1次,共7次)治疗瘢痕疙瘩,报告效果良好,瘢痕平整度提升,瘙痒减轻,色素沉着减轻,但对大小影响较小[92]。Son等的研究显示,使用578nm溴化铜激光联合每4周1次的病灶内注射类固醇(10mg/mL曲安奈德)治疗瘢痕疙瘩和增生性瘢痕,42%患者获得75%以上的改善[93]。其观察指标包括红斑、瘙痒和毛细血管扩张。显然,激光辅助类固醇给药治疗瘢痕是一种很有前景的方法,但仍需做进一步评估。

12.6　结论

以往数十年间,类固醇治疗仍然是增生性瘢痕的主要治疗方式。国际上最流行的治疗方案是瘢痕病灶内注射,其次是经皮(贴片)和激光辅助方式,且这一模式发展迅速。需要进一步进行高质量对照研究,以体现不同类固醇制剂作为单独和联合疗法在瘢痕治疗中的准确价值。

致谢:感谢Osaid Alser博士和Ruthann Fanstone女士对本部分工作的有益贡献。

(杨稼宁 译　陈琨 审校)

参考文献

1. Behrman HT, Goodman JJ. Skin complications of cortisone and ACTH therapy. JAMA. 1950;144(3):218-21.
2. Baker BL, Whitaker WL. Interference with wound healing by the local action of adrenocortical steroids. Endocrinology. 1950;46(6):544-51.
3. Polson JS, et al. Keloid. Can Med Assoc J. 1951;65(5):447-9.
4. Conway H, Stark RB. ACTH in plastic surgery. Plast Reconstr Surg (1946). 1951;8(5):354-77.
5. Goldman L, Thompson RG, Trice ER. Cortisone acetate in skin disease; local effect in the skin from topical application and local injection. AMA Arch Derm Syphilol. 1952;65(2):177-86.
6. Coste F, Piguet B, Civitte J, Degos R, Vial-Weissenbach V, Grupper C. Traitement de Chelloides par Injections Locales d'Hydrocortisone. Trans Soc Franc de Derm et de Syph Presse med. 1953;61:1157.

7. De Kleine EH. Observations on the effect of cortisone on wound healing and scar formation. Plast Reconstr Surg. 1954;88:429.

8. Hollander A. Intralesional injections of triamcinolone acetonide; a therapy for dermatoses. Antibiotic Med Clin Ther (New York). 1961;8:78–83.

9. Murray RD. Kenalog and the treatment of hypertrophied scars and keloids in Negroes and whites. Plast Reconstr Surg. 1963;31:275–80.

10. Maguire HC Jr. Treatment of keloids with triamcinolone acetonide injected intralesionally. JAMA. 1965;192:325–6.

11. Griffith BH. The treatment of keloids with triamcinolone acetonide. Plast Reconstr Surg. 1966;38(3):202–8.

12. Minkowitz F. Regression of massive keloid following partial excision and post-operative intralesional administration of triamcinolone. Br J Plast Surg. 1967;20(4):432–5.

13. Jalali M, Bayat A. Current use of steroids in management of abnormal raised skin scars. Surgeon. 2007;5(3):175–80.

14. McMaster A, Ray DW. Drug insight: selective agonists and antagonists of the glucocorticoid receptor. Nat Clin Pract Endocrinol Metab. 2008;4(2):91–101.

15. Kang N, Sivakumar B, Sanders R, Nduka C, Gault D. Intralesional injections of collagenase are ineffective in the treatment of keloid and hypertrophic scars. J Plast Reconstr Aesthet Surg. 2006;59(7):693–9.

16. McCoy BJ, Diegelmann RF, Cohen IK. In vitro inhibition of cell growth, collagen synthesis, and prolyl hydroxylase activity by triamcinolone acetonide. Proc Soc Exp Biol Med. 1980;163(2):216–22.

17. Ogawa R. Keloid and hypertrophic scars are the result of chronic inflammation in the reticular dermis. Int J Mol Sci. 2017;18(3):E606.

18. Lawrence WT. In search of the optimal treatment of keloids: report of a series and a review of the literature. Ann Plast Surg. 1991;27(2):164–78.

19. Doggrell SA. Triamcinolone: new and old indications. Expert Opin Pharmacother. 2001;2(7):1177–86.

20. Lucky AW. Principles of the use of glucocorticosteroids in the growing child. Pediatr Dermatol. 1984;1:226–35.

21. Grumbine N, Dobrowolski C, Bernstein A. Retrospective evaluation of postoperative intralesional steroid injections on wound healing. J Foot Ankle Surg. 1998;37(2):135–44. discussion 74.

22. Brissett AE, Sherris DA. Scar contractures, hypertrophic scars, and keloids. Facial Plast Surg. 2001;17(4):263–72.

23. Kill J. Kleoids treated with topical injections of triamcinolone acetonide (Kenalog). Scand J Plast Reconsrt Surg. 1977;11:169–72.

24. Fredman R, Tenenhaus M. Cushing's syndrome after intralesional triamcinolone acetonide: a systematic review of the literature and multinational survey. Burns. 2013;39(4):549–57.

25. Darzi MA, Chowdri NA, Kaul SK, Khan M. Evaluation of various methods of treating keloids and hypertrophic scars: a 10-year follow-up study. Br J Plast Surg. 1992;45(5):374–9.

26. Ogawa R, Akaishi S, Kuribayashi S, Miyashita T. Keloids and hypertrophic scars can now be cured completely: recent progress in our understanding of the pathogenesis of keloids and hypertrophic scars and the most promising current therapeutic strategy. J Nippon Med Sch. 2016;83(2):46–53.

27. Mustoe TA, Cooter RD, Gold MH, Hobbs FD, Ramelet AA, Shakespeare PG, et al. International clinical recommendations on scar management. Plast Reconstr Surg. 2002;110(2):560–71.

28. Ardehali B, Nouraei SA, Van Dam H, Dex E, Wood S, Nduka C. Objective assessment of keloid scars with three-dimensional imaging: quantifying response to intralesional steroid therapy. Plast Reconstr Surg. 2007;119(2):556–61.

29. Kelly AP. Update on the management of keloids. Semin Cutan Med Surg. 2009;28(2):71–6.

30. Rutkowski D, Syed F, Matthews LC, Ray DW, McGrouther DA, Watson RE, et al. An abnormality in glucocorticoid receptor expression differentiates steroid responders from nonresponders in keloid disease. Br J Dermatol. 2015;173(3):690–700.

31. Gupta S, Sharma VK. Standard guidelines of care: keloids and hypertrophic scars. Indian J Dermatol Venereol Leprol.

2011;77(1):94–100.

32. Mandal A, Imran D. Painless steroid injections for hypertrophic scars and keloids. Br J Plast Surg. 2003;56(1):79.

33. Vallis CP. Intralesional injection of keloids and hypertrophic scars with the Dermo-Jet. Plast Reconstr Surg. 1967;40(3):255–62.

34. Ono N. Pain-free intralesional injection of triamcinolone for the treatment of keloid. Scand J Plast Reconstr Surg Hand Surg. 1999;33(1):89–91.

35. Ceilley RI, Babin RW. The combined use of cryosurgery and intralesional injections of suspensions of fluorinated adrenocorticosteroids for reducing keloids and hypertrophic scars. J Dermatol Surg Oncol. 1979;5(1):54–6.

36. Zuber TJ, DeWitt DE. Earlobe keloids. Am Fam Physician. 1994;49(8):1835–41.

37. Muneuchi G, Suzuki S, Onodera M, Ito O, Hata Y, Igawa HH. Long-term outcome of intralesional injection of triamcinolone acetonide for the treatment of keloid scars in Asian patients. Scand J Plast Reconstr Surg Hand Surg. 2006;40(2):111–6.

38. Boyadjiev C, Popchristova E, Mazgalova J. Histomorphologic changes in keloids treated with Kenacort. J Trauma. 1995;38(2):299–302.

39. Brown LA Jr, Pierce HE. Keloids: scar revision. J Dermatol Surg Oncol. 1986;12(1):51–6.

40. Barton RP. Auricular keloids: a simple method of management. Ann R Coll Surg Engl. 1978;60(4):324–5.

41. Donkor P. Head and neck keloid: treatment by core excision and delayed intralesional injection of steroid. J Oral Maxillofac Surg. 2007;65(7):1292–6.

42. Tang YW. Intra- and postoperative steroid injections for keloids and hypertrophic scars. Br J Plast Surg. 1992;45(5):371–3.

43. Golladay ES. Treatment of keloids by single intraoperative perilesional injection of repository steroid. South Med J. 1988;81(6):736–8.

44. Tripoli M, Cordova A, Melloni C, Zabbia G, Maggì F, Moschella F. The use of triamcinolone combined with surgery in major ear keloid treatment: a personal two stages approach. Eur J Plast Surg. 2015;38(3):205–10.

45. Chowdri NA, Masarat M, Mattoo A, Darzi MA. Keloids and hypertrophic scars: results with intraoperative and serial postoperative corticosteroid injection therapy. Aust N Z J Surg. 1999;69(9):655–9.

46. Park TH, Seo SW, Kim JK, Chang CH. Clinical characteristics of facial keloids treated with surgical excision followed by intra- and postoperative intralesional steroid injections. Aesthetic Plast Surg. 2012;36(1):169–73.

47. Rosen DJ, Patel MK, Freeman K, Weiss PR. A primary protocol for the management of ear keloids: results of excision combined with intraoperative and postoperative steroid injections. Plast Reconstr Surg. 2007;120(5):1395–400.

48. Moustafa MFH, Abdel-Fattah AMA. Keloids of the ear lobes in Egypt: their rarity in childhood and their treatment. Br J Plast Surg. 1976;29:59.

49. Kauh YC, Rouda S, Mondragon G, Tokarek R, di Leonardo M, Tuan RS, et al. Major suppression of pro-alpha1(I) type I collagen gene expression in the dermis after keloid excision and immediate intrawound injection of triamcinolone acetonide. J Am Acad Dermatol. 1997;37(4):586–9.

50. Sproat JE, Dalcin A, Weitauer N, Roberts RS. Hypertrophic sternal scars: silicone gel sheet versus Kenalog injection treatment. Plast Reconstr Surg. 1992;90(6):988–92.

51. Al-Attar A, Mess S, Thomassen JM, Kauffman CL, Davison SP. Keloid pathogenesis and treatment. Plast Reconstr Surg. 2006;117(1):286–300.

52. Murray JC. Scars and keloids. Dermatol Clin. 1993;11(4):697–708.

53. Ledon JA, Savas J, Franca K, Chacon A, Nouri K. Intralesional treatment for keloids and hypertrophic scars: a review. Dermatol Surg. 2013;39(12):1745–57.

54. Shaffer JJ, Taylor SC, Cook-Bolden F. Keloidal scars: a review with a critical look at therapeutic options. J Am Acad Dermatol. 2002;46(2 Suppl Understanding):S63–97.

55. Jemec GB. Linear atrophy following intralesional steroid injections. J Dermatol Surg Oncol. 1988;14(1):88–9.

56. Mollmann H, Rohdewald P, Schmidt EW, Salomon V, Derendorf H. Pharmacokinetics of triamcinolone acetonide and its phosphate ester. Eur J Clin Pharmacol. 1985;29:85–9.

57. Meikle AW, Clarke DH, Tyler FH. Cushing syndrome form low doses of dexamethasone a result of slow plasma clearance. JAMA. 1976;235:1592–3.

58. Ross EJ, Linch DC. Cushing's syndrome—killing disease: discriminatory value of signs and symptoms aiding early diagnosis. Lancet (London, England). 1982;2(8299):646–9.

59. Marsden CW. Fluocinolone acetonide 0.25 cream-a co-operative clinical trial. Br J Dermatol. 1968;80:614–7.

60. Yi NW, Frame JD. Evaluation of cynthaskin and topical steroid in the treatment of hypertrophic scars and keloids. Eur J Plast Surg. 1996;19:162–5.

61. Hayashi T, Furukawa H, Oyama A, Funayama E, Saito A, Murao N, Yamamoto Y. A new uniform protocol of combined corticosteroid injections and ointment application reduces recurrence rates after surgical keloid/hypertrophic scar excision. Dermatol Surg. 2012;38:893–7.

62. Goldman L, Igelman JM, Kitzmiller KW. Clinical investigative studies with flurandrenolone tape. Cutis. 1967;3:367–71.

63. Rauscher GE, Kolmer WL. Treatment of recurrent earlobe keloids. Cutis. 1986;37:67–8.

64. Tillman WJ, Higuchi T. Quantitative evaluation of the interaction of callus strips with some hydroxylic solvents. J Invest Dermatol. 1961;27:87.

65. Frank L, Rapp Y. Occlusive topical corticosteroids and heat in psoriasis. Arch Dermatol. 1963;87:32.

66. Riley K. Flurandrenolone (Cordran) tape as occlusive therapy. JSC Med Assoc. 1969;65:171–2.

67. Fisher LB, Maibach HI, Trancik RJ. Effects of occlusive tape systems on the mitotic activity of epidermis with and without corticosteroids. Arch Dermatol. 1978;114:384–6.

68. Widgerow AD, Chait LA, Stals R, et al. New innovations in scar management. Aesthetic Plast Surg. 2000;24:227–34.

69. Goutos I, Ogawa R. Steroid tape: a promising adjunct to scar management. Scars, Burn Heal. 2017;3:2059513117690937.

70. Huang C, Akaishi S, Hyakusoku H, Ogawa R. Are keloid and hypertrophic scar different forms of the same disorder? A fibroproliferative skin disorder hypothesis based on keloid findings. Int Wound J. 2014;11(5):517–22.

71. Huang C, Murphy GF, Akaishi S, Ogawa R. Keloids and hypertrophic scars: update and future directions. Plast Reconstr Surg Glob Open. 2013;1(4):e25.

72. Goldblatt S. The use of Cordran tape in dermatology. Ohio State Med J. 1969;65(11):1118–21.

73. Ratzer MA. A clinical trial of flurandrenolone tape. Br J Clin Pract. 1970;24:185–9.

74. DP Study Group. Analysis of clinical outcomes of deprodone propionate plaster for various skin diseases. Rinsholyaku. 1989;5:2177–85. (in Japanese).

75. Labow TA, Eisert J, Sanders SL. Flurandrenolide tape in the treatment of psoriasis. NY State J Med. 1969;69:3138–40.

76. Kim S, Choi TH, Liu W, Ogawa R, Suh JS, Mustoe TA. Update on scar management: guidelines for treating Asian patients. Plast Reconstr Surg. 2013;132:1580.

77. Gold MH, Berman B, Clementoni MT, Gauglitz GG, Nahai F, Murcia C. Updated international clinical recommendations on scar management: part 1—evaluating the evidence. Dermatol Surg. 2014;40(8):817–24.

78. Gold MH, McGuire M, Mustoe TA, Pusic A, Sachdev M, Waibel J, et al. Updated international clinical recommendations on scar management: part 2—algorithms for scar prevention and treatment. Dermatol Surg. 2014;40(8):825–31.

79. Meaume S, Le Pillouer-Prost A, Richert B, Roseeuw D, Vadoud J. Management of scars: updated practical guidelines and use of silicones. Eur J Dermatol. 2014;24(4):435–43.

80. Sclafani AP, Gordon L, Chadha M, Romo T 3rd. Prevention of earlobe keloid recurrence with postoperative corticosteroid injections versus radiation therapy: a randomized, prospective study and review of the literature. Dermatol Surg. 1996;22(6):569–74.

81. Layton AM, Yip J, Cunliffe WJ. A comparison of intralesional triamcinolone and cryosurgery in the treatment of acne keloids. Br J Dermatol. 1994;130:498–501.

82. Shah VV, Aldahan AS, Mlacker S, Alsaidan M, Samarkendy S, Nouri K. 5_Fluorouracil in the treatment of keloids and hypertrophic scars: a comprehensive review of the literature. Dermatol Ther. 2016;6:169–83.

83. Saha AK, Mukhopadhyay M. A comparative clinical study on role of 5-fluorouracil versus triamcinolone in the treatment of keloids. Indian J Surg. 2012;74(4):326–9.

84. Prabhu A, et al. A randomized controlled trial comparing the efficacy of intralesional 5-fluorouracil versus triamcinolone acetonide in the treatment of keloids. J Sci Soc. 2012;39(1):19.

85. Khan MA, Bashir MM, Khan FA. Intralesional triamcinolone alone and in combination with 5-fluorouracil for the treatment of keloid and hypertrophic scars. J Pak Med Assoc. 2014;64(9):1003–7.

86. Darougheh A, Asilian A, Shariati F. Intralesional triamcinolone alone or in combination with 5-fluorouracil for the treatment of keloid and hypertrophic scars. Clin Exp Dermatol. 2009;34(2):219–23.

87. Davison SP, Dayan JH, Clemens MW, Sonni S, Wang A, Crane A. Efficacy of intralesional 5-fluorouracil and triamcinolone in the treatment of keloids. Aesthet Surg J. 2009;29:40–6.

88. Manuskiatti W, Fitzpatrick RE. Treatment response of keloidal and hypertrophic sternotomy scars: comparison among intralesional corticosteroid, 5-fluorouracil, and 585 nm flashlamp-pumped pulsed-dye laser treatments. Arch Dermatol. 2002;138:1149–55.

89. Asilian A, Darougheh A, Shariati F. New combination of triamcinolone, 5-Fluorouracil, and pulsed-dye laser for treatment of keloid and hypertrophic scars. Dermatol Surg. 2006;32(7):907–15.

90. Alster T. Laser scar revision: comparison study of 585-nm pulsed dye laser with and without intralesional corticosteroids. Dermatol Surg. 2003;29:25–9.

91. Waibel JS, Wulkan AJ, Shumaker PR. Treatment of hypertrophic scars using laser and laser assisted corticosteroid delivery. Lasers Surg Med. 2013;45(3):135–40.

92. Martin MS, Collawn SS. Combination treatment of CO2 fractional laser, pulse dye laser and triamcinolone acetonide injection for refractory keloid scars on the upper back. J Cosmet Laser Ther. 2013;15(3):166–70.

93. Son IP, Park KY, Kim B, et al. Pilot study of the efficacy of 578 nm copper bromide corporate laser combined with intralesional corticosteroid injection for treatment of keloids and hypertrophic scars. Ann Dermatol. 2014;26:156–61.

第13章

增生性瘢痕和瘢痕疙瘩的病灶内冷冻治疗

Yaron Har-Shai, Lior Har-Shai

13.1 背景

　　冷冻手术是治疗增生性瘢痕和瘢痕疙瘩的一种安全有效的方法[1]。其主要优势在于复发率低,该技术无论是作为单一治疗还是联合治疗,都已被确定为瘢痕疙瘩和增生性瘢痕的治疗方法选择。

　　Zouboulis 和 Orfanos[2],Zouboulis 等[3,4],以及 Zouboulis 和 Orfanos(1999)[5]已经证明,反复接触冷冻手术治疗可以对瘢痕疙瘩和增厚性瘢痕表现出有益的效果,并且还可以预防复发。然而,使用接触式冷冻法需要1~20个疗程才能达到这些结果。因此,需要新的、更有力的、快速有效的冰冻方法和仪器。

13.2 病灶内冷冻手术

　　Weshahy[6]最开始使用冷冻针进行病灶内冷冻手术,用于表皮和真皮皮肤病变的治疗。Zouboulis[7](以及 Zouboulis 和 Orfanos[5],Zouboulis 等[8],Gupta 和 Kumar[9])第一次引入了病灶内瘢痕疙瘩冷冻方法,并由 Har-Shai 等进一步改进和发展[10-12]。与接触法相比,由于深层瘢痕组织的冷冻面积增大,因此这种技术在治疗增生性瘢痕和瘢痕疙瘩方面表现出了更好的疗效。此外,应用病灶内冷冻后,需要的冷冻次数减少,色素减退也明显减少。

13.3 病灶内冷冻针

　　Weshahy[6]是第一个描述冷冻探针的研究者,探针由一个弯曲的皮下针和一个开放的尖端组成,可插入

皮肤病变/肿瘤下面进行治疗。Zouboulis 等[5,8]进一步发展了该方法,使用皮下注射针(长 G20)冷冻增生性瘢痕和瘢痕疙瘩。后来,Gupta 和 Kumar[9]发表了其同时使用多根皮下注射针(G21)治疗增生性瘢痕和瘢痕疙瘩的病灶内冷冻的经验。使用这些开放式和薄的皮下冷冻针获得的结果显示效果不佳,需要多达10次冷冻才能使瘢痕平坦。2003年,Har-Shai 等开发了一种新型病灶内冷冻针,改进了该技术(CryoShape, FDA and CE approved, Etgar Group International Ltd., 新西兰拉纳纳)(图13.1)。

　　该探针由一个带有一个安全通风口的细长双腔非绝缘针和一个锋利、密封的远端针头组成,该针头增强了对坚硬、有弹性且致密的增生性瘢痕和瘢痕疙瘩的穿透力。冷冻探针的近端通过延伸管连接到制冷剂。通过迫使液氮在针内循环,在冷冻针周围形成一个冰球,使相邻的瘢痕组织完全冻结,同时产生的气体通过安全通风口分散到远离患者的空气中(图13.2)。

13.4 实验研究

　　Har-Shai 等[11]进行的实验研究表明,病灶内冷冻探针的冷却速度较慢(20℃/min),末端温度为-30℃。然而,解冻速度更快(35℃/min)。保持时间,即冷冻过程保持其最低温度的时间明显较长(数分钟至数小时)。

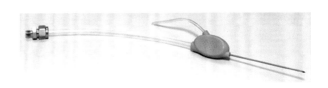

图13.1　Cryo Shape冷冻探针。

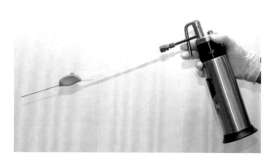

图 13.2　病灶内冷冻系统由与冷剂相连的 Cryo Shape 冷冻探针组成。

此外，瘢痕疙瘩病灶内治疗的皮肤表面没有表现出明显的色素减退。据推测，在瘢痕疙瘩表面皮肤上测量的病灶内冷冻手术期间的末端温度和适度的冷却与解冻率对黑素细胞的存活更为"友好"。因此，病灶内冷冻治疗破坏了瘢痕疙瘩的核心，而在表面，包括黑素细胞在内的细胞受到的影响要小得多，因此色素减退的现象也不明显(图 13.3)。

Har-Shai 等[10,11]研究了病灶内冷冻手术后瘢痕组织的组织形态计量学变化。研究表明，病灶内冷冻术后，胶原的结构形态更加有序，即治疗后瘢痕中胶原纤维的平行排列与正常真皮相似；因此，瘢痕组织的再生是明显的，这可以解释病灶内冷冻手术后复发率显著降低(<3%)的原因。

患者所经历的疼痛可能是有效使用皮肤冷冻手术的限制因素[13]。因此，一个有效减少手术期间和术后

疼痛和不适感的疼痛控制方案已经制订[14,15]。该方案提出应在冷冻治疗前1小时服用止痛片。此后，采用0.5%丁哌卡因局部麻醉的经皮穿刺法，将23G皮下注射针垂直插入整个瘢痕组织，以便渗入瘢痕下方的皮下脂肪组织(图 13.4)。这种方法可以使麻醉剂很容易地渗透到疏松的皮下脂肪组织中，因此，与病灶内麻醉相比，疼痛明显减轻，而病灶内麻醉由于密度和硬瘢痕组织扩张的有限性而导致疼痛增加。使用该方案的患者所报告的疼痛水平显著降低，即在 VAS 量表中≤3。

13.5　技术方法

使患者处于仰卧位，用消毒液清洗瘢痕表面。用0.5%盐酸丁哌卡因经皮穿刺局部麻醉瘢痕和皮下组织区域(图 13.3 a)。然后，将无菌冷冻探针平行皮肤表面向前旋转插入瘢痕长轴。冷冻针插入瘢痕的核心，约为瘢痕的中间高度。另一只手的食指和拇指抓住瘢痕，直到针笔的尖端到达瘢痕相对的远端边缘，从而最大限度地扩大瘢痕组织的冷冻体积。注意防止冷冻针渗入周围健康皮肤。将无菌纱布放置在冷冻探针的近端和远端，注意确保通气孔远离患者，以防止相邻皮肤或组织意外冻结(图 13.3 a)。

探针的近端部分通过一根连接管连接到冷冻枪(CryoPro Maxi 500cc，Cortex Technology，丹麦海松)，于该冷冻枪内填充达到冷剂体积3/4的液氮，并应提前

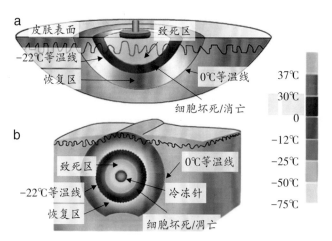

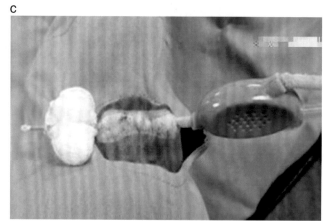

图 13.3　(a)接触式低温探头诱发的冰球。冰球和未冻组织之间的界面代表0℃等温线。位于−22℃等温线和接触探针之间的组织体积是细胞发生冷冻坏死的致死区。位于−22℃等温线和0℃等温线(恢复区)之间的较温暖区域的细胞通常可在冷冻后存活。黑素细胞位于致死区。(b)病灶内冷冻针诱发的冰球。冰球和未冻组织之间的界面代表0℃等温线。位于−22℃等温线和接触探针之间的组织体积是细胞发生冷冻坏死的致死区。位于−22℃等温线和0℃等温线(恢复区)之间的较温暖区域的细胞通常在冷冻后存活。黑素细胞位于恢复区内。(c)为采用冷冻针治疗瘢痕疙瘩的病灶内冷冻手术技术的术中视图。冷冻针的外露部分用无菌纱布保护，以防止可能对周围皮肤造成的冷冻损伤。

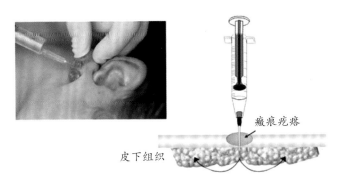

图 13.4 示意图和临床照片展示了在将冷冻针探针插入瘢痕之前采用经皮穿刺技术实现局部麻醉。

约 30 分钟进行填充,以便在其内部形成足够的压力[约 0.7 atm(10 psi)]。建议在冷冻剂上标记液氮填充时间,以确保在冷冻处理前已过 30 分钟,并防止混乱和可能发生的故障。一个完全加压的冷冻剂可以连续工作 1 小时,因此可以治疗 2~3 个中等大小的瘢痕疙瘩而不需要再补充。

将冷冻枪抓住并稳定地放置在瘢痕表面上,以促进液氮流动,而不与患者身体直接接触。通过启动冷冻枪触发器,使压力阀被打开,冷冻剂进入冷冻针,从而冻结瘢痕。在整个冷冻过程中,液氮气体从排气口流出。在此期间用肉眼可以观察到的蒸汽流强度指示了适当的工作压力。两个冰球很快出现在两个冷冻探

针穿透部位,随着时间的推移,其逐渐向对方扩散,直到临床上完全冻结瘢痕。在临床上明显的瘢痕完全冻结后,无论冷冻手术过程的持续时间如何(无须考虑时间),都应释放冷冻枪触发器以停止冷冻过程,冷冻针解冻需 1~2 分钟,然后反向旋转取出。病灶内冷冻手术过程的长短取决于瘢痕体积,时间范围在 5 分钟至2.5 小时(图 13.5)。临床上瘢痕完全解冻后,针头穿透点的轻微出血使用无菌敷料覆盖。患者应每天清洗治疗后的瘢痕并涂抹抗生素软膏,直至完全愈合。

如果瘢痕比冷冻边缘长或很宽,则需要 2 个或 3 个平行的针头或将同一个针头连续插入来在一个疗程内冷冻整个瘢痕疙瘩(图 13.5)。

最近,一种新的治疗过大和难治性瘢痕疙瘩的联合方法已经发表,其中包括病灶内切除和病灶内冷冻手术[16]。

13.6 临床结果

据 Har-Shai 等(2007, 2016)[10-11]报道,一次病灶内冷冻治疗后,瘢痕体积平均减少 51.4%。在耳郭区域,瘢痕体积减小了 70%,背部和肩部减少了 60%,胸部减少了 50%(图 13.6 至图 13.11)。Stromps 等[17]、Chopinaud 等[18]、O'boyle 等[19]及其他研究者也发表了类似的临

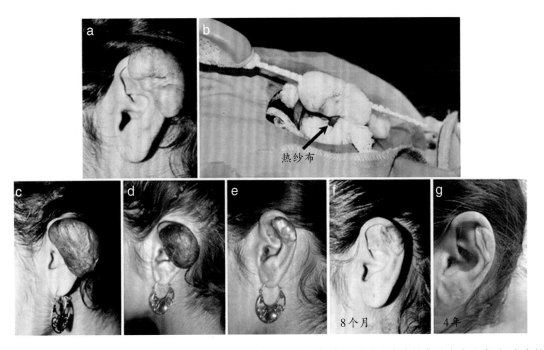

图 13.5 病灶内冷冻手术的顺序步骤和最终结果。(a)螺旋状瘢痕疙瘩的术前视图。(b)冷冻针穿透瘢痕疙瘩后,瘢痕的两个穿透点形成两个冰球。将热纱布放置在接受治疗的瘢痕的对面(耳郭后部),以防止冷冻损伤耳郭软骨。(c~g)治疗 1 周后,水疱明显。治疗 3 周后,瘢痕坏死明显。治疗 6 个月后,螺旋状瘢痕疙瘩明显缩小,几乎无色素减退。一次冷冻治疗 4 年后,无明显复发,瘢痕扁平,上面有一些极为柔软的皮肤,可以通过病灶内入路切除。

床结果。

单次病灶内冷冻治疗6个月后，客观（硬度和颜色）和主观临床症状（疼痛、压痛和瘙痒、不适）显著减轻。

为了评估患者在病灶内冷冻治疗前后对瘢痕疙瘩或增生性瘢痕的关注程度和畸形程度，采用了Har-Shai等[12]设计和使用的改良"Gorney-Gram"量表[20,21]。

所得结果表明，因瘢痕不美观而困扰的患者在接受治疗后，不满情绪得到显著且相对迅速的缓解。

病灶内冷冻手术技术使整形外科医生、皮肤科医生或皮肤外科医生能够在相对较短的时间内，使用适当和有效的器械来减少美容手术后出现增生性瘢痕和瘢痕疙瘩的患者的不满。因此，患者重拾对治疗的信心，这为成功解决具有挑战性的瘢痕创造了积极的态度。

关于副作用，术中及术后轻度疼痛或不适易于处理（见疼痛缓解方案）。此外，还有明显的局部水肿和表皮松解，以及取决于预处理瘢痕体积的相对较短的再上皮化时间。局部感觉减退/亢进非常罕见，这对患者的生活质量没有影响。

在随后18个月的随访内，没有出血、感染或其他不良反应的迹象。无反应率<3%。瘢痕没有明显恶化，色素减退极小。

绝对禁忌证为[22]：冷诱导性荨麻疹、冷球蛋白血症、冷纤维蛋白原血症和雷诺病。相对禁忌证为：胶原蛋白疾病和伤口愈合问题，妊娠和瘢痕毗邻重要器官应谨慎对待。需要注意的是，如果需要冷冻的组织总数超过总体重的7%，可能会导致体温过低。

13.7 讨论

人们注意到，与接触法相比，在进行病灶内冷冻手术后，黑色或深色皮肤的增生性瘢痕和瘢痕疙瘩显示出较少的色素脱失[11]。这项发现可能会鼓励患有此类瘢痕或接受美容手术的深色皮肤患者选择病灶内冷冻手术，从而将色素脱失问题降至最低。

与单纯的接触法相比，病灶内冷冻手术过程中显示出保持时间更长的趋势，即更大的瘢痕需要更长的冷冻/保持时间，这可以解释病灶内技术治疗瘢痕疙瘩的优越疗效[11,15]。针头周围温度较低，增加了瘢痕疙瘩组织核心的冷冻面积，瘢痕疙瘩组织紧靠冷冻针，导致冷冻坏死。与接触法相比，该方法保持时间明显更长，这使得溶质效应、冰晶形成和再结晶的时间更长。此外，在长时间的冷冻过程中，生化的变化和冰晶生长的增强，增加了细胞的死亡率[24]。因此，病灶内技术比接触法更有效。另一方面，接触法造成严重的浅表冷冻破坏，主要损害表皮，包括黑素细胞和真皮上部，因此，获得瘢痕疙瘩扁平化所需的冷冻手术疗程明显更少（主要是1~2次冷冻治疗）。

Massalha和Shitzer[25]在一项实验研究中报道，在模拟血管的热源所在区域，冻结过程被延迟。周围的体温可以作为这样的热源，从而防止冷冻过程中重要的深部器官或植入物的损伤。

病灶内冷冻手术后无感染可能是由于局部和全身

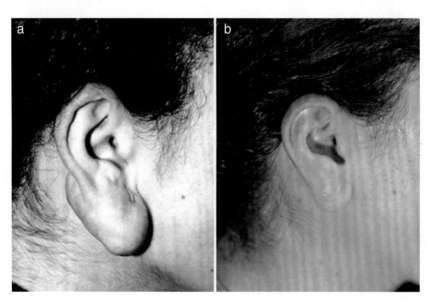

图13.6　（a）瘢痕疙瘩穿孔后的术前视图，两次手术切除后完全复发。（b）一次病灶内冷冻手术后6年的术后观察显示瘢痕完全消退，无色素减退或复发。

发生的体液和细胞因子相互作用的免疫反应。冷冻手术后,中性粒细胞对损伤的迅速反应及自然杀伤细胞的活性都已被证实。局部冷冻手术后的低复发率(<3%)可以解释为冷冻治疗对异常成纤维细胞的长期抑制作用[20,21],或冷冻手术破坏瘢痕中所有病理性成纤维细胞,取而代之的是邻近正常成纤维细胞,这些成纤维细胞产生正常的胶原[10,11]。因此,如果需要进行第二次冷冻治疗,建议在下一次冷冻治疗前至少等待6个月,以使瘢痕能够完成其体液和细胞活动,并达到其最终体积和外观,包括色素沉着。

这种操作简单的病灶内冷冻手术技术,作为一种操作技术,可应用于具备足够体积,可将冷冻针可插入

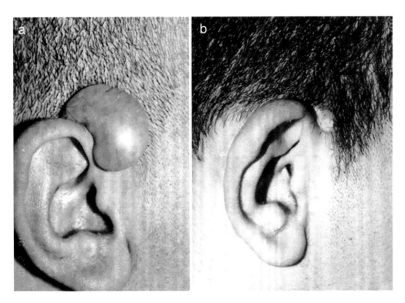

图13.7　患者,男,16岁,行左耳郭胆脂瘤切除术(第3次尝试)后产生瘢痕疙瘩。(a)术前视图;(b)术后观察显示,单次冷冻30个月后瘢痕完全变平,无复发。

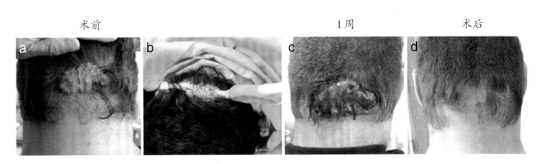

图13.8　(a,b)右上颈背部一个巨大的瘢痕疙瘩性痤疮的术前视图。接受病灶内冷冻手术后,出现水疱,7天后排出。(d)术后一次冷冻后24个月瘢痕完全变平。

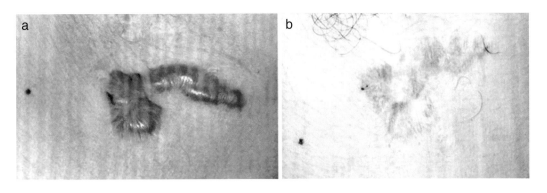

图13.9　(a)二度烧伤后左腋下巨大瘢痕疙瘩瘢痕的术前视图。(b)术后一次冷冻后24个月,瘢痕完全变平,无复发。

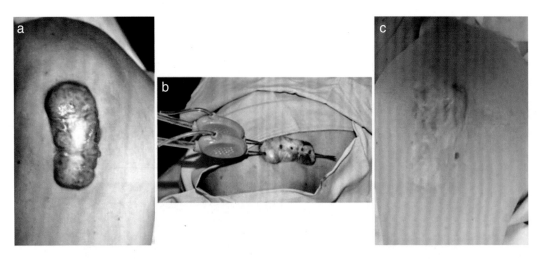

图13.10 （a）先天性色素痣切除术后左上臂巨大瘢痕疙瘩的术前视图。(b)为了便于冷冻治疗，将两个冷冻针平行插入。(c)术后一次冷冻后24个月，瘢痕完全变平，无复发。

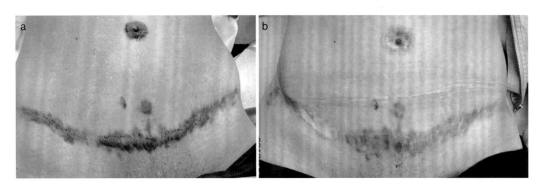

图13.11 （a)出于美观性而进行的腹部整形术后出现的脐部和下腹部巨大瘢痕疙瘩的术前视图。(b)一次病灶内冷冻手术后18个月的术后观察，显示脐部和下腹部瘢痕完全消退，无复发。

其中的任何形状或轮廓的增生性瘢痕和瘢痕疙瘩。此外，该技术使用安全，不引起明显的色素减退，不耗费时间，需要较少的冷冻液和较少的术后伤口护理，具有较短的学习曲线，并且可以很容易地添加到现有的冷冻枪或装置。增生性瘢痕和瘢痕疙瘩治疗的最终目标是彻底整平瘢痕，同时显著减少客观和主观的临床症状。因此，如果病灶内冷冻手术后仍有残留的瘢痕组织，可以通过反复的病灶内冷冻手术进一步治疗，如果有足够的瘢痕体积可以穿透，可应用其他适当的疗法，如表面接触冷冻术、硅酮片、病灶内使用皮质类固醇和穿压力服装等后续治疗。

（布文博译　何仁亮 审校）

参考文献

1. Butler PD, Longaker MT, Yang GP. Current progress in keloid research and treatment. J Am Coll Surg. 2008;206:731–41.
2. Zouboulis CC, Orfanos CE. Kryochirurgische Behandlung Von Hypertropten Narben Und Keloiden. Hautarzt. 1990;41:683–8.
3. Zouboulis CC, Zouridaki E, Rosenberger A, Dalkowski A. Current developments and uses of cryosurgery in the treatment of keloids and hypertrophic scars. Wound Repair Regen. 2002;10:98–102.
4. Zouboulis CC, Blume V, Buttner P, Orfanos CE. Outcomes of cryosurgery in keloids and hypertrophic scars. A prospective consecutive trial of case series. Arch Dermatol. 1993;129:1146–51.
5. Zouboulis CC, Orfanos CE. Cryosurgical treatment: In: Harahap M, editor. Surgical techniques for cutaneous scar revision. New York: Marcel Delcker, Inc.; 2000. p. 185–234.
6. Weshahy AH. Intralesional cryosurgery, a new technique using cryoneedles. J Dermatol Surg Oncol. 1993;19:123–6.
7. Zouboulis CC. Principles of cutaneous cryosurgery: an update. Dermatology. 1999;198:111–7.
8. Zouboulis CC, Rosenberger AD, Forster T, Beller G, Kratzsch M, Felsenberg D. Modification of a device and its application for intralesional cryosurgery of old recalcitrant keloids. Arch Dermatol. 2004;140:1293–4.
9. Gupta S, Kumar B. Intralesional cryosurgery using lumbar puncture and/or hypodermic needles for large, bulky, recalcitrant keloids. Int J Dermatol. 2001;40:349–53.
10. Har-Shai Y, Amar M, Sabo E. Intralesional cryotherapy for enhancing the involution of hypertrophic scars and keloids. Plast Reconstr Surg. 2003;111:1841–52.
11. Har-Shai Y, Dujovny E, Rohde E, Zouboulis CC. Effect of skin surface temperature on skin pigmentation during contact and intralesional cryosurgery of keloids. J Eur Acad Dermatol Venereol. 2007;21:191–8. Erratum in: J Eur Acad Dermatol Venereol. 21:292, 2007.

12. Har-Shai Y, Brown W, Labbê D, Dompmartin A, Goldine I, Gil T, Mettanes I, Pallua N. Intralesional cryosurgery for the treatment of hypertrophic scars and keloid following aesthetic surgery: the results of a prospective observational study. Int J Low Extrem Wounds. 2008;6:169.

13. Fikrle T, Pizinger K. Cryosurgery in the treatment of earlobe keloids: report of seven cases. Dermatol Surg. 2005,31.1728–31.

14. Mirmovich O, Gil T, Goldin I, Lavi I, Mettanes I, Har-Shai Y. Pain evaluation and control during and following the treatment of hypertrophic scars and keloids by contact and intralesional cryosurgery—a preliminary study. J Eur Acad Dermatol Venereol. 2012;26:440–7.

15. Har-Shai Y, Zouboulis CC. Intralesional cryosurgery for the treatment of hypertrophic scars and keloids. Chapter 86. In: Abramovich W, Graham G, Har-Shai Y, Strumia R, editors. Dermatological cryosurgery and cryotherapy. London: Springer; 2016. p. 453–74.

16. Har-Shai L, Pallua N, Grasys I, Metanes I, Har-Shai Y. Intralesional excision combined with intralesional cryosurgery for the treatment of oversized and therapy-resistant keloids of the neck and ears. Eur J Plast Surg. 2018;41:233–8.

17. Stromps JP, Dunda S, Eppstein RJ, Babic D, Har-Shai Y, Pallua N. Intralesional cryosurgery combined with topical silicone gel sheeting for the treatment of refractory keloids. Dermatol Surg. 2014;40:996–1003.

18. Chopinaud M, Pham A-D, Labbe D, Verneuil L, Gourio C, Benateau H, Dompmartin A. Intralesional cryosurgery to treat keloid scars: results from a retrospective study. Dermatology. 2014;229:263–70.

19. O'boyle CP, Shayan-Arani H, Hamada MW. Intralesional cryotherapy for hypertrophic scars and keloids: a review. Scars Burns Heal. 2017;3:1–9.

20. Gorney M. Medical malpractice and plastic surgery: the carrier's point of view, Chapter 5. In: Goldwyn RM, Cohen MN, editors. The unfavorable results in plastic surgery: avoidance and treatment. Philadelphia, PA: Lippincott Williams & Wilkins; 2001. p. 38–43.

21. Gorney M. Recognition of the patient unsuitable for aesthetic surgery. Aesthetic Surg. 2007;27:626–7.

22. Har-Shai Y. Special indications and contraindications. Chapter 54. In: Abramovich W, Graham G, Har-Shai Y, Strumia R, editors. Dermatological cryosurgery and cryotherapy. London: Springer; 2016. p. 265–8.

23. Grimes PE, Hunt SG. Considerations for cosmetic surgery in the black population. Clin Plast Surg. 1993;20:27–34.

24. Baust JG, Gage AA. The molecular basis of cryosurgery. BJU Int. 2005;95:1187–91.

25. Massalha L, Shitzer A. Freezing by flat, circular surface cryoprobe of a tissue phantom with an embedded cylindric heat source simulating a blood vessel. J Biomech Eng. 2004;126:736–44.

26. Dalkowski A, Schuppan D, Orfanos CE, Zouboulis CC. Increased expression of tenascin-C by keloids in vivo and in vitro. Br J Dermatol. 1999;141:50–6.

27. Dalkowski A, Fimmel S, Beutler C, Zouboulis CC. Cryotherapy modifies synthetic activity and differentiation of keloidal fibroblasts in vitro. Exp Dermatol. 2003;12:673–81.

第14章
瘢痕的激光治疗

Timothy A. Durso, Nathanial R. Miletta, Bart O. Iddins, Matthias B. Donelan

14.1　引言

瘢痕可能是内在的(如粉刺和炎性皮肤病)或外在的(如烧伤、创伤、手术)因素造成的。无论病因如何,瘢痕都可能会对患者的生活产生深远的,且通常是毁灭性的影响。烧伤后继发的关节处瘢痕挛缩,会在急性损伤恢复后严重损害身体功能[1,2]。持续性感觉障碍,如疼痛和瘙痒,也常见于创伤性和病理性瘢痕[3,4]。研究表明,瘢痕会增加精神疾病的发生率,如抑郁症和创伤后应激障碍[5,6]。由于这些生理和心理上的影响,瘢痕患者持续表现出超越正常人的生活质量下降[7-9]。激光治疗促进了瘢痕的生理功能和美观性的渐进式和长期的改善。激光治疗与Z成形术和药物治疗等保留局部组织的外科干预措施相结合,颠覆了传统的瘢痕治疗模式[10]。激光治疗和保守治疗通常不需要更大的手术干预,如瘢痕切除、皮瓣和游离移植[11-13]。因此,处理瘢痕的外科医生必须熟悉这种独特的、非常重要的瘢痕治疗方式,这一点至关重要。

14.2　激光基本原理

激光(LASER)这个单词是"受激辐射光放大"的英文首字母缩写。激光物理原理由阿尔伯特·爱因斯坦于1917年首次提出[14]。激光器的核心由一种可激活的材料组成,这种材料被称为介质,安装在激光设备中。构成介质的原子以稳定的低能基态存在。当用二次能源将介质中的这些原子激发到不稳定状态时,这些原子就会处于激发状态。在自发的方式下,一个或多个被激发的原子将返回基态,从而在这个过程中发射出离散的光或光子。如果这个光子与其他相邻原子碰撞,则会传播反应,导致释放另一个光子。这种连锁反应可以通过在光学共振中使用反射镜来进一步放

大,以增强激光能量[15]。

激光介质可以是气体、液体或固体,所有3种状态的物质都可用于瘢痕的激光治疗(见表14.1)。由于激光介质中原子具有均匀性,因此发射的光子是单色的,这意味着其具有相同且始终可预测的波长。此外,在上述放大过程中,光子通过相长干涉和相消干涉以相同的相位和传播方向释放[15]。这种同步导致了时间和空间的一致性,以及方向上的精准性。这意味着激光光子的传播是同步的,并且彼此平行。总而言之,激光设备同时发射出一束在同一波长、同一方向、同一时间传播的窄光子,可用于有效治疗瘢痕。

14.3　激光与组织的相互作用

14.3.1　离散皮肤结构的选择性光热分解

在皮肤内部,有几种内源性物质可以吸收激光,包括血红蛋白、黑色素和水。吸收激光的分子被称为发色团。一旦被吸收,激光就可以转化为热能,利用热能可摧毁皮肤内的离散目标,如血管、表皮/真皮色素沉

表14.1　治疗瘢痕常用的能源型设备的选择及其特点

名称	介质类型	波长(nm)	发色团
PDL	液体	585~595	血红蛋白
KTP	固体	532	血红蛋白
IPL	不适用(不是真正激光)	515~1200	血红蛋白
CO_2	气体	10 600	水
Er:YAG	固体	2940	水
Er:Glass	固体	1540~1565	水

PDL,脉冲染料激光;KTP,磷酸钛氧钾;IPL,强脉冲光;Er:YAG,掺铒钇铝石榴石;Er:Glass,铒玻璃。
IPL的色基靶标因使用的滤光片不同而不同,可能包括黑色素,尽管对于瘢痕来说,主要的发色团是血红蛋白。

着,以及表皮和(或)真皮。选择性光热分解原理由 Anderson 和 Parrish 于 1983 年首次提出[16]。离散结构的定向依赖于发色团的吸收光谱与所选激光波长的匹配(图14.1)。波长也可以根据发色团的深度和浓度、相邻发色团的吸收光谱及皮肤的光学属性而变化。

14.3.2　皮肤的空间选择性部分光热分解

皮肤的空间选择性部分光热分解依赖于选择性光热分解理论,因其与发色团水对激光的吸收有关。水无处不在地存在于皮肤和许多离散的皮肤结构中,包括血管。鉴于水的整体存在性,这种发色团吸收的激光波长能够在整个皮肤上产生高度特异的消融和凝固损伤模式。可以针对特定的目标创建空间选择性的损伤模式,包括刺激瘢痕重塑。

14.4　瘢痕治疗波长

关于瘢痕,最常利用的发色团包括血红蛋白和水。血红蛋白对激光的吸收可以选择性地破坏位于瘢痕内的细小血管。血红蛋白吸收的主峰包括418nm、542nm和577nm[15]。选择性光热分解血管系统可以减少红斑,减少炎性细胞因子的释放,从而减轻患者的症状。

当激光介质的波长增加到1000nm以上时,水成为主要的发色团,在>2000nm的波长上具有最强的吸收量[15]。水的加热导致消融和凝固(非消融),这可以被

用来诱导瘢痕内的组织重塑。空间选择性光热分解可以用剥脱性点阵激光(AFL)和非剥脱性点阵激光(NAFL)来完成。

14.5　激光治疗的概念性探讨

14.5.1　选择性光热分解血管或色素沉着

对于利用选择血红蛋白和黑色素色基的波长的激光(如上所述),医生必须适当地选择与目标大小相关的激光脉冲宽度。在发色团吸收激光的同时,其是达到临床目的必须消除的靶点。例如,血红蛋白是血管选择性激光的发色团,但其是目标血管。血管越大,相对脉冲宽度越大。脉冲宽度选定后,激光外科医生必须选择光斑大小。如果处理的区域较大,则适合使用较大的光斑。由于激光散射现象,较大的光斑面积通常需要较少的光通量才能提供相同的临床终点。此外,需要采取措施冷却表皮,以防止不必要的副作用和组织破坏。不同的激光器使用不同的冷却方法,有些采用直接接触冷却或非接触冷却方法(例如,低温喷雾、强制冷空气)。最后,必须对单位面积提供的能量进行滴定,以确定所需的治疗终点,如针对瘢痕红斑的一过性紫癜。现代激光平台具有根据所选目标结构自动填充的通量设置。然后,临床医生可以在随后的治疗中或基于每个激光脉冲之后立即可观察到的临床终

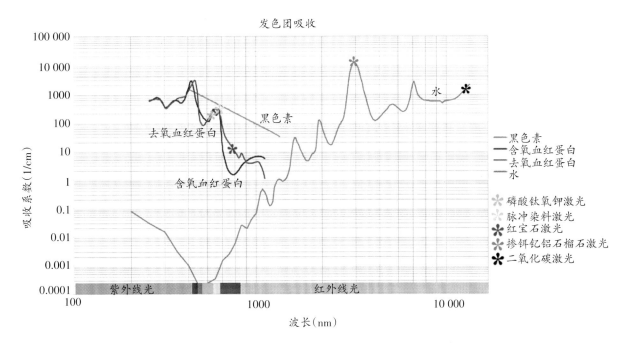

图14.1　普通激光介质波长记录的皮肤发色团吸收光谱。

点,实时地滴定至期望的临床反应的通量。

14.5.2 皮肤的空间选择性部分光热分解

对于产生单个微柱或微治疗区(MTZ)的 AFL 和 NAFL 来说,其所传递的能量与能量渗透深度相关。通过改变激光的光斑大小,临床医生可以靶向特定形状的小治疗区域或大范围病变的大治疗区域。最重要的是,这些微治疗区的密度可以在固定的大小或形状内变化。这使得皮肤从附件结构和介入性表皮干细胞中再生,以加速愈合,并允许增加瘢痕治疗深度。脉冲传送的频率是由赫兹定义的,经验丰富的临床医生可借此提高治疗速度。然而,脉冲频率的提高可能会导致组织的大量加热,从而导致副作用产生,如色素不良、瘢痕恶化和患者不适。

14.6 初步瘢痕评估

14.6.1 病史

瘢痕产生的原因多种多样,对患者的生活质量和整体健康的影响也有很大不同。因此,了解损伤机制、瘢痕的病史时间、瘢痕造成的功能限制、瘢痕症状(如疼痛、瘙痒),以及瘢痕是否影响患者的精神或情感健康是很重要的。此外,先前的干预措施,如传统手术、激光治疗、病灶内药物注射、职业治疗和物理治疗,应与其缓解患者症状和焦虑的有效性一起被记录下来。最后,必须对患者进行全面的期望教育。具体地说,激光治疗在几个疗程中提供了一个递增的益处,由于胶原蛋白的重塑,最大限度的改善可能需要几个月的时间。耐心和理解是瘢痕治疗成功的关键因素。

14.6.2 体检

在考虑了瘢痕的病史后,医生下一步需要确定瘢痕是成熟的还是未成熟的。未成熟的瘢痕通常被认为是发生刺激后不到4周的瘢痕。值得注意的是,许多瘢痕可能在这段时间过后很久才表现出不成熟的特征(例如,组织生长旺盛、鲜红的红斑、瘙痒),这代表着成熟过程中的停滞。考虑到这一点很重要,因其会影响治疗方法和潜在的结果。通常情况下,急性瘢痕或未成熟阶段的瘢痕可以通过激光干预得到极大改善。成熟的瘢痕也经常表现出红斑、色素沉着、厚度和弹性的变化,但对治疗的反应通常较慢。一旦评估了瘢痕的成熟度,医生就应该分析瘢痕的特征,并根据临床表现制订治疗计划,以优化结果。此外,机械张力较大的瘢痕的预后通常不会像机械张力较小的瘢痕那样良好。通常情况下,Z 成形术或连续的微型 Z 成形术有助于释放多余的张力,以便为激光治疗的瘢痕"做好准备"[10]。对于严重的病例,瘢痕松解和移植可能仍然是必要的。

14.7 瘢痕的特征和循证治疗方法

14.7.1 红斑

14.7.1.1 背景

瘢痕可能是红斑性,也可能是无血管性,或者两者兼而有之,这取决于损伤的面积和机制。瘢痕血管表现为红斑,这是由难以察觉的细小的浅表毛细血管和离散的毛细血管扩张所致(图 14.2)。尽管血红蛋白是红斑和毛细血管扩张的共同发色团,但激光设置有很大不同。如前述,脉冲宽度较大的目标是直径较大的血管。如果医生为有明显毛细血管扩张的瘢痕选择较小的脉冲宽度,选择性地破坏相对较大的血管将不会达到预期的结果。相反,如果所选择的脉冲宽度相对于血管直径较大,则可能发生色素不良和(或)瘢痕恶化。这是由于超过血管的热弛豫时间而导致周围组织大量加热。常用的针对血管结构的激光包括脉冲染料激光(PDL)、倍频掺钕钇铝石榴石(Nd:YAG)、磷酸钛氧钾晶体(简称 KTP 或 KTP-Nd:YAG)和强脉冲光(IPL)。

14.7.1.2 循证文献

波长为 595 nm 的脉冲染料激光(PDL)用于治疗瘢痕红斑已有 20 多年的历史[17]。PDL 也是作者治疗瘢痕内血管结构最常用的激光。PDL 诱导的血管破坏可显著改善瘢痕组织发红的情况。此外,由于炎性细胞因子的分泌减少,PDL 治疗后瘙痒通常会减少[18-20]。在分子水平上,瘢痕疙瘩的其他益处包括减少成纤维细胞的增殖和增加成纤维细胞的凋亡[21]。作者使用的 PDL 系统是 595nm VBeam Perfeta(Syneron Candela,美国马萨诸塞州韦兰)。该装置上的光斑大小从 3mm 到

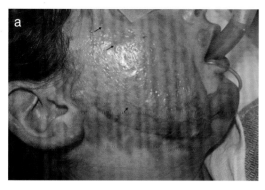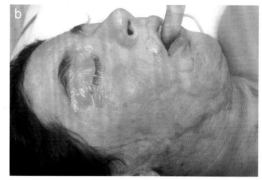

图 14.2 （a）激光治疗前面部未成熟烧伤瘢痕，伴有严重红斑、可辨认的细小毛细血管扩张（箭头所示）和症状性瘙痒；（b）在 9 次脉冲染料激光治疗 11 个月后，未成熟的烧伤瘢痕加速成熟。红斑明显减少，毛细血管扩张消除，瘙痒也消失。

12mm 不等（包括一个椭圆形的 3mm×10mm 的光斑，用于沿着毛细血管扩张追踪）。光斑尺寸为 3mm 时的注量为 $40J/cm^2$，光斑尺寸为 12mm 时的注量为 $7J/cm^2$。脉冲宽度从 0.45ms 到 40ms 不等。冷却是通过每次脉冲喷洒非接触式制冷剂来实现的，这对不规则的瘢痕形貌非常有帮助。脉冲可以通过手指开关或脚踏板触发[22]。

（1）磷酸钛氧钾（KTP）激光

KTP 通过 1064nm Nd：Y-AG 激光的倍频，获得了 532nm 的波长。为实现这一效果，1064nm 的光束要通过 KTP 晶体。因为波长与频率成反比，频率加倍会导致波长减半[16]。波长的减少使血红蛋白成为靶点，从而使血管系统成为靶点。回顾性和前瞻性分析表明，与 PDL 相比，KTP 在治疗瘢痕红斑方面具有相似的疗效[23,24]。KTP 使用内置在激光机头中的蓝宝石接触冷却。机头本身和皮肤表面之间还需要一个凝胶界面，如超声波凝胶，才能进行操作。由于这些限制（例如，接触冷却和凝胶界面的必要性），根据作者的经验，对较大的表面积进行权宜性处理是不太可行的。由于表面不规则，因此治疗烧伤和创伤瘢痕的不规则轮廓也可能更加困难。Excel V 平台（Cutera，美国加利福尼亚州布里斯班）治疗外科瘢痕红斑的有效设置如下：光斑大小，7mm；剂量，$4.6J/cm^2$；脉冲宽度，3ms[23]。

（2）强脉冲光（IPL）

从技术上讲，IPL 不是激光，因其不发射单色波长的光子。相反，IPL 发射的脉冲光波长为 515~1200nm。通过使用选择性滤光片，可以获得针对血管系统和黑色素的适当波长[25]。常用的瘢痕红斑滤光片包括 515nm 和 590nm。一个包含 20 例患者的病例系列报道，在进行 IPL 治疗后，患者的总体瘢痕颜色方面有主观改善。在该病例系列中，使用 $15.4J/cm^2$ 的平均通量（没有报告脉冲宽度，尽管通常 10~20ms 是合适的尺寸）[26]。在文献中，IPL 也被报道作为其他治疗方式的辅助手段，包括激光和病灶内药物注射[27~29]。尽管有报道称 IPL 取得了成功，但如果接触冷却应用不当，IPL 可能会导致严重的副作用，如溃疡。鉴于 PDL 治疗瘢痕红斑的有效性和卓越的安全性，IPL 最适合用于难治性瘢痕红斑，作为其他治疗方法的辅助治疗，或者当需要特定靶向的色素沉着时使用。

14.7.1.3 治疗方法

脉冲染料激光（PDL）

如上所述，对于瘢痕红斑，较小的脉冲宽度对小口径血管系统更具针对性。典型的 PDL 设置包括 0.45~1.5ms 的脉冲宽度、7mm 的光斑尺寸和约 $5.0J/cm^2$ 的初始通量。治疗终点是持续时间 <5s 的一过性紫癜。如果没有达到临床终点，可以向上滴定剂量，直至观察到一过性紫癜[30]。

对于较大的血管（例如，可见的毛细血管扩张），需要较大的脉冲宽度。使用的典型脉冲宽度范围为 6~20ms。毛细血管扩张的临床终点是血管立即变暗或消失[30]。持续性紫癜作为治疗毛细血管扩张的临床终点已经显示出更显著的单一治疗效果；然而，出现亚紫癜也是有效的，患者的治疗间隔时间相对较短[31]。在上述脉冲宽度下，光斑大小 10mm，注量为 8~$12J/cm^2$ 通常可达到必要的临床终点。

常见的技术缺陷包括在局部麻醉剂渗透过程中使用肾上腺素，以及在每次脉冲之前激光机头施加的压力过大。肾上腺素引起局部血管收缩，导致可用于吸收激光的发色团减少。如果要继续进行随后需要麻醉的 AFL，建议在 PDL 实施后进行麻醉，以降低缺血变白的风险。同样,医生通过激光机头施加的过多压力会使血管系统缺血变白,导致局部血红蛋白发色团的减少。为了获得理想的效果,机头应垂直于皮肤,并且在每次脉搏之前保持非常轻微的接触。

一般说来,PDL的治疗间隔时间很短(如果有的话)。PDL治疗后可能会导致红斑、肿胀、瘀伤和色素沉着的一过性增加。炎症后色素沉着通常是由于治疗后立即暴露在阳光下。为了将这种并发症的发生率降至最低,应建议患者在手术后至少72小时内避免阳光照射皮肤。治疗间隔4~6周,以充分发挥每种治疗的临床效果。红斑可以在3~4个疗程内以最小的侵袭性实现非常显著的减少(图14.1和图14.2)。与所有的激光相同,在第一次治疗之前,应该对患者进行筛选,确认其是否有因创伤(如白癜风)而恶化的皮肤病史,因为这些情况可能在激光治疗的部位被诱发或加重[32]。

14.7.2 瘢痕评估

14.7.2.1 背景

瘢痕评估是另一个要素,尽管相对简单。瘢痕可

能是萎缩性的(类似痤疮瘢痕),与周围皮肤平齐,但表面纹理不规则(例如,皮肤移植供体和移植部位),或者肥大/瘢痕疙瘩,某些病例显示从周围皮肤突出数厘米(图14.3和图14.4)。

瘢痕厚度,特别是在增生性瘢痕或瘢痕疙瘩的情况下,决定了激光能量需要穿透的深度,以达到预期的临床效果。虽然通常依靠医生的经验来确定这一深度,但确实存在一些客观测量设备,包括高频超声设备。目前的文献表明,激光能量应该至少穿透瘢痕全部厚度的80%[33,34]。

初步评估中的最后一个需要考虑的因素是每例患者适合的治疗环境。通常用于治疗瘢痕的激光是相对可移动的设备,可以小心地在门诊和手术室(OR)之间移动。治疗区域的大小、患者的年龄和成熟度水平,以及激光治疗的具体方式,都是决定在门诊还是手术室进行治疗的因素。作者在门诊治疗中使用的策略包括药理缓解焦虑(只有在成年患者签署同意书之后)、局部麻醉剂[例如,局部麻醉剂的低共熔混合物(EMLA)、苯佐卡因-利多卡因-丁卡因(BLT)的共晶混合物]、局部麻醉剂渗透(包括肿胀麻醉)和神经阻滞。最终,医生和患者之间的讨论将作为帮助患者制订的理想治疗方案时的参考信息。

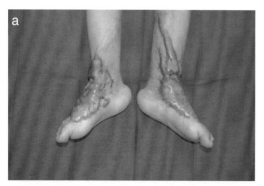
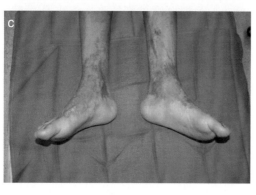
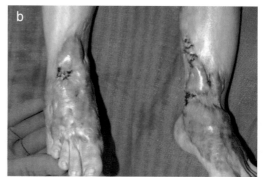

图14.3 (a)烫伤后1年,小腿、足踝和足部的大面积增生性烧伤瘢痕。红斑和瘙痒最初用PDL治疗。(b)通过小Z成形术缓解了踝关节的张力。(c)5年后,经过12次CO₂AFL和外用皮质类固醇激光治疗,增生性瘢痕已完全消退。未切除瘢痕组织。

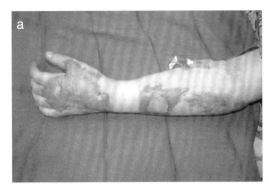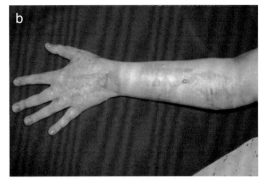

图14.4 （a）患者，男，10岁，图为其在16%的火焰烧伤后11个月的上肢和手部充血性和增生性烧伤瘢痕。瘢痕在邻近未受伤皮肤上方1.0~1.5cm处突出。（b）5年后，经过2次PDL和11次CO_2 AFL治疗，红斑消失，增生基本消除。2次PDL治疗与前两次AFL治疗同时进行。所有AFL术后局部应用曲安奈德，以减轻治疗后症状，提高治疗效果。从未有过瘢痕切除的指征。

14.7.2.2 循证文献

在20世纪90年代，出于美容目的，使用CO_2或掺铒钇铝石榴石激光进行全剥脱表面重建是很常见的。然而，完全剥脱皮肤有明显的副作用，包括术后长时间红斑、色素沉着、单纯疱疹病毒（HSV）重新激活和迟发性色素减退[35]。点阵式光热分解（AFL和NAFL背后的概念）是在2004年开发的，目的是减轻全剥脱的副作用，同时仍然保持剥脱提供的预期结果[36]。点阵式光热分解的原理是以激光外科医生指定的密度在三维几何图案中创建剥脱或热损伤（凝固）的MTZ[36]。每个MTZ的直径是激光波长、脉冲宽度和光束光学的函数，而深度是通量的函数[37]。

剥脱的MTZ由表皮干细胞在未经治疗的邻近皮肤和附件结构中重新填充，导致可控的胶原重塑[38]。部分光热分解已被证明可以产生弥漫性局部胶原重塑，尽管在每次治疗过程中只有相对较小比例的皮肤表面被处理[39]。无论使用AFL还是NAFL，所选择的发色团都是细胞内的水。

即使瘢痕处于临床成熟的时候，其在生物学上也是活跃的。AFL通过组织消融在治疗区域建立物理通道[36]。AFL通过改变成纤维细胞活性和上调基质金属蛋白酶，在细胞水平上影响瘢痕组织的生物活性[40]。经AFL治疗的瘢痕组织，随着治疗时间的延长，胶原含量开始接近正常皮肤[41]。增生性瘢痕的柔韧性、挛缩、症状和整体外观都会有所改善[42,43]。这些改进通过可伸缩性和弹性的客观测量得到了说明[34,44]。此外，据报道，萎缩性瘢痕的萎缩体积和外观也都可有所改善[45,46]。尽管有大量的病例报道和系列报道，但主观改善与客观措施的相关性尚未得到较好的确立，这导致一些人质疑AFL在某些瘢痕人群中的有效性[47]。最近

在全国会议上公布的一项前瞻性试验的数据显示，瘢痕厚度和弹性特性的客观改善与主观改善密切相关[12]。对这些相关性的进一步研究将有助于巩固临床医生和患者十多年来的临床证据。

NAFL通过亚消融能量水平的热能转移使组织凝固，从而形成MTZ[48]。这种由NAFL引起的热损伤刺激了新的胶原形成和瘢痕重塑，类似于AFL引起的变化[49,50]。然而，与AFL相比，NAFL治疗瘢痕的分子变化较不明显，这可能解释了增加NAFL整体治疗次数的必要性[51]。尽管围绕NAFL的大部分文献都集中在萎缩性瘢痕的治疗上，但至少有一项关于正常增生性和增生性烧伤瘢痕的研究显示，在3个疗程后情况有所改善[52]。总体而言，NAFL已被确定为一种治疗萎缩性瘢痕的有效且相对安全的治疗方法，但还需要更多的数据来充分评估其在治疗增生性瘢痕中的作用。

14.7.2.3 治疗方法

（1）肥大

剥脱性点阵激光（AFL）

两种常用的原子力激光器平台利用CO_2（10 600nm）或掺铒钇铝石榴石（Er：YAG，2940nm）作为其产生激光的介质。AFL可用于多种适应证，包括萎缩性瘢痕、正常增生性瘢痕和增生性瘢痕。虽然作者主要使用如下所述的基于CO_2的平台，但文献认为CO_2和Er：YAG对增生性瘢痕的影响无明显区别。

作者使用的是10 600nm的CO_2超脉冲点阵王（UltraPulse）（Lumenis，以色列约姆）。AFL平台对于创建的每个MTZ都具有固定的脉冲宽度，以便促进治疗区域内的均匀性。例如，UltraPulse具有每MTZ 0.8ms的固定脉冲宽度，其接近但不超过皮肤的热弛豫时间，约为1ms[53,54]。这种精确度确保了能量的定向传递，而不

会对周围皮肤造成过多损伤。由 UltraPulse 产生的每个 MTZ 的直径约为 120μm[54]。MTZ 的密度和频率由医生决定。医生还必须选择决定治疗深度的能量（以毫焦耳为单位）。UltraPulse 能够实现高达 4mm 的皮肤穿透深度[54]。许多现代 AFL 平台都能够显示在用户界面上选择的每种能量设置的预期深度，医生在治疗前应该熟悉这些设置。

UltraPulse 能够进行浅层（Act IV eFx 机头）和深层（DeepFx/SCAAR Fx 机头）部分剥脱，使用带有通过脚踏板激活的脉冲机头以冲压方式展开[54]。深部 AFL 最初用于治疗瘢痕，以解决瘢痕突出和厚度的具体问题。浅表 AFL 解决了表面纹理的不规则性，有助于将治疗区域与周围正常皮肤融为一体。如果没有合适的深部 AFL 来诱导真皮瘢痕组织的胶原重塑，仅靠浅表 AFL 不太可能带来足够的临床改善。当这两种方法在多种治疗中使用时，增生组织的消退和瘢痕外观的改善对患者显示出巨大的益处（图 14.3 和图 14.4）。

在用乙醇或丙酮清洁治疗区域以去除所有化妆品和（或）表面麻醉剂后，作者开始使用 UltraPulse Deep-Fx 进行治疗，能量设定为至少 80% 的瘢痕厚度。通常选择 5%~10% 的密度和 250Hz 的频率。密度和频率的增加可能会导致组织损伤和大量加热，并随后导致色素不良。为了达到 10% 的密度，可以使用密度为 5% 的两个通道来将这些风险降至最低。然后，作者继续通过浅表 AFL 的 Act IV eFx 设置的相同治疗区域。虽然 UltraPulse 能够在 Act IV eFx 设置下完全消融，但作者建议使用初始治疗水平为 2 的保守方法，这相当于 55% 的密度。根据身体部位和瘢痕厚度的不同，通常使用 80~125mJ（相当于 55~115μm 的深度）的能量水平。

在浅层和深层 AFL 过程中应避免重叠脉冲。此外，在治疗过程中，包括周围正常皮肤 2mm 的边缘，可以使瘢痕组织和未受影响的组织更好地融合在一起。手术后应立即涂抹一层薄薄的凡士林或局部皮质类固醇软膏。作者在会诊预约时为患者提供了一份关于家庭护理的资料。消毒液由 1 茶匙白醋和 1 杯水组成，每日 3~4 次，连续使用 4~5 天。可以使用浸泡在溶液中的毛巾或保存在冰箱中的喷雾瓶进行擦拭或喷涂。凡士林应在每次清洁后重新涂抹。手术后 1~2 周，应告知患者注意避免阳光直射接受激光治疗的部位。此外，还应鼓励患者在再上皮化后（通常在治疗后 4~5 天）持续使用防晒霜。进行面部或腹部/会阴瘢痕的治疗时，应注意 HSV 的预防。作者在手术的前一天开始给予伐昔洛韦 1g，疗程 10 天。因为完整的胶原蛋白重塑需要数

周到数个月的时间，所以每隔 12 周重复一次治疗。

（2）萎缩

非剥脱性点阵激光（NAFL）

通常使用的 NAFL 平台利用铒玻璃来产生波长在 1540~1565nm 范围内的激光束。作者使用 1550nm 铒玻璃 Fraxel 系统（Solta Medical，美国加利福尼亚州普莱森顿）进行 NAFL。该系统利用滚动机头提供内置或外部强制空气冷却的激光能量。这种特殊的系统在 70mJ 的设置下对皮肤的穿透深度可达到 1.4mm[55]。密度由所选的处理水平决定。对于 Fitzpatrick 皮肤型（FST）Ⅲ~Ⅴ 的患者，通常以 3~4 级开始治疗，相当于 9%~11% 的浓度。较浅的肤色（FST Ⅰ~Ⅱ）可选用较高的治疗等级，因为治疗后色素不良的风险较低。6~7 级的治疗等级，相当于 17%~20% 的浓度，可以安全地用于这些患者。脚踏板用于发射激光；然而，只有当机头尖端的滚轮与皮肤接触并旋转时，激光才会发射。

治疗区域在治疗前用乙醇或丙酮清洗，去除所有化妆品和（或）表面麻醉剂。通常选择 65~70mJ 的能量，因为考虑到激光引起的损伤机制，该穿透深度将提供最大益处而不会增加伤害风险。所选择的密度基于临床医生选择的通过次数，以分级的方式传递。为了患者的舒适感，传递能量的标准次数是 8 次。在治疗区域内单向移动 1 次视为单次通过。然后，在每个治疗区域的典型的往返移动视为 2 次通过。在全面部处理的情况下，每个美容亚单位在重复任何一个亚单位之前都应该经过 2 次处理，以避免过量加热。如果只有一小块区域正在接受治疗，那么两次治疗之间的 1~2 分钟的休息时间就足以让患者降温。对于每组穿过治疗区域的两个通道，机头的行进方向（例如，上下、左右）应该交替。Fraxel 系统内置了听觉反馈，以提醒医生激光是否正在发射（音调相对较低的"嘟嘟"声），以及机头是否移动得太快，无法实现最佳的能量传递（音调相对较高的"嘟嘟"声）。

由于缺乏对皮肤屏障的消融和保护，因此 NAFL 不需要感染预防和防腐措施。同样，在手术后应再涂十一层薄薄的凡士林。仍然必须告诫患者在治疗后至少 3~4 天避免阳光直射。患者的总停止治疗时间通常只有数天。尽管 NAFL 的胶原重塑发生在与 AFL 相同的时间段，但由于副作用相对较低，治疗可能会更频繁。医生可能会在 4~6 个月内每 4~6 周重复治疗 1 次，以最大限度地使患者从这种治疗方式中获益。在结束治疗 2~3 个月后，NAFL 治疗的萎缩性瘢痕的预期改善

程度为 30%~70%（图 14.5）。

14.7.3　色素沉着

关于治疗瘢痕色素沉着的文献很少。一些报道称，单独的点阵式光热分解（AFL 和 NAFL）可以改善色素沉着[56]。最近，有报道称 1927nm 掺铥玻璃激光治疗后效果有所改善（2~5 次治疗，10mJ，30% 密度，4~8 次）[57]。其他针对黑色素的激光，如 Q 开关或皮秒紫翠宝石和 Nd:YAG 激光平台，也可用于难治性瘢痕过度色素沉着的试验性治疗。

14.7.4　毛发区

如果在毛发生长区域形成瘢痕，根据损伤机制，存活的毛囊可能会被包裹在损伤区域。持续的毛发生长可能会导致慢性刺激和疼痛[58]。激光除毛可以减轻这种并发症。755nm 紫翠宝石激光器通常用于较低的（Ⅰ~Ⅱ）FST。1064nm Nd:YAG 激光器通常用于更高（Ⅲ~Ⅵ）的 FST。Nd:YAG 激光波长越长，激光能量的穿透越深，这就避免了将该技术用于 FST 较高的患者，因为此类患者基底表皮层黑色素含量较高。

14.8　激光辅助给药

由于激光治疗，特别是 AFL，可以通过 MTZ 形成进入瘢痕的离散通道，因此其允许通过简单的局部涂抹和按摩直接接触和输送病灶内药物。这种激光辅助给药（LADD）技术已被证明对使用皮质类固醇治疗的患有增生性瘢痕和瘢痕疙瘩的成人和儿童患者都有益处[59,60]。此外，据报道，与传统的瘢痕疙瘩病灶内注射相比，LADD 治疗瘢痕疙瘩的疼痛评分史低[61]。还有报道称，5-氟尿嘧啶的 LADD 在治疗各种原因的瘢痕中也是有益的[62,63]。也有报道表明，聚-L-乳酸填充物可用于治疗萎缩性痤疮瘢痕[64]。LADD 还可能在未来治疗瘢痕色素减退方面发挥作用，这是一个仍处于研究初级阶段的概念[65]。

14.9　激光的安全性

有几种方法有助于医生、辅助人员和患者在激光治疗期间维持安全措施。美国职业安全与健康管理局（OSHA）和美国国家标准协会（ANSI）Z136.1 指南旨在将医用激光使用的危害降至最低[66,67]。对眼睛的伤害、气溶胶致癌物和感染原、激光引发的火灾，以及误用激光能量造成的意外伤害，都可以通过适当的预防措施和核对表来减轻。请参考上述方法来制订临床激光安全协议。在手术室治疗时，需要在气管插管周围采取特殊的预防措施。治疗时应仔细注意，将血氧饱和度降低到室内空气浓度，并用湿纱布包裹气管导管，将燃烧的风险降至最低。激光外科医生应确保有一个随时可用的装满无菌水和 4×4 湿纱布的桶。

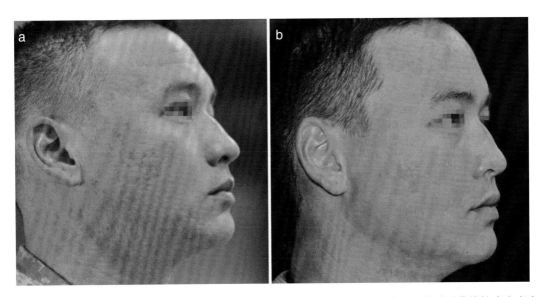

图 14.5　（a）NAFL 治疗前，FST Ⅲ 患者的颞部、面颊和颈部有萎缩性的箱车型和滚动型痤疮瘢痕。（b）萎缩性痤疮瘢痕在经过 3 次 NAFL 治疗的 3 个月后显著改善。

14.10 结论

　　无论是何种刺激机制,瘢痕通常都是一个未得到重视和治疗的问题。造成这一缺陷的原因包括世界许多地区缺乏获得专业护理的机会,以及大多数国家拒绝承保。瘢痕通常被认为是一个"美容问题",尽管有绝对的证据表明其对受伤患者的健康和生命有负面影响。莎士比亚在《罗密欧与朱丽叶》中精辟地总结了这种现象的原因:"没受过伤的人才会讥笑别人身上的伤口。"许多医疗服务的付款人和政府保障者没有被瘢痕带来的情感和生理的问题直接影响,不愿为一种积极、有效、多学科的瘢痕治疗方法买单。激光疗法以其不同的作用机制和有针对性的能量输送,为治疗不同病因和临床表现的瘢痕提供了一种独特的方法。现在有大量的证据表明,该疗法是最先进的最佳瘢痕管理的护理标准。激光治疗结合了激光能量对发色团的直接作用,诱导瘢痕组织的重塑及药物输送通道的建立,改变了瘢痕的治疗方式。创伤愈合科学和激光技术的进步使瘢痕组织不再被视为必须移除才能促进改善的障碍物,而是可以通过多种手段达到局部改善目的的天然资源。现在有机会修复瘢痕和瘢痕组织,这在25年前是无法想象的。改善患者自身受损部位的自体组织优于切除和自体移植带来的医源性畸形。激光技术已经成为给瘢痕患者提供最佳治疗效果的必要工具。每一位参与瘢痕治疗的医生都应该对激光的适应证和用法了如指掌。

（汤誩 译　韩兵 审校）

参考文献

1. Leblebici B, Adam M, Bağiş S, Tarim AM, Noyan T, Akman MN, et al. Quality of life after burn injury: the impact of joint contracture. J Burn Care Res. 2006;27(6):864–8.
2. Stekelenburg CM, Marck RE, Tuinebreijer WE, de Vet HC, Ogawa R, van Zuijlen PP. A systematic review on burn scar contracture treatment: searching for evidence. J Burn Care Res. 2015;36(3):e153–61. https://doi.org/10.1097/BCR.0000000000000106.
3. Bijlard E, Uiterwaal L, Kouwenberg CA, Mureau MA, Hovius SE, Huygen FJ. A systematic review on the prevalence, etiology, and pathophysiology of intrinsic pain in dermal scar tissue. Pain Physician. 2017;20(2):1–13.
4. Parnell LKS. Itching for knowledge about wound and scar pruritus. Wounds. 2018;30(1):17–36.
5. Van Loey NE, Van Son MJ. Psychopathology and psychological problems in patients with burn scars: epidemiology and management. Am J Clin Dermatol. 2003;4(4):245–72.
6. Stoddard FJ Jr, Ryan CM, Schneider JC. Physical and psychiatric recovery from burns. Surg Clin North Am. 2014;94(4):863–78. https://doi.org/10.1016/j.suc.2014.05.007.
7. Bock O, Schmid-Ott G, Malewski P, Mrowietz U. Quality of life of patients with keloid and hypertrophic scarring. Arch Dermatol Res. 2006;297(10):433–8. https://doi.org/10.1097/01.BCR.0000245652.26648.36.
8. Brown BC, McKenna SP, Siddhi K, McGrouther DA, Bayat A. The hidden cost of skin scars: quality of life after skin scarring. J Plast Reconstr Aesthet Surg. 2008;61(9):1049–58. https://doi.org/10.1016/j.bjps.2008.03.020.
9. Bijlard E, Kouwenberg CA, Timman R, Hovius SE, Busschbach JJ, Mureau MA. Burden of keloid disease: a cross-sectional health-related quality of life assessment. Acta Derm Venereol. 2017;97(2):225–9. https://doi.org/10.2340/00015555-2498.
10. Donelan MB, Parrett BM, Sheridan RL. Pulsed dye laser therapy and Z-plasty for facial burn scars: the alternative to excision. Ann Plast Surg. 2008;60:480–6.
11. Levi B, Ibrahim A, Mathews K, Wojcik B, Gomez J, Fagan S, et al. The use of CO2 fractional photothermolysis for the treatment of burn scars. J Burn Care Res. 2016;37(2):106–14. https://doi.org/10.1097/BCR.0000000000000285.
12. Miletta N, Siwy K, Hivnor C, Clark J, Shofner J, David Z, Rox Anderson R, Lee K, Donelan M. Fractional ablative laser therapy is an effective treatment for hypertrophic burn scars: A prospective study of objective and subjective outcomes. Ann Surg. 2019; https://doi.org/10.1097/SLA.0000000000003576. [Epub ahead of print].
13. Issler-Fisher AC, Fischer OM, Smialkowski AO, Li F, van Schalkwyk CP, Haertsch P, et al. Ablative fractional CO2 laser for burn scar reconstruction: an extensive subjective and objective short-term outcome analysis of a prospective treatment cohort. Burns. 2017;43(3):573–82. https://doi.org/10.1016/j.burns.2016.09.014.
14. Einstein A. On the quantum theory of radiation. Physikal Zeitschr. 1917;18:121.
15. Nelson JS. An introduction to lasers and laser-tissue interactions in dermatology. In: Kauvar ANB, Hruza GJ, editors. Principles and practices in cutaneous laser surgery. Boca Raton: Taylor & Francis Group; 2005. p. 59–78.
16. Anderson RR, Parrish JA. Selective photothermolysis: precise microsurgery by selective absorption of pulsed radiation. Science. 1983;220:524–7.
17. Alster TS. Improvement of erythematous and hypertrophic scars by the 585-nm flashlamp-pumped pulsed dye laser. Ann Plast Surg. 1994;32(2):186–90.25.
18. Allison KP, Kiernan MN, Waters RA, Clement RM. Pulsed dye laser treatment of burn scars. Alleviation or irritation? Burns. 2003;29:207–13.
19. Nast A, Eming S, Fluhr J, Fritz K, Gauglitz G, Hohenleutner S, et al. German S2k guidelines for the therapy of pathological scars (hypertrophic scars and keloids). J Dtsch Dermatol Ges. 2012;10(10):747–62. https://doi.org/10.1111/j.1610-0387.2012.08012.x.
20. de las Alas JM, Siripunvarapon AH, Dofitas BL. Pulsed dye laser for the treatment of keloid and hypertrophic scars: a systematic review. Expert Rev Med Devices. 2012;9(6):641–50. https://doi.org/10.1586/erd.12.56.
21. Kuo YR, Wu WS, Jeng SF, Huang HC, Yang KD, Sacks JM, et al. Activation of ERK and p38 kinase mediated keloid fibroblast apoptosis after flashlamp pulsed-dye laser treatment. Lasers Surg Med. 2005;36(1):31–7. https://doi.org/10.1002/lsm.20129.
22. Syneron Candela. VBeam Perfecta system specification. https://syneroncandela.com/int/product/877/system_specifications. Accessed 7 Oct 2018.
23. Keaney TC, Tanzi E, Alster T. Comparison of 532 nm potassium titanyl phosphate laser and 595 nm pulsed dye laser in the treatment of erythematous surgical scars: a randomized, controlled, open-label study. Dermatol Surg. 2016;42(1):70–6. https://doi.org/10.1097/DSS.0000000000000582.
24. Lee Y, Kim W. Combination laser treatment for immediate post-surgical scars: a retrospective analysis of 33 immature scars. Lasers Med Sci. 2017;32(5):1111–9. https://doi.org/10.1007/s10103-017-2215-9. Epub 2017 May 2.

25. Raulin C, Weiss RA, Schönermark MP. Treatment of essential telangiectasias with an intense pulsed light source (PhotoDerm VL). Dermatol Surg. 1997;23(10):941–5. discussion 945–6.

26. Hultman CS, Edkins RE, Lee CN, Calvert CT, Cairns BA. Shine on: review of laser- and light-based therapies for the treatment of burn scars. Dermatol Res Pract. 2012;2012:243,651. https://doi.org/10.1155/2012/243651.

27. Kim DY, Park HS, Yoon HS, Cho S. Efficacy of IPL device combined with intralesional corticosteroid injection for the treatment of keloids and hypertrophic scars with regards to the recovery of skin barrier function: a pilot study. J Dermatolog Treat. 2015;26(5):481–4. https://doi.org/10.3109/09546634.2015.1024598. Epub 2015 Sep 4.

28. Quarato D, Pascali M, Carinci F. Traumatic and surgical scars: successful treatment with a 1,565nm erbium-glass NAFL combined with IPL. J Biol Regul Homeost Agents. 2018;32(2 Suppl. 1):159–65.

29. Peng L, Tang S, Li Q. Intense pulsed light and laser treatment regimen improves scar evolution after cleft lip repair surgery. J Cosmet Dermatol. 2018; https://doi.org/10.1111/jocd.12684. [Epub ahead of print].

30. Wanner M, Sakamoto FH, Avram MM, Chan HH, Alam M, Tannous Z, et al. Immediate skin responses to laser and light treatments. Therapeutic endpoints: how to obtain efficacy. J Am Acad Dermatol. 2016;74(5):821–33. https://doi.org/10.1016/j.jaad.2015.06.026.

31. Iyer S, Fitzpatrick RE. Long-pulsed dye laser treatment for facial telangiectasias and erythema: evolution of a single purpuric pass versus multiple subpurpuric passes. Dermatol Surg. 2005;31(8 Pt 1):898–903. https://doi.org/10.1111/j.1524-4725.2005.31802.

32. Srinivas CR, Kumaresan M. Lasers for vascular lesions: standard guidelines of care. Indian J Dermatol Venereol Leprol. 2011;77(3):349–68. https://doi.org/10.4103/0378-6323.79728.

33. Cheng W, Saing H, Zhou H, Han Y, Peh W, Tam PK. Ultrasound assessment of scald scars in Asian children receiving pressure garment therapy. J Pediatr Surg. 2001;36(3):466–9.

34. Lee KC, Dretzke J, Grover L, Logan A, Moiemen N. A systematic review of objective burn scar measurements. Burns Trauma. 2016;4:14. https://doi.org/10.1186/s41038-016-0036-x. eCollection 2016.

35. Nanni CA, Alster TS. Complications of carbon dioxide laser resurfacing. An evaluation of 500 patients. Dermatol Surg. 1998;24(3):315–20.

36. Manstein D, Herron GS, Sink RK, Tanner H, Anderson RR. Fractional photothermolysis: a new concept for cutaneous remodeling using microscopic patterns of thermal injury. Lasers Surg Med. 2004;34(5):426–38. https://doi.org/10.1002/lsm.20048.

37. Miletta NR, Beachkofsky TM, Donelan MB, Kaiser SE, Hivnor CM. Lasers for burns and trauma. In: Kantor J, editor. Dermatologic surgery. New York: McGraw Hill Education; 2018. p. 1065–90.

38. Laubach HJ, Tannous Z, Anderson RR, Manstein D. Skin responses to fractional photothermolysis. Lasers Surg Med. 2006;38(2):142–9. https://doi.org/10.1002/lsm.20254.

39. Azzam OA, Bassiouny DA, El-Hawary MS, El Maadawi ZM, Sobhi RM, El-Mesidy MS. Treatment of hypertrophic scars and keloids by fractional carbon dioxide laser: a clinical, histological, and immunohistochemical study. Lasers Med Sci. 2015;31(1):9–18. https://doi.org/10.1007/s10103-015-1824-4.

40. Qu L, Liu A, Zhou L, He C, Grossman PH, Moy RL, et al. Clinical and molecular effects on mature burn scars after treatment with a fractional CO(2) laser. Lasers Surg Med. 2012;44(7):517–24. https://doi.org/10.1002/lsm.22055.

41. Ozog DM, Liu A, Chaffins ML, Ormsby AH, Fincher EF, Chipps LK, et al. Evaluation of clinical results, histological architecture, and collagen expression following treatment of mature burn scars with a fractional carbon dioxide laser. JAMA Dermatol. 2013;149(1):50–7. https://doi.org/10.1001/2013.jamadermatol.668.

42. Hultman CS, Friedstat JS, Edkins RE, Cairns BA, Meyer AA. Laser resurfacing and remodeling of hypertrophic burn scars: results of a large prospective, before-after cohort study with long term fol-

low-up. Ann Surg. 2014;260(3):519–29. https://doi.org/10.1097/SLA.0000000000000893.

43. Waibel J, Beer K. Ablative fractional laser resurfacing for the treatment of a third-degree burn. J Drugs Dermatol. 2009;8(3):294–7.

44. Kimura U, Kinoshita A, Osawa A, Negi O, Haruna K, Mizuno Y, et al. Biophysical evaluation of fractional laser skin resurfacing with an Er:YSGG laser device in Japanese skin. J Drugs Dermatol. 2012;11(5):637–42.

45. Weiss ET, Chapas A, Brightman L, Hunzeker C, Hale EK, Karen JK, et al. Successful treatment of atrophic postoperative and traumatic scarring with carbon dioxide ablative fractional resurfacing: quantitative volumetric scar improvement. Arch Dermatol. 2010;146(2):133–40. https://doi.org/10.1001/archdermatol.2009.358.

46. Bhargava S, Cunha PR, Lee J, Kroumpouzos G. Acne scarring management: systematic review and evaluation of the evidence. Am J Clin Dermatol. 2018;19(4):459–77. https://doi.org/10.1007/s40257-018-0358-5.

47. Zuccaro J, Ziolkowski N, Fish J. A systematic review of the effectiveness of laser therapy for hypertrophic burn scars. Clin Plast Surg. 2017;44(4):767–79. https://doi.org/10.1016/j.cps.2017.05.008. Epub 2017 Jul 10.

48. Bass LS. Rejuvenation of the aging face using Fraxel laser treatment. Aesthet Surg J. 2005;25(3):307–9. https://doi.org/10.1016/j.asj.2005.03.003.

49. Vasily DB, Cerino ME, Ziselman EM, Zeina ST. Non-ablative fractional resurfacing of surgical and post-traumatic scars. J Drugs Dermatol. 2009;8(11):998–1005.

50. de Sica RC, Rodrigues CJ, Maria DA, Cuce LC. Study of 1550-nm Erbium glass laser fractional non-ablative treatment of photoaging: comparative clinical effects, histopathology, electron microscopy, and immunohistochemistry. J Cosmet Laser Ther. 2016;18(4):193–203. https://doi.org/10.3109/14764172.2015.1114645. Epub 2016 Mar 8.

51. Min S, Park SY, Moon J, Kwon HH, Yoon JY, Suh DH. Comparison between Er:YAG laser and bipolar radiofrequency combined with infrared diode laser for the treatment of acne scars: differential expression of fibrogenetic biomolecules may be associated with differences in efficacy between ablative and non-ablative laser treatment. Lasers Surg Med. 2017;49(4):341–7. https://doi.org/10.1002/lsm.22607. Epub 2016 Nov 2.

52. Taudorf EH, Danielsen PL, Paulsen IF, Togsverd-Bo K, Dierickx C, Paasch U, et al. Non-ablative fractional laser provides long-term improvement of mature burn scars—a randomized controlled trial with histological assessment. Lasers Surg Med. 2015;47(2):141–7. https://doi.org/10.1002/lsm.22289. Epub 2014 Aug 22.

53. Omi T, Numano K. The role of the CO2 laser and fractional CO2 laser in dermatology. Laser Ther. 2014;23(1):49–60. https://doi.org/10.5978/islsm.14-RE-01.

54. Lumenis. UltraPulse. https://lumenis.com/wp-content/uploads/2018/07/UltraPulse-Brochure-for-web_PB-1124760_RevD_A4_250117_web.pdf. Accessed 8 Oct 2018.

55. Solta Medical. Fraxel. https://www.fraxel.com/hcp#the-fraxel-system. Accessed 8 Oct 2018.

56. Tierney EP, Hanke CW. Review of the literature: treatment of dyspigmentation with fractionated resurfacing. Dermatol Surg. 2010;36(10):1499–508. https://doi.org/10.1111/j.1524-4725.2010.01672.x.

57. Tao J, Champlain A, Weddington C, Moy L, Tung R. Treatment of burn scars in Fitzpatrick phototype III patients with a combination of pulsed dye laser and non-ablative fractional resurfacing 1550 nm erbium:glass/1927 nm thulium laser devices. Scars Burn Heal. 2018;4:2059513118758510. https://doi.org/10.1177/2059513118758510. eCollection 2018 Jan–Dec.

58. Royston S, Tiernan E, Wright P. Post-burn non-emergent hair in the male moustache area. Burns. 2012;38(4):615–6. https://doi.org/10.1016/j.burns.2011.12.024. Epub 2012 Feb 22.

59. Waibel JS, Wulkan AJ, Shumaker PR. Treatment of hypertrophic scars using laser and laser assisted corticosteroid delivery. Lasers Surg Med. 2013;45(3):135–40. https://doi.org/10.1002/lsm.22120.

Epub 2013 Mar 4.

60. Greywal T, Krakowski AC. Pediatric dermatology procedures and pearls: multimodal revision of earlobe keloids. Pediatr Dermatol. 2018;35(2):268–70. https://doi.org/10.1111/pde.13374. Epub 2017 Dec 20.

61. Park J, Chun J, Lee JH. Laser-assisted topical corticosteroid delivery for the treatment of keloids. Lasers Med Sci. 2017;32(3):601–8. https://doi.org/10.1007/s10103-017-2154-5. Epub 2017 Jan 26.

62. Prince GT, Cameron MC, Fathi R, Alkousakis T. Intralesional and laser-assisted 5-fluorouracil in dermatologic disease: a systematic review. J Drugs Dermatol. 2018;17(3):274–80.

63. Lee BW, Levitt AE, Erickson BP, Ko AC, Nikpoor N, Ezuddin N, et al. Ablative fractional laser resurfacing with laser-assisted delivery of 5-fluorouracil for the treatment of cicatricial ectropion and periocular scarring. Ophthal Plast Reconstr Surg. 2018;34(3):274–9. https://doi.org/10.1097/IOP.0000000000000948.

64. Rkein A, Ozog D, Waibel JS. Treatment of atrophic scars with fractionated CO_2 laser facilitating delivery of topically applied poly-L-lactic acid. Dermatol Surg. 2014;40(6):624–31. https://doi.org/10.1111/dsu.0000000000000010.

65. Carney BC, McKesey JP, Rosenthal DS, Shupp JW. Treatment strategies for hypopigmentation in the context of burn hypertrophic scars. Plast Reconstr Surg Glob Open. 2018;6(1):e1642. https://doi.org/10.1097/GOX.0000000000001642. eCollection 2018 Jan.

66. Occupational Safety & Health Administration. Surgical Suite Use of Medical Lasers. https://www.osha.gov/SLTC/etools/hospital/surgical/lasers.html. Accessed 8 Oct 2018.

67. American National Standards Institute. ANSI Z136.1: American National Standard for Safe Use of Lasers; 2014. http://webstore.ansi.org/RecordDetail.aspx?sku=ANSI+Z136.1-2014&source=blog. Accessed 8 Oct 2018.

索 引